予防理学療法学要論

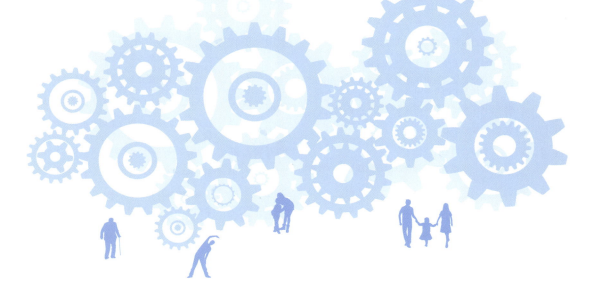

監修 大渕修一　浦辺幸夫　　編集 吉田 剛　井上和久

医歯薬出版株式会社

〈執筆者一覧〉

● 監修

大渕　修一（おおぶち　しゅういち）　東京都健康長寿医療センター研究所

浦辺　幸夫（うらべ　ゆきお）　広島大学大学院医歯薬保健学研究院総合健康科学部門スポーツリハビリテーション学専攻

● 編集

吉田　剛（よしだ　つよし）　高崎健康福祉大学保健医療学部理学療法学科

井上　和久（いのうえ　かずひさ）　埼玉県立大学保健医療福祉学部理学療法学科

● 執筆（五十音順）

新井　武志（あらい　たけし）　目白大学保健医療学部理学療法学科

伊藤　智子（いとう　ともこ）　早稲田大学スポーツ科学研究科

伊東　美緒（いとう　みお）　東京都健康長寿医療センター研究所福祉と生活ケア研究チーム

稲坂　惠（いなさか　めぐみ）　日本セーフティプロモーション学会

井上　和久（いのうえ　かずひさ）　編集に同じ

浦辺　幸夫（うらべ　ゆきお）　監修に同じ

大江　浩子（おおえ　ひろこ）　国分寺市福祉保健部高齢福祉課いきいき推進係

大渕　修一（おおぶち　しゅういち）　監修に同じ

金子　文成（かねこ　ふみなり）　慶應義塾大学医学部リハビリテーション医学教室

上出　直人（かみで　なおと）　北里大学医療衛生学部リハビリテーション学科理学療法学専攻

神谷健太郎（かみや　けんたろう）　北里大学医療衛生学部リハビリテーション学科理学療法学専攻

河合　恒（かわい　ひさし）　東京都健康長寿医療センター研究所

解良　武士（けら　たけし）　高崎健康福祉大学保健医療学部理学療法学科

小島　基永（こじま　もとなが）　東京医療学院大学保健医療学部リハビリテーション学科

小松　泰喜（こまつ　やすき）　日本大学スポーツ科学部

小森　昌彦（こもり　まさひこ）　兵庫県但馬県民局但馬長寿の郷地域ケア課

齊藤　正和（さいとう　まさかず）　榊原記念病院理学療法科

笹野　弘美（ささの　ひろみ）　名古屋学院大学リハビリテーション学部

佐野　裕子（さの　ゆうこ）　Respiratory Advisement Ys'

重田　美和（しげた　みわ）　LUNA骨盤底トータルサポートクリニック骨盤底リハビリテーション部

柴　喜崇（しば　よしたか）　北里大学医療衛生学部リハビリテーション学科理学療法学専攻

島田　裕之（しまだ　ひろゆき）　国立長寿医療研究センター老年学・社会科学研究センター予防老年学研究部

仙波　浩幸（せんば　ひろゆき）　日本保健医療大学保健医療学部理学療法学科

高田真利絵（たかだ　まりえ）　経済産業省商務情報政策局ヘルスケア産業課

高野賢一郎（たかの　けんいちろう）　関西労災病院治療就労両立支援センター

高橋　浩平（たかはし　こうへい）　田村外科病院リハビリテーション科

永井　聡（ながい　さとし）　広瀬整形外科リウマチ科

中山　健夫（なかやま　たけお）　京都大学大学院医学研究科社会健康医学系専攻健康情報学分野

樋口　満（ひぐち　みつる）　早稲田大学スポーツ科学学術院

廣滋　恵一（ひろしげ　けいいち）　九州栄養福祉大学リハビリテーション学部

藤田　博曉（ふじた　ひろあき）　埼玉医科大学保健医療学部理学療法学科

藤本　修平（ふじもと　しゅうへい）　株式会社豊通オールライフ

古名　丈人（ふるな　たけと）　札幌医科大学保健医療学部理学療法第一講座

細井　俊希（ほそい　としき）　埼玉医科大学保健医療学部理学療法学科

三宅わか子（みやけ　わかこ）　星城大学リハビリテーション学院

山田　実（やまだ　みのる）　筑波大学大学院人間総合科学研究科生涯発達専攻

吉田　剛（よしだ　つよし）　編集に同じ

渡辺　学（わたなべ　さとる）　北里大学メディカルセンターリハビリテーションセンター

This book was originally published in Japanese
under the title of :

YOBOU RIGAKURYOUHOUGAKU YŌRON
(Essential of Preventive Physical Therapy)

Chief Editor :
ŌBUCHI, Shūichi
　Senior Researcher, Tokyo Metropolitan Institute of Gerontology

ⓒ 2017 1st ed.

ISHIYAKU PUBLISHERS, INC.
　7-10, Honkomagome 1 chome, Bunkyo-ku,
　Tokyo 113-8612, Japan

まえがき

　健康寿命を延伸するには，病気を治療することに加えて，病気にかからないための方略，すなわち予防が必要である．病気の制御に成功し世界有数の長寿国となったわが国においては，ことさら予防の必要性が高い．理学療法学においても，障害の治療や受容を促すものから，さらに疾病や老年症候群の予防へと発展していかなければならないだろう．

　たとえば，健康調査では愁訴として常に腰痛や手足の関節の痛みが多くあげられる．理学療法はこうした治療には大きな有効性を発揮しているが，愁訴が起こらないようにいかに対策を立てるかということには無力であった．また，脳卒中の麻痺や日常生活活動の回復には多くの知見があるとしても，再び脳卒中にかからないためには何が必要なのかをこれまで患者に伝えてこなかったのではないだろうか．

　本書は，こうした新しい社会的なニーズに応えていくために，理学療法学を予防という観点から体系化することを試みた．介護予防などを除き予防理学療法学における独自の知見は不十分であるが，理学療法学の予防的な適用について現在わかっていること，そして将来何が必要なのかを明確にすることを心掛けた．予防理学療法学の実践を目指す読者諸氏の羅針盤として活用いただけると嬉しい．

　ところで，理学療法は physical therapy の略であり，運動療法や物理療法を含む物理的な手段を用いた治療すべてが含まれる広い概念である．これを予防に広げると，体育学など他の学問との領域を容易に侵犯してしまう．たとえば，理学療法学からみれば運動療法であっても，予防という文脈においては運動と差異がない．運動であれば体育学の知見は理学療法学をはるかに凌駕する．これは一例であるが，予防理学療法学は排他的であってはならず，はじめから領域横断を意図したものでなくてはならない．

　そこで本書では，「治療」，「療法」を医学的な意味においてのみ用いるようにし，より一般的な「介入」という言葉を使うようにした．これにより理学療法学を専門としないものであっても予防理学療法学の研究ができることを明示したつもりである．特に作業療法学は理学療法学と双璧といってよいほど近接した領域で，共通した手法が多くあるが，理学療法学という言葉を用いることによって，作業療法学には領域外と感じられるのだとしたら本書の意図するところではない．本書では理学療法を物理的な手段を用いた手法として解釈し，これを手法とするさまざまな領域の専門家が議論できることを望んでいる．

　一方，予防という形容詞を冠して理学療法学をあらためて眺めてみると，医療が行ってきた予防的指導には大きな欠落があったことに気付かされる．病気の罹患を抑制することを目的とするばかりに，ある特定の栄養素の摂取を制限させるなど，医療者が患者を教え諭すという支援になりがちで，個人を中心にそれぞれが健康によい行動を獲得していくことを促すという観点が欠けていた．国民がより健康になっていくためには，「由らしむべし知らしむべからず」ではなく，「知らしむべし由らしむべからず」にならなくてはいけない．本書では，患者に適切な治療を選択させるための研究を長年続けておられる京都大学の中山健夫教授らにもご執筆いただき，医療者のピットフォールをふまえた，健康行動の選択の支援とは何かを理解できるようにした．

　最後に，予防理学療法学がより一般的となり，多くの領域の研究者が共に議論する未来の実現に，本書が貢献できればうれしい．

2016 年 12 月

監修者・編者代表
日本予防理学療法学会 代表幹事　大渕修一

Ⅲ章　予防理学療法の実際　67

カバー・表紙・本文デザイン　明昌堂（栗本順史）

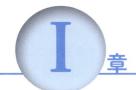

Ⅰ章

予防理学療法学概説

予防理学療法学の定義

❶ 予防理学療法学とは，国民がいつまでも「参加」し続けられるために，障害を引き起こす恐れのある疾病や老年症候群の発症予防，再発予防を含む身体活動について研究する学問である．

❷ 予防医学において，これまで理学療法は発症後の重度化を予防する，すなわち三次予防に位置付けられてきた．予防理学療法学では，理学療法を健康時からの配慮である一次予防，リスクが顕在化してからの二次予防に外挿するものである．

❸ 予防理学療法学を必要とする背景には，成熟社会と人口構造の変化がある．大きな経済成長を期待しにくい中で，多くの高齢者を支えていくには予防によって社会保障の需要を低下させていかなければならない．

❹ 予防理学療法では，医療的な治療との混同を避けるため，疾病に対する介入は「治療」，それ以外への介入は「介入」を用いる．予防医学的にも一次予防，二次予防においては「介入」，三次予防においては「治療」とする．

1．予防理学療法学の定義

　　理学療法士及び作業療法士法が施行されてから 50 年が過ぎ，理学療法士が一般化することによって，医療保険，介護保険内での理学療法士の活動のみが理学療法であると矮小化されているのではないかと感じる．理学療法とは英語の physical therapy の訳であり，直訳すれば物理的な治療を意味する．物理的な治療は広く放射線治療なども含み，必ずしも現在の理学療法士が対象としない介入も含む．加えて，予防理学療法学では，その対象が心身機能の障害をもつもののみではなく，すべての国民に拡大することから，たとえば運動であれば体育学領域などとの横断が必須である．予防理学療法学とは，理学療法を手段とした予防を目指す領域横断的な応用科学という理解が必要である．

　　これらを考慮して日本予防理学療法学会では，予防理学療法学を，『国民がいつまでも「参加」し続けられるために，障がいを引き起こす恐れのある疾病や老年症候群の発症予防・再発予防を含む身体活動について研究する学問』と定義した．そして，その研究にはメカニズムの解明，発生の予測，予防法の開発，機器の開発，社会活動の創出，制度の立案などが含まれるとした．

2．予防医学と予防理学療法学

　　予防理学療法学の定義を予防医学の文脈で考えると，理学療法学は疾病や障害をもつ人

表1　予防の相

予防の相	理学療法に関わる内容（病院・施設，学校，職域，地域で活動）
一次予防	啓発事業，健康教育
二次予防	健康調査，健診
三次予防	病院・施設・地域における理学療法（現疾患の再発予防）

への重度化予防すなわち三次予防であるが，予防理学療法は，リスクはあるが発症していないものへの二次予防，そして一般への一次予防へと適用を拡大させる学問であるともいえる．ところで本書では，一次予防とは健康時の配慮，二次予防とはリスクが顕在化してからの対策，三次予防とは発症時の重度化，再発予防とする（表1）．したがって，これまで理学療法学が範疇としてきた三次予防における知見は容易に外挿できるものもあるが，そうではないものもある．

　たとえば，理学療法学は病因を明らかにし排除する疾病生成モデルを学術的な基盤の1つとしているが，加齢による生活機能障害（以下，老年症候群）など生得で排除できないものに起因するものについては外挿できない．このような場合にはAntonovskyら[1]（1979）の提唱する症状を1つのストレッサーとしてとらえ，これまでのストレスに対処してきた経験をもって，それと心地よい距離を保ち過ごす健康生成モデルなど健康増進概念への転換も必要とする．また，この抗いがたい老年症候群などに対して，Baltesら[2]（1990）は，もはや“症状”といった害のあるものとしてとらえるのではなく，発達を促すものとして生涯発達という概念を提唱している．リハビリテーション（以下，リハ）に対する“ハビリテーション”の概念にも共通するが，病気の治療を外挿することが，必ずしも予防につながらないことを前提とし，予防理学療法学では，人々が健康によいと考えられる行動をいかに手に入れていくのかをアウトカムとした研究を行う．病気や障害のネガティブな面に着目して，その排除を主なアウトカムとしてきたが，予防理学療法では，健康のもつポジティブな面に着目して，健康行動の獲得をアウトカムにした研究を行うといってよいかもしれない．

3．予防理学療法学を必要とする背景

　ところで，予防理学療法学の理解には，予防を必要とする社会的な背景も合わせて理解しなければいけない．すなわち，成熟社会と人口構造の変化である．成熟社会では物が溢れ，個人の需要が低く推移することに加え，わが国は出生率の低下から人口減少に転じており，今後の経済成長を期待しにくい．一方，社会保障費をより多く必要とする高齢者人口，中でも後期高齢者人口が増加することが予測されている．このような社会において，需要に応じて社会保障費を増大させることはもはや不可能であり，予防によって社会保障資源の需要を低下させる必要がある．それだけに予防理学療法学には，費用対効果を含む高次の科学的な根拠が求められる．

　ところで，この文脈では，高齢者に対する予防理学療法学への期待が高いと考えられるが，予防は周産期から始まり，幼年期，青年期，中年期，高齢期，終末期にわたって広く重要である．予防理学療法学においては人生のすべてのステージにわたり研究を行うことを意識しなければならない．

4．治療と介入の区別

　前段で，患者に対する治療と混同を避けるために，介入という言葉を用い，治療という言葉は避けた．「治療」とは，疾病に対する治療であり，一般的なヘルスプロモーションと比較して厳格で科学的な検証が必要で限定的に使用すべきである．また，こうして患者を対象に検証された介入が必ずしも患者以外にも有効な介入とは限らない．予防理学療法学では，疾病と定義されるものに対する介入は「治療」とし，その他のものに対する介入は「介入」とする．これは，治療に対する権威を守るだけでなく，介入に対する過度な期待となる誤解を避けるために重要である．たとえば，認知症の予防としてさまざまな「○○療法」が一般に紹介されているが，その多くは科学的な検証がなされておらず治療とはよべない．認知機能の低下に不安を抱えるものが，こうした無自覚な用語の使用によって，間違った選択をしてしまうことは，有用性が期待できるというよりは，むしろ害といえる．予防理学療法は，「療法」すなわち「治療」が背景にあることから，治療と介入の差異を理解し一般への普及に際して慎重に用いる必要がある．

5．予防理学療法学の研究手法

　一方，「介入」とするのであれば，治療学で確立された研究方法に拘泥する必要もない．たとえば，ある介入を地域単位で導入を試みるアクションリサーチは，通常の無作為化比較対照試験（randomized controlled trial；RCT）を行うことは難しいが，介入と結果の因果関係の解釈には一定の制限があるものの重要な研究手法である．逆に，無作為化比較対照試験で効果が検証されたとしても，地域で取り組みが困難な方法であれば介入としては選択しにくいことからも，重回帰分析，共分散分析，傾向スコア法など疫学で用いられる無作為化比較対照試験ではないが，外乱要因に一定の配慮をした研究法による地域規模でのエビデンスをも等しく大切にする．

　さらには，社会実証試験など，介入と結果の因果関係は検証しにくいが，社会に受け入れられたのかどうかをアウトカムとする研究についても広く受け入れるべきである．この意味では予防理学療法学の研究は，疫学的研究を基盤としつつも，医学的な研究手法にこだわることなく，社会のさまざまなセクターが行う介入についても研究の対象とする．これは研究手法に制限がないということではなく，対象によって検証方法が異なることを意味しており，予防理学療法学ではより広い検証方法を受け入れることを示す．対象と検証手法の選択の混乱を避けるために，予防の相と介入方法の配列を提案する．三次予防，ハイリスクアプローチは，すでに疾病あるいは障害状態になっている人に対する重度化予防が目的であるため治療としての検証が求められる．一方，一次予防，二次予防では，社会に受け入れられたのかどうかといったプロセスの検証であっても可とする．この配列に従って，結果がどこまで一般化できるのかに細心の注意を払いつつ幅広い研究手法を受け入れる（表2）．

表 2　研究手法と介入方法の配列

		予防の相		
		三次予防	二次予防	一次予防
介入方法	ハイリスクアプローチ	無作為化比較対照試験		
	ポピュレーションアプローチ		アクションリサーチ	

6．心理・精神と予防理学療法学

　最後に，予防理学療法学は心理・精神に関する研究も対象とする．たとえば，軽度の抑うつ症状に対して運動療法が効果的であることはよく知られることであり，あるいは，認知機能低下に対して運動療法が現在ある最も信頼できる介入方法であることもよく知られている．このように心理・精神に関する研究で，物理的な手段を用いる介入に関する研究は予防理学療法学の範疇である．この領域では，温冷熱，触覚刺激などの有効性も検証されている．

（大渕修一）

文献
1）Antonovsky A: Health, Stress and Coping, Jossey-Bass, San Francisco, 1979.
2）Baltes PB, Baltes MM: Successful aging: Perspectives from the behavioral sciences, Cambridge University Press, New York, 1990.

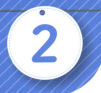

予防理学療法学の領域

本項のかなめ

❶ 予防の相からみると，予防理学療法学の領域は，従来の理学療法が担ってきた疾病や障害の重度化予防（三次予防）から，発生には至っていないがリスクが高い状態の予防（二次予防），健康なときからの働きかけ（一次予防）まで広がる．

❷ 年齢層（ライフステージ）からみた予防理学療法学の領域は，周産期，乳幼児期，小児・学童期，思春期，青年期，中年期，高齢期，終末期と広い．

❸ 研究領域（分野別）からみた予防理学療法学の領域には，理学療法学のそれぞれの専門領域における予防にかかわる研究，予防水準を高める研究，アクション・リサーチといった社会学的・教育学的研究，時代的影響を考慮した人文学的な研究などが含まれる．

❹ 場所（場面）からみた予防理学療法学の領域は，病院，高齢者施設，地域包括支援センター，地域活動支援センター，生涯学習，地域のサロンなど多岐にわたる．成長期において予防教育を行う学校だけでなく，中年期には職場，高齢期には在宅において予防理学療法学が応用される必要がある．

1．予防の相からみた領域

　理学療法には，そもそも疾病や障害をもつ者の重度化予防が含まれており，予防の相からみると，三次予防を担ってきたといえる．しかし，その中身は身体的な自立を図ることによって，活動，参加を促し，重度化予防を狙うといった消極的なものであった．しかし，予防理学療法学においては，その背景にある生活習慣などへも積極的にアプローチし，再発予防に関する研究を深める必要がある．さらに，理学療法の知見を明確な疾病や障害の発生には至っていないがリスクが高い状態の予防（二次予防），健康なときからの働きかけ（一次予防）に外挿，または新たな研究を行い，疾病や障害の発生そのものを抑制する研究を行う．

　三次予防の領域には，循環器疾患，運動器疾患や呼吸器疾患，あるいは要介護状態などの重度化予防と再発予防が含まれる．また，側弯症やオスグッドシュラッター病（Osgood-Schlatter desease）など成長期にみられる疾患の重度化予防，脳性麻痺児の二次障害の予防も含まれる．さらには，リハの算定日数が制限される中で，医療保険の中で十分なリハが果たされないことが懸念されており，障害をもつものへの地域活動を促進し，地域での自立をコーディネートする研究も必要である．

　二次予防の領域には，前述の疾病予防に加えて，それの前駆症状となる老年症候群，ロコモティブシンドローム，サルコペニア，フレイル，メタボリックシンドロームに対するハイリスクアプローチを中心とした予防的介入が含まれる．さらにはスポーツ活動に付随

表1　ライフステージからみた予防理学療法学の領域

ライフステージ	特徴	予防理学療法学における領域
周産期	母体の生活が胎児の発育に影響する.	産前・産後の生活スタイル.
乳幼児期 （0〜6歳頃）	生活リズムや身体活動の基礎が形成される.	食生活や睡眠のリズムづくり，身体活動推進.
小児・学童期 （7〜12歳頃）	自立した考え方に基づく生活習慣が形成される.	スポーツや学校活動を活用した身体活動量向上や運動器検診.
思春期 （13〜19歳頃）	進学や就職などにより，生活パターンに多様性が生まれ，心が不安定になりやすい.	喫煙・飲酒・薬物対策，運動不足への対策.
青年期 （20〜39歳頃）	大人として社会に出て行動することが求められる. 心身ともに無理を重ね，生活習慣の乱れから生活習慣病になる人が出てくる.	生活習慣病の一次予防.
中年期 （40〜64歳頃）	社会的役割の重要性が増し，地域に根付いた生活を送ることが求められてくる. 生活習慣病の人が増え，心身機能低下が少しずつ現れてくる.	生活習慣病の二次・三次予防，老年症候群の一次予防，退職後の地域活動への参加支援.
高齢期 （65歳以上）	老年症候群が顕在化し，心身機能の個人差が大きくなる時期である. 一方，主たる生活の場が家庭や地域になり，地域における役割が必要となってくる.	老年症候群の二次・三次予防，介護予防リーダーなど支え手としての地域活動への参加支援.
終末期	終末期に向かっての適応.	心身の衰えの受け入れ.

する傷害の予防も含まれる.

　一次予防の領域には，これらの症状の理解を促すための普及啓発や，地域住民が主体となって行う予防活動の支援とコーディネート，認知症にやさしいまちづくりなどコミュニティが一体となって取り組む予防的CBR（community based rehabilitation，地域リハビリテーション），学校における運動器検診，地域における老年症候群や，世界保健機関（WHO）による健康で安全な暮らしのためのまちづくり「セーフコミュニティ」，高齢者にやさしい都市「エイジフレンドリーシティ」の推進など地域健康施策策定にかかわる研究も含まれる.

　予防理学療法では，三次予防で蓄積した知識を基盤としつつ，新たな二次予防，施策策定を含む一次予防まで領域が広がる.

2. 年齢層（ライフステージ）からみた領域

　ライフステージによって予防の対象となる疾病，症候群，望ましい健康行動は異なる. そこで，「21世紀における国民健康づくり運動（健康日本21）」などにおけるライフステージ別の健康課題を参考に，ライフステージからみた予防理学療法学の領域を表1に示す. 周産期から終末期まで，予防理学療法学の領域は広い.

3. 研究領域（分野別）からみた領域

　理学療法学の研究領域からみた予防理学療法学の領域を表2に示す. ここに挙げたものは一例であるが，予防理学療法学は横断的な学問であり，それぞれの専門領域における

表2　研究領域別の予防理学療法学の領域

理学療法学の研究領域	予防理学療法学における領域
基礎理学療法学	予防に関するメカニズムの解明，発生の予測，それらを踏まえた予防法の開発および機器開発
神経理学療法学	脳血管疾患再発予防
運動器理学療法学	足腰の虚弱化や運動器疾患，転倒骨折対策など老年症候群の予防
スポーツ理学療法学	スポーツを手段とした予防
内部障害理学療法学	循環，呼吸，代謝の3領域における虚血性心疾患，COPD（慢性閉塞性肺疾患）の予防
生活環境支援理学療法学	生活環境支援のための予防的アプローチ，生活環境支援機器開発
物理療法理学療法学	予防的な物理療法
教育管理理学療法学	予防理学療法学の教育，予防理学療法を推進するための制度の立案

一次予防，二次予防，三次予防について研究の対象とする．たとえば無作為化比較対照試験（RCT）に代わる予防におけるエビデンスレベルの検討など，領域横断的な予防水準を高める研究も重要となってくるため，今後，発展するさまざまな理学療法専門分野においても，予防的な研究は必須と考えられ，これらを横断的に統合しすべての領域で予防にかかわる研究が進む．

　表2には予防的な物理療法を掲げたが，ラジウム温泉やマッサージなど一般に物理療法がよく使われている．一方，それに対する効果の真偽については国民的な興味の対象になっており，一般に使われている物理療法の予防的な効果について検証が必要といえよう．さまざまな規制が緩和される中での効果，効用の喧伝に対し予防理学療法学はエビデンスをもって指針を示していくべきである．

　スポーツ理学療法学では，まさに傷害予防こそが領域であり，予防理学療法学との重複が著しい領域となる．一方，膝痛を予防するための運動療法に関する研究は多くあるが，スポーツ活動が腰痛の予防になるかといった，スポーツを予防の手段として規定したときの学術的な研究は不十分といえる．この領域は予防理学療法学として発展させなければならない．同様に，表2には含まれていない地域理学療法学については，介護予防など重複する研究領域があるが，予防理学療法学では地域住民が主体となった予防活動の効果，地域の資源と地域住民のマッチングによって相乗効果を期待するアクションリサーチといった社会学的あるいは教育学的研究が特徴となる．

　ところで，予防行動の獲得には，時代的な影響も無視することができない．この意味では予防に関する人文学的な研究も領域に含まれる．

4．場所（場面）からみた領域

　予防理学療法学はさまざまな場所（場面）での応用が考えられる．病院，高齢者施設はもちろんのこと，地域包括支援センター，地域活動支援センター，生涯学習，地域のサロ

ンなどその応用場所は多岐にわたる．学校は成長期における予防についての教育を行うが，現在，十分な予防教育が行われていない職場（壮年期），在宅（高齢期）など，それぞれの世代が活動する場において予防理学療法学が応用される必要がある．必要があるにも関わらずそれが実現していないのは，それぞれの場面での予防に関するエビデンスが欠けている結果ではないだろうか．予防理学療法学では，人々が活動する場面，それぞれにおいて予防を必要とする課題を同定し，それに対する介入方法を研究し，どのような場所においても予防を意識することのできる環境をつくり出していかなければならない．

　ところで，地域包括支援センターは介護予防マネジメントや地域住民への普及啓発などを行い，地域活動支援センターは障害者の予防的活動や社会参加を支援している．地域住民の自主活動や高齢者の新たな役割の創出には生涯学習が重要である．地域に根差した予防的活動には，地域特性に応じた仕掛けが不可欠である．こうした地域特性の分析なども予防理学療法学の研究領域となる．

（大渕修一，河合　恒）

文献
1) 鈴木隆雄・他監：完全版 介護予防マニュアル，法研，2015.
2) 厚生労働省：健康日本 21（第二次）：http://www.mhlw.go.jp/stf/seisakunitsuite/bunya/kenkou_iryou/kenkou/kenkounippon21.html

予防理学療法学に関わる制度

保健制度と保険制度

1．保健・福祉制度および健康増進施策の概要

1）母子保健

　乳児死亡を減少させることを目的として始まった母子保健対策は，1965（昭和40）年に母子保健法が制定され，母子保健施策として推進されることとなった．一方，母子を取り巻く健康課題は社会の変化とともに多岐にわたっている．

　2015（平成27）年「健やか親子21（第2次）」（図1）では，10年後に「すべての子どもが健やかに育つ社会」を目指している．3つの基盤課題〔「切れ目ない妊産婦・乳幼児への保健対策（基盤課題A）」，「学童期・思春期から成人期に向けた保健対策（基盤課題B）」，「子どもの健やかな成長を見守り育む地域づくり（基盤課題C）」〕と，2つの重点課題〔「育てにくさを感じる親に寄り添う支援（重点課題①）」と「妊娠期からの児童虐待防止対策（重点課題②）」〕が設定されている．妊娠・出産・育児期における母子保健対策では両親学級，新生児訪問，乳幼児健診など，対象者を特定の課題によりグループ化し，専門職が支援を行っている．

2）学校保健

　現在，学校保健安全法に基づく児童・生徒などへの健康診断，健康教育や保健指導が実施されている．早い時期から予防の知識を習得し，よい習慣を身に付けることが重要である．学童期の運動器検診については別項（p63～）で触れる．

3）労働者の保健（労働衛生を含む）

　労働者の安全を守る法律は1947（昭和22）年に制定された労働基準法にあったが，産

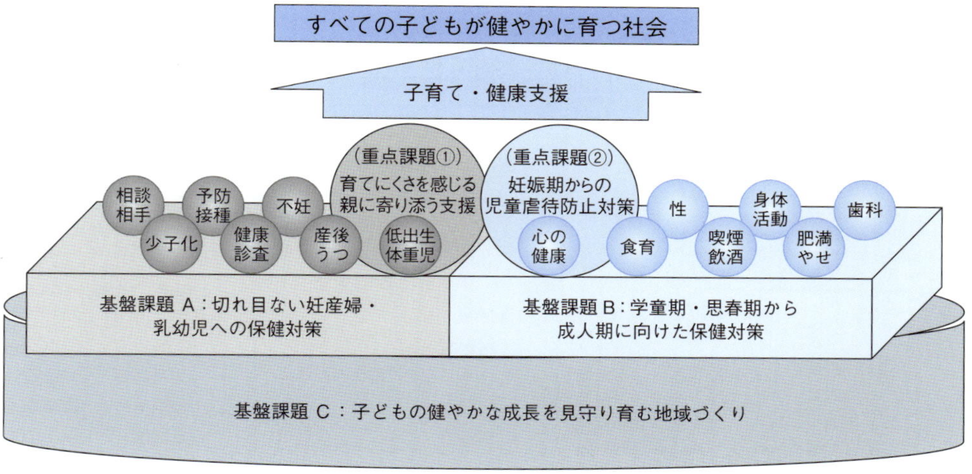

図1 健やか親子21（第2次）　　　　　　　　　　　　　　　　（厚生労働省, p56, 文献1を参考に作成）

業の発展に伴いそれまでにない対策が必要となり，安全衛生，労働者の健康に関する部分が1972（昭和47）年に労働安全衛生法として制定された．

　1988（昭和63）年に労働安全衛生法が改正され，事業者は，労働者の健康保持増進を図るために必要な措置を継続的かつ計画的に講じるように努めなければならないと定められた．また，この法律に基づき「事業場における労働者の健康保持増進のための指針」を策定し，労働者の心と体の健康づくり（トータル・ヘルスプロモーション・プラン）を推進することとなった．

　わが国における少子高齢化による最大の課題は労働力不足であると考えられ，労働者の健康保持・増進の取り組みの重要性は高い．労働者の健康増進事業・業務には生活習慣病予防，腰痛予防，うつ病予防などがあり，これらの業務には医師（主に産業医）や保健師，理学療法士，栄養士，臨床心理士，ヘルスケア・トレーナー（中央労働災害防止協会認定資格）なども関与する．まず，労働者の健康測定を実施し，その結果に応じて，対策を実施することになる．また，これらの対策は簡単ではなく，身体機能面に着目した介入だけでは十分な効果が期待できない．職場環境，労働条件，その他社会環境などを総合的に評価分析し対策を講ずる．

4）高齢者の保健・福祉

　一般に有病率の高い高齢者に対する保健医療対策については，1963（昭和38）年に制定された老人福祉法で，65歳以上の人を対象に，疾病予防，早期発見，早期治療を目的として老人健康診査を実施していた．その後，老人保健法に移行し，現在は高齢者の医療の確保に関する法律に基づいて実施されている．高齢者の医療，介護に関する制度については，保険の項（p12）でも述べる．

5）障害者の保健・福祉

　障害者については，身体障害者福祉法，障害者総合支援法，知的障害者福祉法など，福祉関連の法律や支援体制の整備が進められてきた．一方，人口の高齢化が進み，障害者の高齢化も進んでいる現状がある．近年では，パラリンピックなどの障害者スポーツ大会などを契機として，一部の障害者スポーツにおいて目覚ましい振興・発展がみられるもの

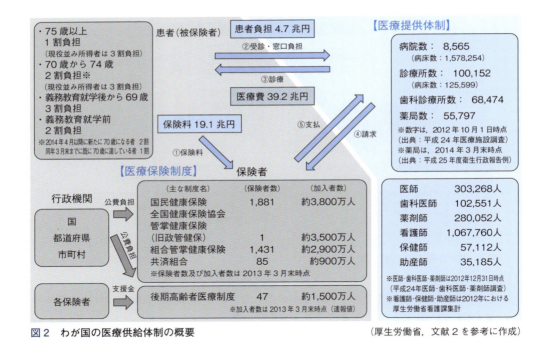

図2　わが国の医療供給体制の概要　　　　　　　　　　　　　（厚生労働省，文献2を参考に作成）

の，一般の障害者における，生活習慣病の予防や二次障害の予防など健康増進や予防への取り組みについては十分ではなく，法律や制度の基盤は弱いといえる.

6）地域保健

　1994（平成6）年に保健所法が地域保健法に改正された．これに基づき，地域保健対策の円滑な実施や総合的な推進を図ることを目的として地域保健対策の推進に関する基本的な指針が定められている.

　関連する健康増進法や母子保健法などに基づき，地域住民の生涯にわたる健康の維持・増進のため，都道府県（保健所）および市町村において，健康診査，母子健康手帳の交付などの取り組みが実施されている.

2. 医療保険制度—現在の医療保険制度の概要

　わが国の医療供給体制の概要[2]を**図2**に示した．また，医療保険制度の体系[2]を**図3**に示した.

　わが国の医療保険制度は，第一次世界大戦後の1922（大正11）年に健康保険法が制定されたのをはじめとして，1938（昭和13）年に旧国民健康保険法が制定され，戦後の国民皆保険制度の基礎がつくられた．実際の国民皆保険制度が実現したのは1961（昭和36）年であり，その後，さまざまな変遷を経て現在の仕組みに至っている.

　わが国の国民皆保険制度の特徴は，①全国民を公的医療保険でカバーすること，②医療機関を自由に選べること（フリーアクセス），③安い医療費で高度な医療が受けられること，④社会保険方式を基本とし，公費（税金）が投入されていることなどが挙げられる.

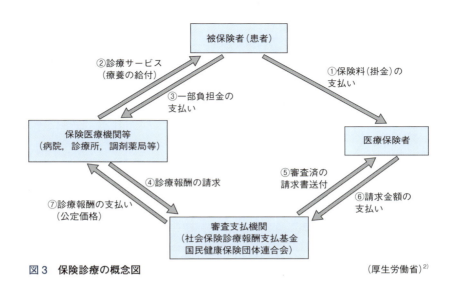

図3　保険診療の概念図　　　　　　　　　　　　　　　　　　　　（厚生労働省）[2]

3．公的介護保険制度

1）公的介護保険制度の基本的な仕組み

　現在の公的介護保険制度の基本的仕組み[3]を図4に示した．

　公的介護保険制度の被保険者は，65歳以上の第1号被保険者と40～64歳の第2号被保険者からなる．

　介護保険のサービス（給付）を受けようとする被保険者は，介護保険法に定める要介護者または要支援者に該当するかどうか，また，その該当する要支援・要介護状態の区分について，市町村の認定を受ける．この要介護認定は，その基準について全国一律に客観的に定められており，市町村に置かれた介護認定審査会によって判定される．第1号被保険者は，原因を問わず要支援・要介護状態となった場合に介護保険サービスを利用できる．一方，第2号被保険者のサービスの利用は，末期がんや関節リウマチなどの加齢に起因する特定疾病により要支援・要介護状態となった場合のみに限定される．介護保険の保険料は，第1号被保険者がおよそ20%，第2号被保険者がおよそ30%で人口比に基づき設定される．第1号被保険者の保険料は市町村が，原則年金からの天引きで徴収している．第2号被保険者については，国民健康保険や健康保険組合などの医療保険者が医療保険と一緒に徴収している．介護保険財源の残りの50%は，国が25%，都道府県が12.5%，市町村が12.5%を負担している（ただし施設等給付については，国が20%，都道府県が17.5%となっている）．

2）2006（平成18）年4月の改正について

（1）改正時の視点

　介護保険はその制度設計の中で，3年もしくは5年をめどに修正を加えることが予定されており，施行後3年が経過する中で，サービスの質についての検証が行われ，2005（平成17）年に介護保険法の見直し作業が行われた．この見直しにあたっていくかの柱となる基本視点が示され，新しい介護保険制度が2006（平成18）年4月より施行され

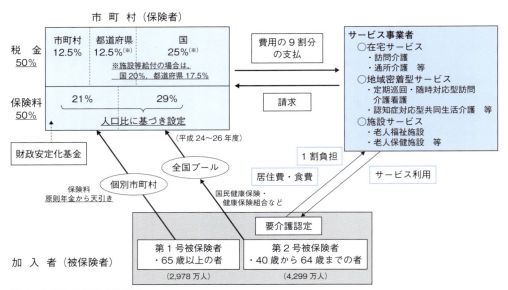

図4　介護保険制度の仕組み

（注）第1号被保険者の数は，「平成23年度介護保険事業状況報告年報」によるものであり，平成23（2011）年度末現在の数である．
　　　第2号被保険者の数は，社会保険診療報酬支払基金が介護給付費給付金額を確定するための医療保険者からの報告によるものであり，平成23年度内の月平均値である．

（厚生労働省）[3]

た．当時の改正では，介護保険が予防重視型システムへ移行することを目指し，（新）予防給付，地域支援事業の創設，地域包括支援センターの創設などが行われた．

（2）地域支援事業の導入

　2006（平成18）年4月の改正介護保険法の施行により，地域支援事業が導入されることとなった．地域支援事業は，「介護予防事業」，「包括的支援事業（介護予防ケアマネジメント業務，総合相談支援業務，権利擁護業務および包括的・継続的マネジメント支援業務をいう）」，および「その他の地域支援事業」を行うことにより，被保険者が要介護状態または要支援状態（以下，要介護状態など）となることを予防するとともに，要介護状態などとなった場合においても，可能な限り地域で自立した日常生活を営むことができるように支援することを目的とするものである．この法改正により，老人保健法に基づく保健事業のうち65歳以上の者に対する健康教育，健康相談，機能訓練，訪問指導については，地域支援事業へ移行し[4]，介護保険の非該当の者から要支援・要介護の者まで切れ目のないサービスとして再編された．

　その後，後述する2015（平成27）年4月の改正介護保険法の施行に伴い，地域支援事業の介護予防事業は，新しい「介護予防・日常生活支援総合事業」に再編され，一次予防事業と二次予防事業という枠組みは廃止された．

（3）地域包括支援センターの創設

　地域支援事業の導入に合わせて，地域における総合的なマネジメントを担う中核機関として，地域包括支援センターが創設された．地域包括支援センターは，社会福祉士，保健師（または経験のある看護師），主任ケアマネジャーが配置されている．総合的な相談窓口機能，介護予防マネジメント，包括的継続的マネジメント支援事業，権利擁護事業などを行う．

3) 2015（平成 27）年 4 月の改正について
—2025 年地域包括ケアシステム構築に向けた改正

（1）改正の視点と今後の方向性

　2014（平成 26）年，「地域における医療及び介護の総合的な確保を推進するための法律の整備等に関する法律」（通称，医療介護総合確保推進法）が成立した．この法改正は，公的介護保険制度の新しい方向性を示すきわめて大きな制度改正となった．まず，サービス提供体制に関しては，地域包括ケアシステムの構築を推進すること，地域ケア会議の法律における位置付けを行ったこと，「生活支援コーディネーター」の配置や協議体の設置を行ったことなどが挙げられる．次に，サービスの提供について，中重度者へと重点化が図られた．たとえば，特別養護老人ホームへの入所対象は原則として要介護度 3 以上となる一方で，要支援者への予防給付のうち，介護予防訪問介護と介護予防通所介護は，保険給付から外され，市町村事業（介護予防・日常生活支援総合事業の介護予防，生活支援サービス事業）へ移行することとなった．他にも，介護支援専門員の受験資格の変更および研修制度の改正や，地域リハビリテーション活動支援事業の創設なども行われた．

（2）2025（平成 37）年の地域包括ケアシステムの構築に向けて

　前述の医療介護総合確保推進法の成立に伴い，地域包括ケアシステムの法的な定義が示された．同法によれば，地域包括ケアシステムとは，「地域の実情に応じて，高齢者が，可能な限り，住み慣れた地域でその有する能力に応じ自立した日常生活を営むことができるよう，医療，介護，介護予防（要介護状態若しくは要支援状態となることの予防又は要介護状態若しくは要支援状態の軽減若しくは悪化の防止をいう），住まい及び自立した日常生活の支援が包括的に確保される体制」と定義された．

（3）新しい介護予防・日常生活支援総合事業

　介護予防・日常生活支援総合事業（以下，総合事業）は，2012（平成 24）年 4 月に創設されたものである．総合事業の導入により，「要支援」と「非該当」を行き来するような高齢者に対して切れ目のないサービスを提供することや，虚弱・閉じこもりなどによってサービス利用につながらない高齢者へ円滑にサービスを提供できること，自立や社会参加の意欲の高い者にボランティアとして事業参加や活動の場を提供できることなどが期待された．2015（平成 27）年 3 月までは，総合事業の実施については自治体の裁量に委ねられていた．

　しかしながら，前述した 2015（平成 27）年 4 月の改正介護保険法の施行によって，それまでの介護予防事業が大幅に見直されることとなり，2017（平成 29）年 4 月までにすべての市町村で総合事業は「新しい総合事業」に移行することとなった（**図 5 〜 7**）[5, 6]．

　新しい総合事業への移行のポイントは以下の点である．

①介護保険の予防給付の一部が市町村事業（介護予防・生活支援サービス事業）へ．

②住民，ボランティアなど，多様な社会資源による生活支援サービスの創設および提供．

③住民参加のまちづくりの推進．

　新しい総合事業は，市町村が主体となって，地域の実情に応じて，住民などの多様な主体が参画し，多様なサービスを充実させることにより，地域の支え合いの体制づくりを推進し，要支援者等に対する効果的かつ，効率的な支援などを可能とすることを目指すとされている．

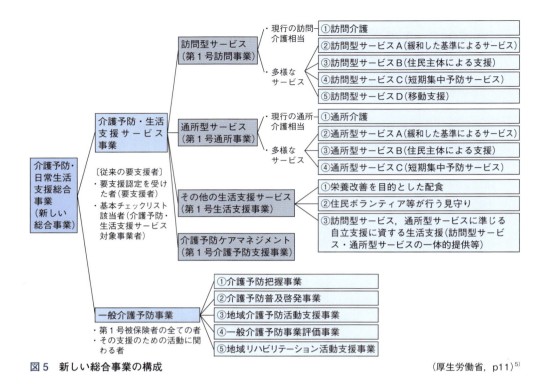

図5　新しい総合事業の構成　　　　　　　　　　　　　　　　　　　　（厚生労働省，p11）[5]

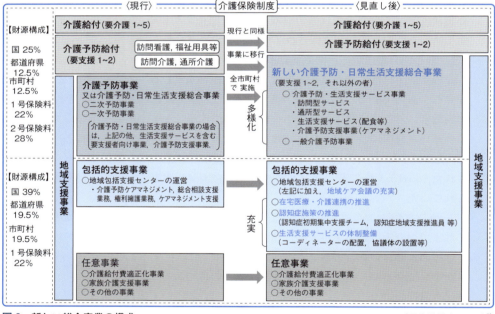

図6　新しい総合事業の構成　　　　　　　　　　　　　　　　　　　　（厚生労働省，p11）[5]

④地域リハビリテーション活動支援事業の創設.

　地域リハビリテーション活動支援事業は，新しい総合事業の中の一般介護予防事業に位置付けられる事業である．この一般介護予防事業は，市町村の独自財源で行う事業や地域の互助，民間サービスとの役割分担をふまえつつ，高齢者を年齢や心身の状況などによって分け隔てることなく，住民運営の通いの場を充実させ，人と人とのつながりを

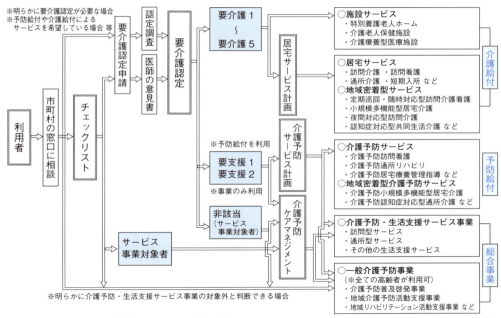

※明らかに要介護認定が必要な場合
※予防給付や介護給付による
　　サービスを希望している場合 等

利用者 → 市町村の窓口に相談 → チェックリスト → 要介護認定申請 → 認定調査／医師の意見書 → 要介護認定

要介護1〜要介護5 → 居宅サービス計画

○施設サービス
・特別養護老人ホーム
・介護老人保健施設
・介護療養型医療施設

○居宅サービス
・訪問介護　・訪問看護
・通所介護　・短期入所 など
○地域密着型サービス
・定期巡回・随時対応型訪問介護看護
・小規模多機能型居宅介護
・夜間対応型訪問介護
・認知症対応型共同生活介護 など

介護給付

※予防給付を利用

要支援1
要支援2 → 介護予防サービス計画

※事業のみ利用

○介護予防サービス
・介護予防訪問看護
・介護予防通所リハビリ
・介護予防居宅療養管理指導 など
○地域密着型介護予防サービス
・介護予防小規模多機能型居宅介護
・介護予防認知症対応型通所介護 など

予防給付

非該当
(サービス事業対象者) → 介護予防ケアマネジメント

○介護予防・生活支援サービス事業
・訪問型サービス
・通所型サービス
・その他の生活支援サービス

サービス事業対象者

○一般介護予防事業
(※全ての高齢者が利用可)
・介護予防普及啓発事業
・地域介護予防活動支援事業
・地域リハビリテーション活動支援事業 など

総合事業

※明らかに介護予防・生活支援サービス事業の対象外と判断できる場合

図7　新しい総合事業実施後のサービス利用手続き　　　　　　　　　　（厚生労働省，p56）[6]

通じて，参加者や通いの場が継続的に拡大していくような地域づくりを推進するとともに，地域においてリハ専門職などを活かした自立支援に資する取り組みを推進し，要介護状態になっても生きがい，役割を持って生活できる地域の実現を目指すことを目的として実施されるものである．中でも，地域リハビリテーション活動支援事業では，地域における介護予防の取り組みを機能強化するために，通所，訪問，地域ケア会議，サービス担当者会議，住民運営の通いの場などへのリハ専門職などの関与を促進することとされている．

⑤地域ケア会議の推進．

　2015（平成27）年4月から地域ケア会議が実質義務化された．今般の改正では，以下の内容をふまえた開催が期待されている．この地域ケア会議においても，リハ専門職を含む多職種での検討が行われる．

㋐具体的なケース（事例）の検討を通じたよりよいケアプランの実現．

㋑ケース検討を通じた参加者へのOJT（on-the-job training）機能．

㋒在宅生活に不足するサービス，仕組みの発見と対応策の検討．

㋓政策，事業計画への反映．

㋔新しい総合事業の充実．

㋕関係者のネットワークの構築．

4．理学療法士及び作業療法士法と理学療法士の業務範囲

　約50年前〔1965（昭和40）年〕に公布された理学療法士及び作業療法士法によれば，理学療法の対象は障害のある者であり，医師の指示のもとに行われるとされている．ところが，2013（平成25）年11月27日に，厚生労働省医政局から新たな通知が都道府県

に出された．この通知の中で，介護予防事業などにおいて「理学療法士」を名乗ってよいこと，この場合医師の指示が不要であることが示された．

　これは，診療の補助に該当する行為を医師の指示（処方）なしで行えるものとしたものではなく，当然，理学療法士にいわゆる開業権を認めたものではないことに注意することが必要である．しかしながら，予防事業とはいえ，自らの判断で実行する以上，その責任も重い．

　理学療法士は，リハ医療や予防（健康増進等）に関する法律や施策に関して，「計画（企画）」，「実践」，および「事業評価（成果）」といったいわゆる PDCA サイクル（plan–do–check–act cycle）における「実践」の場だけではなく，さまざまな相において積極的に関与していくことが期待される．具体的には，行政機関との連携を深め，計画や企画，事業評価に参画することや，他のリハ専門職などと連携して政策提言を行っていくことなどが挙げられる．いずれにしても，予防理学療法学を早急に確立し，予防的な取り組みの成果（エビデンス）を示すことにより，健康増進施策の発展に寄与できるようにしていかなければならない．

（新井武志，大江浩子）

文献
1）厚生労働省：「健やか親子 21（第 2 次）」について検討会報告書，p56：http://www.mhlw.go.jp/file/05-Shingikai-11901000-Koyoukintoujidoukateikyoku-Soumuka/0000045652.pdf
2）厚生労働省：医療保険：http://www.mhlw.go.jp/stf/seisakunitsuite/bunya/kenkou_iryou/iryouhoken/iryouhoken01/index.html
3）厚生労働省：介護保険：http://www.mhlw.go.jp/topics/kaigo/zaisei/sikumi_02.html
4）厚生労働統計協会：国民衛生の動向 2016/2017．厚生の指標 増刊 **63**（9）：119-120，2016
5）厚生労働省：介護予防・日常生活支援総合事業のガイドライン，p11：http://www.mhlw.go.jp/file/06-Seisakujouhou-12300000-Roukenkyoku/0000088520.pdf
6）厚生労働省：介護予防・日常生活支援総合事業のガイドライン，p56：http://www.mhlw.go.jp/file/06-Seisakujouhou-12300000-Roukenkyoku/0000088520.pdf

3 ② 経済戦略─予防産業としての理学療法学

本項のかなめ

❶ わが国では，平均寿命と健康寿命の差に大きな乖離がある．高齢化という現状を鑑みると，健康寿命を延伸し，この差を縮めていくことが肝要である．

❷ このためには，①就労している時期など若い頃から早期の予防活動を促すこと，②虚弱に陥った者がいた場合，早めに介入し，さらに改善した後も悪化しないよう予防活動の継続を促すことが重要である．

❸ ❷の①においては，サービスの信頼性を確保することが肝要であり，理学療法士という専門知識をもった者がサービス主体となることは意味がある．②においては，個々人の状態をふまえ個別化したサービスを提供していくことが重要なため，公的保険内の治療を行っている理学療法士が，個人のニーズをふまえ，一体的にサービスを提供することが効果的となる．

1. わが国の現状・課題

わが国は，感染症対策などにより平均寿命が伸び，世界に冠たる長寿国になった．少子化も伴い，高齢化率は世界で最も高い水準にあり，2050年には65歳以上人口は40%近くになる見込みである．このような人口動態を考えると，わが国の経済を維持していくためには，高齢になっても，定年退職後に再就職（短時間労働含め）したり，ボランティア活動をしたりと社会と関わりながら，元気に活動できるようにすることが重要となる．

他方，平均寿命と健康寿命の差（不健康寿命）は，男性で約9年，女性で約12年といまだに大きな乖離がある．今後は，健康寿命を延伸し，平均寿命との差をいかに小さくしていくかが重要となっている（図1，2）．

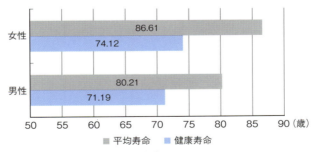

図1 **日本の平均寿命と健康寿命**
（内閣府：平成27年版高齢社会白書，2015より）

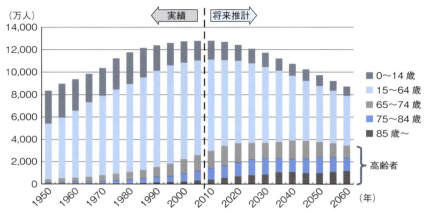

図2 日本の将来人口推計
〔国立社会保障・人口問題研究所：日本の将来推計人口（平成24年1月推計），2012，総務省：
人口推計〕

2．理学療法を活用した公的保険外産業

　60代〜80代の男女の身体状況を見ると**図3**のとおりとなっている．より多くの者が，介助等を必要とせず，自立し健康な期間を長く維持できるようにするためには，公的保険内の治療等に加え，公的保険外サービスにおいて，次の点が重要となる．
　①就労している時期など若い頃から早期の予防活動を促すこと．
　②虚弱に陥った者がいた場合は，早めの介入をし，さらに改善した後も引き続き悪化しないよう，予防活動の継続を促すこと．
　これらを実施する主体として，理学療法士に期待される役割は大きい．

1）早期の予防活動の促進

　早期の予防に関しては，より多くの潜在的なリスクのある者を集めることが重要なため，多くの者を惹き付けるサービスを提供することが重要となる．その1つの鍵となるのが，「サービスの信頼性」という点である．公的保険外サービスは多様に存在するが，どのサービスが効果的なのかが消費者からみてわかりづらいため，消費者が利用を控える場合も存在する．このため，理学療法士という専門知識をもった者がサービスを提供することで，信頼性を得られやすいと考えられる．
　ただし，就労している時期など若い世代においては，健康のためにお金や時間を投資することに積極的ではない場合がある．このため，たとえば，既存のスポーツ施設と連携したり，健康経営を進めている企業と連携し社員にサービスを提供したりするなど，普段の生活の中で自然にサービスを活用するような環境をつくっていく工夫も重要となる．

2）虚弱者への早めの介入と継続活動

　虚弱となった後に介入する場合に関しては，個々人の状態をふまえた個別化したサービスを提供していくことが重要となる．このため，介護保険内の治療を行っている理学療法士が，利用者のニーズもふまえたうえで公的保険外サービスも一体的に提供することで，より効果的なものとすることが可能となる．

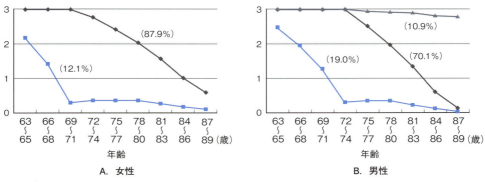

0：死亡.
1：基本的＆手段的日常生活動作に援助が必要.
2：手段的日常生活動作に援助が必要.
3：自立.

図3　全国高齢者20年の追跡調査

（秋山弘子：長寿時代の科学と社会の構造. 科学 80：59-64, 2010 より）

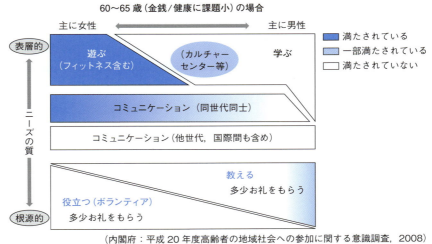

（内閣府：平成20年度高齢者の地域社会への参加に関する意識調査, 2008）

図4　高齢者のセグメント分類とニーズの構造

　なお，介護度等が改善した後，予防活動を中断してしまう者も少なくない．継続性を維持するためには，健康維持以外にも，高齢者のニーズに合った付加価値を提供していくことが重要となる．たとえば図4のとおり，男女ともに，コミュニケーションを求めている者が多いため，コミュニケーションできる場づくり（サービス提供する場所で，対話ができるサロンをつくったり，会員でボランティア活動を行うイベントを開催するなど）など，地域社会とのつながりの構築ということも併せて行っていくことが考えられる．

　わが国は世界に冠たる長寿国であり，今後諸外国は，今わが国が直面している課題に迫られていくこととなる．このため，わが国でよりよいモデルをつくり上げ，世界に発信していくことで，さらなる予防産業の機会拡大を生み出すことにつながると思われ，理学療法士の活躍を期待するものである．

（高田真利絵）

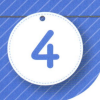

④ 予防理学療法学の研究法

❶ 予防理学療法における特異的な研究には疫学調査の知識が重要である．特に，症例対照研究，コホート研究，介入研究に関しての知識が重要である．

❷ 評価の結果を分析するために使われる統計学的手法については，「オッズ比」，「生存率曲線」，「傾向スコア」に対する知識が有用となる．

❸ よりよいプログラムを展開するためには PDCA サイクルを経ていくことが重要である．同時に PDCA サイクルを絶えず意識して事業を展開する必要がある．

1．疫学調査の基礎

1）予防理学療法学と疫学調査

　予防理学療法学の評価では，疫学調査に関する知識が重要である．疫学調査とは，健康に関連するさまざまな事象に関して，その頻度や分布，発生要因を明らかにし，さらに予防策を確立するために行う調査研究である[1]．予防理学療法学の評価には疫学調査の研究手法を適応することで，その効果について科学的な検証を成し得る．そして，科学的な検証結果を積み重ねていくことで，健康に関連するさまざまな問題に対して予防理学療法学の独自のエビデンス（evidence；根拠）を確立していくことができる．本項では，予防理学療法学の評価に必要な，疫学調査の研究手法や統計的手法の基礎について概要を解説する．

2）疫学調査の種類

（1）観察研究と介入研究

　疫学調査の種類には，"観察研究"（observation study）と"介入研究"（intervention study）がある（図1）．観察研究とは，調査者が健康に関連する事象に影響し得る要因を人為的に操作することなく，観察のみによって事象と要因との関連を検討する方法である．一方，介入研究は，調査者が健康に関連する事象に影響し得る要因を人為的に加えたり除いたりして操作し，事象の発生状況の変化を実験的に確かめる方法である．

　観察研究と介入研究の中には，さらにいくつかの研究手法が含まれている（図1）．これらすべての研究方法について詳述する紙面の余裕はないので，この点については疫学研究に関する成書を参照していただきたい．図1の研究方法の中でも，予防理学療法学の評価において重要な方法として，症例対照研究（case-control study），コホート研究（cohort study），介入研究について若干の解説を加える．

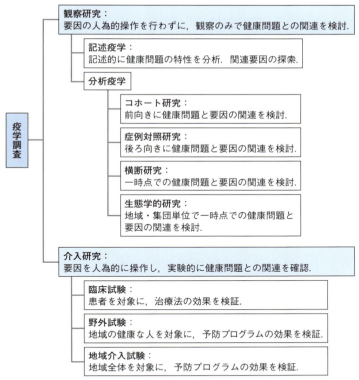

図1　観察研究と介入研究の種類

観察研究：
要因の人為的操作を行わずに，観察のみで健康問題との関連を検討.

記述疫学：
記述的に健康問題の特性を分析．関連要因の探索.

分析疫学

コホート研究：
前向きに健康問題と要因の関連を検討.

症例対照研究：
後ろ向きに健康問題と要因の関連を検討.

横断研究：
一時点での健康問題と要因の関連を検討.

生態学的研究：
地域・集団単位で一時点での健康問題と要因の関連を検討.

介入研究：
要因を人為的に操作し，実験的に健康問題との関連を確認.

臨床試験：
患者を対象に，治療法の効果を検証.

野外試験：
地域の健康な人を対象に，予防プログラムの効果を検証.

地域介入試験：
地域全体を対象に，予防プログラムの効果を検証.

疫学調査

（2）症例対照研究

　症例対照研究とは，対象者に対して現在の健康問題の有無と過去の関連要因の有無を調べ，健康問題と要因との関係性を検討する方法である．現在からさかのぼって過去の状態を調べるため，後ろ向き研究ともいわれる．

　たとえば，転倒経験（健康問題）と体操教室への参加経験の有無（要因）との関連を症例対照研究で調べることを考えてみる（図2A）．この場合，募集した対象者に転倒経験の有無と過去の体操教室への参加経験の有無を調査する．転倒経験の有無と過去の体操教室への参加経験の有無の関係性を検討し，両者に関係性が認められれば体操が転倒予防に有効である可能性を示す．

（3）コホート研究

　コホート研究とは，対象者に対して現在の健康問題に影響し得る多くの要因の有無を調べ，その後一定期間観察して対象者における健康問題の発生の有無を調べる．最終的に要因の有無と健康問題の発生の有無との関係を検討する方法である．現在から将来の状態を調べるため，前向き研究ともいわれる．

　例として，前述の転倒経験（健康問題）と体操教室への参加経験の有無（要因）との関連をコホート研究で調べることを考えてみる（図2B）．この場合，募集した対象者の体操教室への参加経験を調査し，その後に各対象者を一定期間観察して将来の転倒発生の有無を調査する．なお，この場合は体操教室の内容や体操教室への参加について調査者が操作していないことが条件である．体操教室の参加経験の有無と転倒発生との間に関連性が認められれば，体操が転倒予防に有効である可能性を示す．

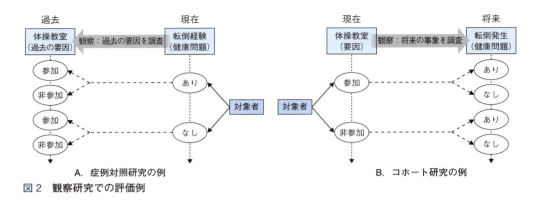

図2　観察研究での評価例

A．症例対照研究の例

B．コホート研究の例

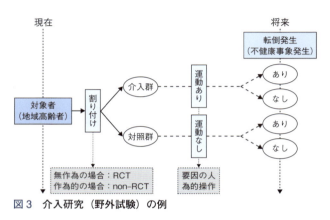

図3　介入研究（野外試験）の例

（4）介入研究

　介入研究には，**図1**に示すように3種類の研究手法が含まれるが，いずれの研究にしても，対象者を無作為または作為的に最も単純な場合は2群に分け，一方の群の対象者には健康に対する関連要因を加え，もう一方の群の対象者にはその関連要因を除去する．その後一定期間追跡し，両群間での健康問題の発生状況について比較し，要因の有無と健康問題の発生との関連を実験的に検証する．なお，対象者を無作為に分けた場合を無作為化比較対照試験（randomized controlled trial；RCT），作為的に分けた場合を非無作為化比較対照試験（non-randomized controlled trial；non-RCT）という．

　たとえば，転倒経験（健康問題）と運動（要因）との関連をRCTで検証することを考えてみる（**図3**）．この場合，地域の高齢者を無作為に2群に分け，一方の群（介入群）には計画的な運動を行い，もう一方の群（対照群）には運動を行わないようにする．すなわち，運動の内容と実施の有無を人為的に操作する．両群の対象者を一定期間観察して期間中の転倒発生の有無を調査し，両群の転倒発生状況を比較する．対照群と比較して介入群の転倒発生が少なければ，実施した運動が転倒予防に有効であることが実証される．なお，対象者の群分けを対象者の希望などで作為的に実施した場合はnon-RCTとなる．介入研究では倫理的な問題が生じる恐れがあるため，適切な準備と手続きが必須である．

（5）疫学調査の結果と因果関係の解釈

　症例対照研究やコホート研究の結果から，要因と事象との因果関係を推定することが可能である．前述の例で示せば，体操教室への参加が原因となり，転倒が結果として起きているかどうかを推定できる．言い換えれば，体操教室が転倒予防に有効である可能性が推

定できる．ただし，症例対照研究はコホート研究と比べて，一般的に因果関係の推定精度が劣る可能性が高い．これは，症例対照研究では対象者に偏りが生じていたり，過去のデータを収集するためにデータの精度が劣っていたりする可能性があるためである．さらに，症例対照研究やコホート研究で推定された因果関係を確定するためには介入研究を行う必要がある．つまり，運動の実施により転倒発生が減ることが介入研究で確認されれば，運動の有無が転倒発生の原因となっており，転倒予防策として運動が有効であるといえる．つまり，観察研究で因果関係を推定し，介入研究で因果関係を確定させて予防策として確立できるということである．

2．予防理学療法学の統計学的手法

1）オッズ

　疫学調査において，要因と事象発生との関係性を統計学的に検討する際に頻繁に用いられるのが"オッズ"（odds）である．オッズとは「見込み」のことで，ある事象が起きる確率と，その事象が起きない確率との比[2]を"オッズ比"（odds ratio；OR）とよぶ．要因と事象発生との関係性を検討する際には，要因ありの事象発生オッズと要因なしの事象発生オッズを算出し，2つのオッズの比を算出する．これは要因の有無と事象発生との関連性を示すために用いられる．OR＝1の場合は要因の有無と事象発生との間に関連性はなく，ORが1より大きいほど事象発生の見込みが大きく，ORが1より小さいほど事象発生の見込みが小さいことを示す．**図4A**にオッズとオッズ比の計算方法，**図4B**に計算の実例を示す．なお，**図4B**の実例ではオッズ比が0.2であるので，体操教室への参加経験群は非参加群に比較して転倒発生の見込みが小さいことを意味する．ただし，実際には対象者の年齢や性別などの属性を統計学的に調整して評価をする必要があるため，多重ロジスティック回帰分析という多変量解析を用いて特定の要因と事象との関連を検証することが多い．多重ロジスティック回帰分析でも要因と事象との関連性はオッズ比で示される．また，オッズ比は95%信頼区間を含めて表記することが多い．信頼区間が「1」をまたいでいる場合は，OR＝1となる確率が高いことを示し，要因の有無と事象発生には統計的には関連性なしと考える．

2）生存率曲線

　オッズに加えて，要因と事象発生との関連性を示す方法として生存率曲線（survival curve）が用いられることもある．生存率曲線とは，時間経過に従った事象の発生率（生存率）を，横軸を時間とし縦軸を生存率としたグラフにしたものである．生存率曲線を描く方法としてKaplan–Meier法がよく用いられる（Kaplan–Meierの生存曲線）．要因の有無別に生存率曲線を描出し，両者の事象発生率の差を統計学的に検討することで，要因の有無と事象発生との関連を検証することができる（Log–rank検定）（**図5**）．**図5**の例では，体操教室の参加経験者では非参加者よりも転倒の発生率が低いことがわかる．ただし，実際には対象者の年齢や性別などの属性を統計学的に調整して評価する必要があるため，coxの比例ハザードモデルという多変量解析を用いて特定の要因の有無による事象発生率の差を検証することが多い．なお，coxの比例ハザードモデルでは，要因の有無によ

オッズとオッズ比の計算は，要因の有無別に事象発生の有無の人数を集計し，以下のような2×2分割表に結果を整理する．その後，表の下の式で要因の有無別の事象発生オッズとオッズ比を算出する．

要因	不健康事象の発生		計
	あり	なし	
あり	a 人	b 人	a+b 人
なし	c 人	d 人	c+d 人

要因ありの事象発生オッズ＝a/b
要因なしの事象発生オッズ＝c/d
要因の有無による事象発生オッズ比＝(a×d)／(b×c)

A．オッズとオッズ比の計算方法

　コホート研究で，体操教室への参加経験の有無と転倒発生との関係を調査した例を示す．参加経験の有無別に，その後の転倒発生者数を2×2分割表に集計．上記の式に沿って，オッズとオッズ比を算出する．

体操教室	転倒発生		計
	あり	なし	
参加あり	5 人	95 人	100 人
参加なし	20 人	80 人	100 人

体操教室参加ありの転倒発生オッズ＝5/95＝0.05
体操教室参加なしの転倒発生オッズ＝20/80＝0.25
体操教室参加の有無による転倒発生オッズ比＝0.05/0.25＝0.2

B．オッズとオッズ比の計算の実例

図4　オッズとオッズ比の計算方法と計算の実例

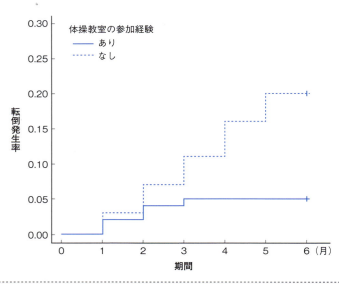

　コホート研究で，体操教室への参加経験の有無と転倒発生率との関係を6カ月間調査した際の生存率曲線の例を示す．参加経験の有無別に各月の転倒発生率を算出し，横軸に期間（月）と縦軸に転倒発生率をとって生存率曲線を描出．2つの生存曲線の差は Log-rank 検定で統計学的に検証できる．なお，生存曲線を描出するためには，転倒が発生するまでの時間のデータが必要となる．

図5　生存率曲線の例

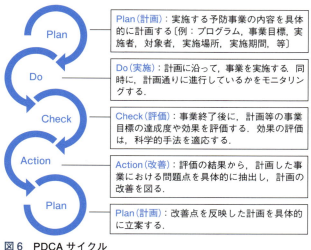

Plan（計画）：実施する予防事業の内容を具体的に計画する〔例：プログラム，事業目標，実施者，対象者，実施場所，実施期間，等〕

Do（実施）：計画に沿って，事業を実施する．同時に，計画通りに進行しているかをモニタリングする．

Check（評価）：事業終了後に，計画等の事業目標の達成度や効果を評価する．効果の評価は，科学的手法を適応する．

Action（改善）：評価の結果から，計画した事業における問題点を具体的に抽出し，計画の改善を図る．

Plan（計画）：改善点を反映した計画を具体的に立案する．

図6　PDCA サイクル

る事象発生率の差が相対危険度という指標で示される．この相対危険度はオッズ比と近似できる場合もあるが，異なるものである．

3）傾向スコア

　傾向スコア（propensity score）[3]は，介入研究で予防理学療法の評価を行う際に，無作為化が困難な場合は有用な手法と考えられる．予防事業の評価を検証するためにはRCT を行うことが理想的ではあるが，RCT の実施は現実的には困難であることが多い．一方で，実行可能性の高い non-RCT の場合は対照群と介入群が同等の属性を有していないことが多い．対照群と介入群の属性が異なると因果関係を正しく評価することができない．たとえば，両群で年齢や性別の割合が全く異なる場合，結果に年齢や性別が影響している可能性が排除できず，結果を正しく解釈することができない．そのため，介入研究では介入群と対照群が同等の属性を有するように配慮する一方，傾向スコアでは，介入群と対照群が有するさまざまな属性に関して，それぞれの対象者が対照群と介入群のどちらの群と近い傾向を有しているかを統計的に単一のスコアに集約し，このスコアを使って対照群と介入群の属性を同等の状態に揃える手法である．傾向スコアを用いれば，non-RCTにおいても因果関係を比較的正しく評価できるようになり，予防の評価をより科学的に示すことができる．また，傾向スコアは症例対照研究やコホート研究においても応用が可能な手法である．傾向スコアを用いた研究はまだ数が多いとはいえないが，予防分野においては介入研究による評価が現実的には難しいことも多く，今後は傾向スコアを使った予防の評価が重要となってくるであろう．傾向スコアを用いた具体的な解析方法については成書 [4,5] を参照していただきたい．

3．予防理学療法学と PDCA サイクル

　策定した予防プログラムを事業として実践し，プログラムの効果を高めていくためには，PDCA サイクルを経ていくことがきわめて重要である．PDCA サイクルとは**図6**のように，計画（Plan）→ 実施（Do）→ 評価（Check）→ 改善（Action）というプロセス

を経て事業を継続していくことで，それぞれの頭文字をとって PDCA サイクルとよぶ．もともとは，品質管理の手法として提唱されたものであるが，現在は事業管理の手法としても取り入れられている．予防プログラムを実践的に事業展開していくと，プログラム内容が科学的に妥当であったとしても，想定した効果が得られないことがある．したがって，PDCA サイクルに沿って事業の評価（＝ Check）を行い，プログラムの問題点を洗い出す必要がある．そのためには，評価は疫学調査の手法で科学的に実施し，さらに事業の目標達成度についても評価をすることが重要である．また評価の結果，効果や目標達成が得られていない部分については，その原因を究明し改善策を立てる必要がある（＝ Action）．次のプログラムには改善策を反映した新たな計画を策定していくことで（＝ Plan），プログラムが洗練され，より効果的な介入として発展させていくことができる．予防理学療法を展開していく際には，PDCA サイクルを繰り返すことで介入がよりよいものに成長していく．予防理学療法学における評価は，PDCA サイクルにおける介入内容改善の要であり，事業の効果を高めるための要でもあることを絶えず意識しておくことが重要である．

（上出直人）

文献

1) 佐々木 敏：疫学とはなにか．はじめて学ぶやさしい疫学─疫学への招待（日本疫学会監修），第 2 版，南江堂，2010，pp1-8.
2) 小橋 元：疫学で用いられる指標．はじめて学ぶやさしい疫学─疫学への招待（日本疫学会監修），第 2 版，南江堂，2010，pp13-24.
3) Rosenbaum PR, Rubin DB: The central role of the propensity score in observational studies for causal effects. *Biometrika* **70**(1)：41-55，1983.
4) 星野崇宏，繁桝算男：傾向スコア解析法による因果効果の推定と調査データの調整について．行動計量学 **31**(1)：43-61，2004.
5) 星野崇宏，岡田謙介：傾向スコアを用いた共変量調整による因果効果の推定と臨床医学・疫学・薬学・公衆衛生学分野での応用について．*J Natl Inst Public Health* **55**(3)：230-243，2006.

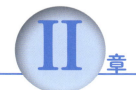

II章

予防理学療法学
のための理解

栄養学からみた予防理学療法学

本項のかなめ

❶ 栄養学からみた予防理学療法学においては，成人期からの生活習慣病の予防，および高齢者における老年症候群の予防が重要である．

❷ 日本人の食事摂取基準（2015年版）[1] は，生活習慣病予防および重症化の予防を重視した栄養に関する包括的なガイドラインである．

❸ 食事の栄養アセスメントは，エネルギーおよび栄養素の摂取状況を日本人の食事摂取基準の値と比べ，臨床症状を含めた総合的な評価により行うものである．

❹ 食事バランスガイドは，対象者の食事の摂り方が手軽に把握できる媒体であるため，現場において活用することが勧められる．

　厚生労働省「平成25年国民生活基礎調査」（2013年）[2] の結果によると，介護が必要となった主な原因において，脳血管疾患（脳卒中），心疾患，糖尿病などの生活習慣を要因とする疾患が全体の30.5%を占めており，また，認知症，高齢による衰弱，関節疾患などの老年症候群を要因とするものが全体の51.9%を占め（**図1**），栄養摂取との関連が多数報告されており，健康を阻害するイベントを予防する因子の1つとして栄養に着目することは重要である．したがって，成人期からの生活習慣病の予防，および高齢者における老年症候群の予防には栄養学が重要である．

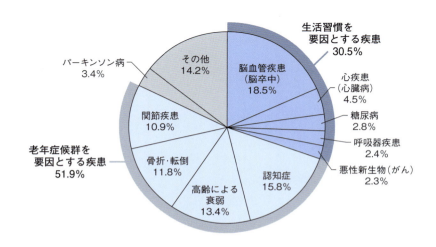

図1　介護が必要となった主な原因　　（厚生労働省，2013，文献2を元に作成）

1　国民がその健康の保持増進を図る上で摂取することが望ましい<u>熱量</u>に関する事項

2　国民がその健康の保持増進を図る上で摂取することが望ましい次に掲げる<u>栄養素の量</u>に関する事項
　イ　国民の栄養摂取の状況からみて<u>その欠乏が国民の健康の保持増進に影響を与えているもの</u>として厚生労働省令で定める栄養素
　　・たんぱく質
　　・n-6 系脂肪酸，n-3 系脂肪酸
　　・炭水化物，食物繊維
　　・ビタミン A，ビタミン D，ビタミン E，ビタミン K，ビタミン B_1，ビタミン B_2，ナイアシン，ビタミン B_6，ビタミン B_{12}，葉酸，パントテン酸，ビオチン，ビタミン C
　　・カリウム，カルシウム，マグネシウム，リン，鉄，亜鉛，銅，マンガン，ヨウ素，セレン，クロム，モリブデン
　ロ　国民の栄養摂取の状況からみて<u>その過剰な摂取が国民の健康の保持増進に影響を与えているもの</u>として厚生労働省令で定める栄養素
　　・脂質，飽和脂肪酸，コレステロール
　　・糖類（単糖類又は二糖類であって，糖アルコールでないものに限る）
　　・ナトリウム

（厚生労働省，2014）[1]

図2　健康増進法に基づき定める食事摂取基準

1．日本人の食事摂取基準

　日本人の食事摂取基準とは，健康増進法第 30 条の 2 に基づき厚生労働大臣が定めるものとされ，国民の健康の保持・増進を図るうえで摂取することが望ましいエネルギーと栄養素の量の基準を年齢区分ごとに示すものである．社会情勢に応じて 5 年ごとの改定がされており，日本人の食事摂取基準（2015 年版）[1] においては，高齢化の進展や糖尿病など有病者数の増加をふまえて，特に，生活習慣病発症の予防とともに，重症化予防を視野に入れた策定が科学的根拠に基づき行われた．具体的な対象は，健康な人から保健指導レベルの高血圧，脂質異常，高血糖，腎機能低下に関するリスクを有している人までを含んでおり，策定においては，関連する各種疾患のガイドラインと調和を図っている．策定の対象とするエネルギー，栄養素は，健康増進法に基づき定められており，国民がその健康の保持増進を図るうえで摂取することが望ましいエネルギーの事項と栄養素の量，および過剰な摂取が国民の健康の保持増進に影響を与えるものとした栄養素の量について示されている（図2）．

1）エネルギーの指標

　エネルギーの指標は，日本人の食事摂取基準（2015 年版）[1] の改定より，エネルギーの摂取量および消費量のバランス（エネルギー収支バランス，図3）の維持を示す指標として，体格（body mass index；BMI*）を採用している．このことは，健康管理の基本が体重管理を行うことであり，体重管理はエネルギーの管理によるものであることを示している．成人の目標とする BMI の範囲は，50 ～ 69 歳で 20.0 ～ 24.9（kg/m^2），70 歳以上で 21.5 ～ 24.9（kg/m^2）となっており（表1），この範囲は生活習慣病の予防，高齢期の虚弱を回避するための要素の 1 つとして取り扱うことができる．したがって，日頃

---

* BMI
　体重 ÷ 身長^2（kg/m^2）

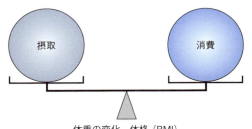

図3 エネルギー収支バランスの基礎概念

エネルギー摂取量とエネルギー消費量が等しいとき, 体重の変化はなく, 健康的な体格 (BMI) が保たれる. エネルギー摂取量がエネルギー消費量を上回ると体重は増加し, 肥満につながる. エネルギー消費量がエネルギー摂取量を上回ると体重は減少し, やせにつながる.

表1 目標とするBMIの範囲 (18歳以上)

年齢 (歳)	目標とするBMI (kg/m^2)
18～49	18.5～24.9
50～69	20.0～24.9
70以上	21.5～24.9[3]

1. 男女共通. あくまでも参考として使用すべきである.
2. 観察疫学研究において報告された総死亡率が最も低かったBMIを基に, 疾患別の発症率とBMIとの関連, 死因とBMIとの関連, 日本人のBMIの実態に配慮し, 総合的に判断し目標とする範囲を設定.
3. 70歳以上では, 総死亡率が最も低かったBMIと実態との乖離がみられるため, 虚弱の予防および生活習慣病の予防の両者に配慮する必要があることもふまえ, 当面目標とするBMIの範囲を21.5～24.9 kg/m^{2}とした.

(厚生労働省, 2014)[1], (厚生労働省, 2013)[2]

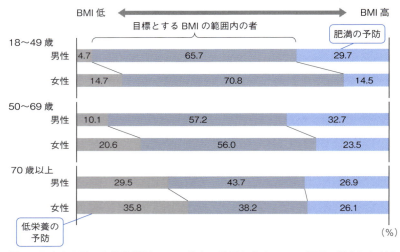

図4 日本人の性・年齢階級別BMIの分布—目標とするBMIの範囲に対応した割合

(厚生労働省, 2015)[3]

から個人のBMIの変化を観察することにより, エネルギー摂取量の過不足における評価ができ, さらには個人の健康管理における目安とすることができる. 日本人のBMIの現状においては, 平成22, 23年国民健康・栄養調査 (2010, 2011年) の結果より, 性・年齢階級別BMIの分布が示されており[3] (図4), 男性においては中年期における肥満の予防, 女性においては高齢期の低栄養が課題となっている.

2) 栄養素の指標

　栄養素の指標については, 3つの目的からなる5つの指標で構成されている (図5). 具体的には, 栄養素の摂取不足の回避を目的とする3種類の指標, 過剰摂取による健康障害の回避を目的とする指標, および生活習慣病の予防を目的とする指標から構成されている. 摂取不足の回避を目的とする指標においては, 「推定平均必要量」, 「推奨量」, 「目安量」 (目安量については, 科学的根拠に基づく策定には至らず, 代替指標として位置付けをしている), 過剰摂取による健康障害の回避を目的とした指標においては「耐容上限量」, 生活習慣病の予防を目的とした指標においては「目標量」が示されている. 目標量

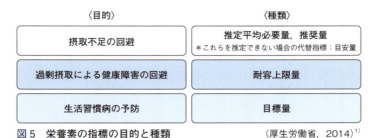

〈目的〉	〈種類〉
摂取不足の回避	推定平均必要量，推奨量 *これらを推定できない場合の代替指標：目安量
過剰摂取による健康障害の回避	耐容上限量
生活習慣病の予防	目標量

図5　栄養素の指標の目的と種類　　　　　　　　（厚生労働省，2014)[1]

表2　エネルギー産生栄養素バランス（％エネルギー）

	目標量[1]（中央値[2]）（男女共通）			
年齢等	たんぱく質	脂質[3]		炭水化物[4,5]
		脂質	飽和脂肪酸	
0～11（月）	—	—	—	—
1～17（歳）	13～20（16.5）	20～30（25）	—	50～65（57.5）
18～69（歳）	13～20（16.5）	20～30（25）	7以下	50～65（57.5）
70以上（歳）	13～20（16.5）	20～30（25）	7以下	50～65（57.5）

1　各栄養素の範囲については，おおむねの値を示したものであり，生活習慣病の予防や高齢者の虚弱の予防の観点からは，弾力的に運用すること．
2　中央値は，範囲の中央値を示したものであり，最も望ましい値を示すものではない．
3　脂質についてはその構成成分である飽和脂肪酸など，質への配慮を十分に行う必要がある．
4　アルコールを含む．ただし，アルコールの摂取を勧めるものではない．
5　食物繊維の目標量を十分に注意すること．

（厚生労働省，2014)[1]

においては，日本人の食事摂取基準（2015年版)[1]より，新たにエネルギー産生栄養素バランスが示された（**表2**）．エネルギーを産生するたんぱく質，脂質，炭水化物においては，その摂取量にAtwaterの係数（たんぱく質4 kcal/g，脂質9 kcal/g，炭水化物4 kcal/g）を乗ずることにより，食事のエネルギー産生栄養素の％エネルギーを算出することができる．特に，脂質においてはその質に着目しており，動脈硬化のリスクとなる飽和脂肪酸においては18歳以上の目標量を7％エネルギー以下と策定している．日本人の飽和脂肪酸の摂取状況においては，平成26年国民健康・栄養調査の結果（2014年)[4]より，20～59歳において7％エネルギー以上の値を示しており，今後は飽和脂肪酸の過剰摂取に留意していく必要がある．また，アルコールの飲酒習慣がある場合においては，アルコールに由来するエネルギーが炭水化物の％エネルギー*に含まれていることを考慮してアセスメントを行うことが必要である．

3）高齢者におけるたんぱく質摂取の重要性

　食事摂取基準（2015年版)[1]では，高齢者のたんぱく質摂取の重要性が示されている．高齢者の骨格筋量，筋力，身体機能とたんぱく質摂取量において強い関連が認められており[5]，高齢者の身体機能障害を予防するために必要なたんぱく質を摂取することは重要である．高齢者のたんぱく質推奨量の設定においては，高齢者の窒素出納維持をもとに算出されており，70歳以上の高齢者におけるたんぱく質推奨量は1.06 g/kg体重/日とし，成人におけるたんぱく質推奨量0.90 g/kg体重/日より高い値を示している．平成26年

---

*炭水化物の％エネルギー
100 －（たんぱく質％エネルギー＋脂質％エネルギー）

国民健康・栄養調査の結果（2014 年）[4] によると，70 歳以上のたんぱく質摂取量は男性 73.0±23.9 g/ 日，女性 61.0±20.1 g/ 日（平均 ± 標準偏差）となっており，平均値においては十分なたんぱく質が摂取されているかにみえるが，標準偏差が大きいことを考慮すると，たんぱく質の摂取が不足している高齢者も多くいる可能性が示されている．高齢者の食事においては，肉，魚，卵，大豆などの食品を毎食献立に取り入れることが勧められる．

2. 食事の栄養アセスメント

　健康の保持・増進，生活習慣病の予防をするための食事改善においては，食事調査によって得られるエネルギー・栄養素摂取量と食事摂取基準における指標の値を比較することによって行うことができる．推奨量および目安量が設定されている栄養素については，指標の付近かそれ以上であれば摂取量を維持させ，それ未満であれば指標に近付くように計画を立てる．食事調査法には，主に食事記録法，食物摂取頻度調査法，食事歴法質問票，24 時間思い出し法があり，それぞれの特徴によって長所と短所があるため，調査の目的によって調査法を選択する必要がある．調査の測定誤差において特に留意することは，食事摂取の過小および過大申告と日間変動である．過小過大申告においては，肥満傾向のある者は食べたものを少なめに，やせ傾向があるものは多めに申告することが報告されている[6]．また，食品摂取量においては日間変動が存在することが報告されており[7]，調査日数が短いほど，習慣的な食事の食品摂取量とズレが生じていることに留意が必要となる．さらに，エネルギー・栄養素摂取量の推定においては，標準的な食品の成分値が掲載された食品成分表を用いて算出されているため，実際に食べた食品に含まれるエネルギー・栄養素量との間においても誤差が存在している．したがって，予防理学療法学において栄養アセスメントを行う場合は，食事摂取基準値を用いて必要な栄養素が過不足なく摂取されているか，エネルギー摂取量の過不足の評価においては BMI および体重変化を用い，さらに，臨床症状や臨床検査値も含めて総合的な評価を行うことが重要である．

　食事は多様な食品が組み合わさり，各食品に含まれるさまざまな栄養素が体内において相互に作用することから，食事を総合的に評価したうえで健康との関連を検討することが重要である．近年，食品の摂取量や摂取頻度から食事パターンを同定する手法により，食事パターンと健康指標との関連についての報告がされている．日本人の代表的な食事パターンは主食，主菜（肉，魚，卵，豆腐料理），副菜（野菜料理）が揃う食事であり，特に，野菜，海藻，きのこ，いも類などを素材にした副菜の摂取量の重み付けが高いほど，生活習慣病や高齢者の身体機能障害を有する該当者が少ないことが報告されている[8]．筆者らは，日本人の代表的な食事パターンにおけるビタミンやミネラルの摂取状況において，食事摂取基準で推奨されている値を用いて，適正量に摂取されているかを検討することにより，日本人の代表的な食事パターンにおける微量栄養素の摂取バランスが良好であることを示した[9]．予防理学療法学においては，栄養アセスメントにより明らかとなった対象者の課題において，栄養のエビデンスを積極的に食事へ取り入れていくことが重要である．

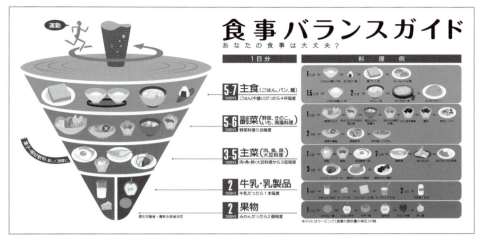

図6　食事バランスガイド　　　　　　　　　　　　　　　　　　　　　（農林水産省）[10]

3．食事バランスガイド

　実用的で簡単に使用できる食事の栄養アセスメントである食事バランスガイド[10]を紹介する．食事バランスガイドとは，1日に何をどれだけ食べたらよいかという食事の基本を身に付けるため，望ましい食事の摂り方とおおよその料理の量について，コマをイメージしたイラストでわかりやすく示したものである（図6）．健康で豊かな食生活の実現を目的に策定された「食生活指針」〔2000（平成12）年3月〕を具体的な行動へ結び付けるものとして，2005（平成17）年6月に厚生労働省と農林水産省が合同で決定したものである．イラスト（図6）の右側には，主食，副菜，主菜，牛乳・乳製品，果物のグループごとに料理例が示されている．コマのイラストに実際に食べた料理を当てはめることにより食事の栄養バランスがわかり，足りない料理があるとコマが倒れてしまう仕組みになっている．コマの上に位置する料理グループほどしっかりと食べることが勧められている．どれだけ食べたらよいかという量については料理グループごとに示されており，料理の単位としては「つ（SV；サービング）」が用いられている．料理の数え方は1つ，2つ（1SV，2SV）である．主食であれば，ご飯茶碗で軽く1杯（めし70〜140g）またはコンビニのおにぎり1個が「1つ」である．予防理学療法の現場においては対象者の食事の摂り方が手軽に把握できるよう，食事バランスガイドを用いることが勧められる．

　　　　　　　　　　　　　　　　　　　　　　　　　　　　　　（伊藤智子，樋口　満）

文献
1）厚生労働省：「日本人の食事摂取基準（2015年版）」策定検討会報告書，2014：http://www.mhlw.go.jp/file/05-Shingikai-10901000-Kenkoukyoku-Soumuka/0000114399.pdf（2016年9月12日閲覧）
2）e-Stat：http://www.e-stat.go.jp/SG1/estat/List.do?lid＝000001119740（2016年11月9日閲覧）
3）厚生労働省：日本人の食事摂取基準（2015年版）スライド集について：http://www.mhlw.go.jp/stf/seisakunitsuite/bunya/0000056112.html（2016年9月12日閲覧）
4）厚生労働省：平成26年国民健康・栄養調査報告，2016：http://www.mhlw.go.jp/bunya/kenkou/eiyou/h26-houkoku.html（2016年9月12日閲覧）
5）Houston DK et al：Dietary protein intake is associated with lean mass change in older, community-dwelling adults: the Health, Aging, and Body Composition（Health ABC）Study. *Am J Clin Nutr* **87**：150-155, 2008.

6) Zhang J et al：Under-and overreporting of energy intake using urinary cations as biomarkers: relation to body mass index. *Am J Epidemiol* **152**：453-462, 2000.
7) Ogawa K et al：Inter-and intra-individual variation of food and nutrient consumption in a rural Japanese population. *Eur J Clin Nutr* **53**：781-785, 1999.
8) Tomata Y et al：Dietary patterns and incident functional disability in elderly Japanese: the Ohsaki Cohort 2006 study. *J Gerontol A Biol Sci Med Sci* **69**：843-851, 2014.
9) 伊藤智子・他：中高年を対象とした食事調査票からの食事パターンの抽出と栄養素摂取量の評価. 日公衛誌 **63** (11)：653-663, 2016.
10) 農林水産省：「食事バランスガイド」について：http://www.maff.go.jp/j/balance_guide/ (2016 年 9 月 12 日閲覧)

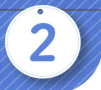

スポーツを利用した予防理学療法学

本項のかなめ

❶ スポーツは，身体機能のみならず精神機能も含めて多面的に効果を発揮する．
❷ 健康スポーツの実施に際しては，リスクへの配慮が重要である．
❸ 若い頃のスポーツ経験は生涯身体機能曲線に影響をもたらす．
❹ スポーツによって一次，二次，三次予防に効果が認められる．三次予防としてはアダプテッドスポーツも推奨されている．

「スポーツは身体にわるい」[1]，これは1992年の出版当時話題になったある書籍のタイトルである．酸化ストレスによる身体へのネガティブな影響を取り上げた内容であった．では現在，一般の方々が思うスポーツと健康に関するイメージはどのようになっているのか？　趣味の域を超えた競技スポーツをかなりの年数継続した場合はさておき，通常は日常にスポーツ活動を取り入れることが健康によいという理解が一般的ではないか．英語のスポーツの語源は，ラテン語の "desporter" にあり，それがフランス語の des（離れる）＋ porter（運ぶ）(des porter) となり，仕事や日常から離れて何か楽しい感情を発散させることを意味するようになったとされている．また，基本的にはスポーツとは "遊び" であると評されるくらいであるから[2]，"心" と "身" の両方に関して「前もって悪くならないように防ぐこと」という予防において，スポーツを楽しみながら取り組める有効なツールとして活用することが望まれる．本項では，競技力ではなく健康寿命の延伸を目指した取り組みとして，スポーツを用いた予防について概観する．

1．一般的に考えられるスポーツの功罪

1）スポーツの利点

スポーツの利点について，まず挙げられるのは生活習慣病に対する効果である．レクリエーションレベルで行われるスポーツは，生活習慣病を最も上流で予防することにつながると考えられている（図1）．そのように考えられる根拠として，さまざまな研究結果から身体機能への影響をまとめたのが**表1**である．薬物であれば効果は個別の症状に対して発揮されるが，スポーツの場合には精神機能までを含めて多面的に影響が及ぶところが特徴である．

2）スポーツのリスク

レクリエーションレベルでのスポーツといえども，リスクを伴うことに注意が必要である．中高年者や生活習慣病を有する人が障害を有するに至ったり，最悪の場合死に至った

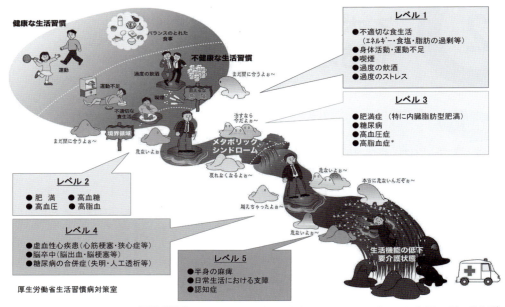

図中テキスト：

健康な生活習慣
バランスのとれた食事
運動
運動不足
過度の飲酒
喫煙
不適切な食生活
不健康な生活習慣
まだ間に合うよぉ〜
まだ間に合うよぉ〜
境界領域
危ないよぉ
治すなら今だよぉ〜
メタボリックシンドローム
戻れなくなるよぉ〜
越えちゃったよぉ〜
危ないよぉ
危ないよぉ〜
本当に危ないんだぞぉ〜
生活機能の低下
要介護状態
厚生労働省生活習慣病対策室

レベル1
- 不適切な食生活（エネルギー・食塩・脂肪の過剰等）
- 身体活動・運動不足
- 喫煙
- 過度の飲酒
- 過度のストレス

レベル3
- 肥満症（特に内臓脂肪型肥満）
- 糖尿病
- 高血圧症
- 高脂血症*

レベル2
- 肥満
- 高血圧
- 高血糖
- 高脂血

レベル4
- 虚血性心疾患（心筋梗塞・狭心症等）
- 脳卒中（脳出血・脳梗塞等）
- 糖尿病の合併症（失明・人工透析等）

レベル5
- 半身の麻痺
- 日常生活における支障
- 認知症

（厚生労働省：http://www.mhlw.go.jp/bunya/kenkou/seikatsu/pdf/ikk-a20.pdf より）

図1　生活習慣病のイメージ

*筆者注：脂質異常症.

表1　運動の身体機能に対する効果

	急性効果	トレーニング効果
心血管系	心拍数増加 1回拍出量増加 血圧上昇	安静時徐脈（スポーツワゴトニー） 心筋肥大（求心性・遠心性肥大） 収縮期，拡張期血圧低下（高血圧の改善） 心筋効率（心筋酸素消費量）向上
呼吸器系	1回換気量増加 分時換気量増加 酸素摂取量増加	最大酸素摂取量増加 無酸素性作業閾値（AT）の増加
内分泌系 代謝系	エネルギー消費量増大 インスリン分泌低下	インスリン感受性亢進 血中中性脂肪減少（脂質異常症改善） HDLコレステロール増加 体脂肪減少 血清カテコラミン値の低下
筋肉 骨関節系		筋肥大，筋力増大 筋肉内毛細血管の増加 筋グリコーゲン量増加 骨密度低下の予防
その他		精神的ストレスの軽減 免疫機能の活性化 血小板粘性の低下 血球変形能の改善

（奈良，2002，文献3を一部改変）

りする危険性は若年者よりはるかに高い[3]．中高年者が運動中に内因性急死をきたす主な要因は心臓疾患で，特に冠動脈疾患，心筋障害，重症不整脈などである．また，脳卒中，内分泌異常，腎疾患，肝疾患などの内部障害を有する症例では，疾患そのものが要因となることが考えられるため，個人の病態や合併症の把握が重要となる．

　運動処方やスポーツの許可に関しては，必ずメディカルチェックのもとに行われるべき

表2 メディカルチェックの項目

```
1. 診察
2. 検査   一般尿検査（蛋白，糖，沈渣）
          末梢血検査（WBC，RBC，Hb，Ht）
          血清生化学検査
            GOT，GPT，ZnTT，T.Cho，TG，HDL-C，尿酸，
            空腹時血糖，血清鉄，フェリチン，Na，K，Cl
          安静時心電図
          胸部X線検査
          肺機能検査
```

(奈良，2002)[3]

表3 市民スポーツのためのメディカルチェックとしての問診例

```
 1. 心臓病といわれたことがある            10. 運動中・後にめまい，失神がある
 2. 心電図の異常を指摘されたことがある    11. 運動中の疲れがひどい
 3. 糖尿病といわれたことがある            12. その他，現在気になることを記入
 4. 高血圧といわれたことがある                _____
 5. 高脂血症*といわれたことがある              _____
 6. 肥り過ぎである                        13. 現在の運動・スポーツについて
 7. 運動中に脈が乱れることがある              種目_____  頻度_____
 8. 運動中に胸が痛むことがある                一回の時間_____  期間_____
 9. 運動中に動悸が強い
```

*筆者注）脂質異常症.   (奈良，2002)[3]

である．健康増進のレベルでは一般の検診項目（いわゆるスクリーニング検査）で十分であり，**表2**のような項目がなされる[3]．また，市民スポーツとしてイベントなどで簡易的にスクリーニングする際には**表3**のような問診が活用される．

　スポーツは競技性があるがゆえにより楽しく持続できる一方で，能力以上にオーバーロードになるリスクも含んでいる．極端な例では，頻繁にジャンプをするようなスポーツ選手において，関節鏡視下で若いうちから軟骨の摩耗が観察されることや，野球選手の肘関節において変形を生じることからも明らかである．筋に対しても，遠心性収縮を伴う活動が多く含まれると筋の微細損傷が起こり，遅発性筋痛の原因となる．前述の内因性リスクとともに，環境への配慮や注意も重要である．特に多くの人々が参加する市民マラソンなどでは，参加者が有する自己の身体機能の限界に関する認識やリスク管理に関する知識がさまざまであることにより，熱中症などのリスクが高いものと推察する．いずれにしても，スポーツイベントを開催して予防への取り組みとして推奨するような場合には，救急蘇生の講習を受講するなどの準備[4]，およびそのような処置ができるマニュアルと体制づくりは必須である．

2．いわゆる"体力"の年齢に応じた推移

1）スポーツ経験と最大酸素摂取量

　最大酸素摂取量（$\dot{V}O_2max$）は全身持久性を総合評価する指標だが，さらに健康度の指標としても用いられる．一般成人で20〜25歳くらいから加齢に伴って$\dot{V}O_2max$は直線的に低下する．日常生活活動において自立した状態を継続するにはいわゆる体力が必要と

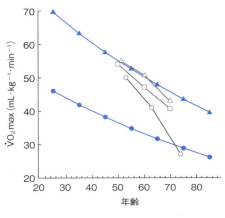

図2　スポーツ経験と最大酸素摂取量　　　　　　　　　　　　　(Pollock et al, 1997)[5]

され，$\dot{V}O_2$max は遺伝，病気，ケガ，生活習慣などさまざまな要因が統合された結果としての体力を定量評価するためにも有効な指標となる．図2は，$\dot{V}O_2$max と年齢との関係を表したグラフである[5]．20歳以降では年齢に応じて減少していることがわかる．さらに，同じ年齢であってもスポーツの経験によって 20 mL/kg/min 程度の違いがある．減少の傾きは高齢になってからのスポーツ経験によって大きく異なる．しかし，若いうちにスポーツ経験をもって $\dot{V}O_2$max を上げておくことによってハングライダー効果が得られる．

2）Life-course functional trajectories という概念

図3に示したのは life-course functional trajectories（本項では，生涯身体機能曲線と訳す）とよばれる概念で，縦軸の身体機能には，筋肉，内臓機能，そして骨量などさまざまな機能および構造に関わる変数をあてはめることができる[6]．健康寿命の延伸を目的に考えると，ピークレベル（機能 / 構造の備蓄）を上げ，かつその後の下降速度を下げることが肝要であり，先の図2で示したスポーツによって $\dot{V}O_2$max の推移軌跡を底上げする効果は，まさに図3の概念で示される健康寿命の下限を先に延ばすことにつながる．ピーク年齢にはやや差異があるが，骨量や筋量などについても同様のことがいえる．

3．スポーツを用いた予防の実際

スポーツや日常の身体活動による予防の各論（各種内部障害に対する処方）については，紙面の関係上ここでは割愛するため，成書[3,7] を参考にされたい．

1）一次予防としての運動

アメリカスポーツ医学会（American College of Sports Medicine；ACSM）のガイドラインによれば，身体活動と心血管疾患，高血圧，脳卒中，2型糖尿病，肥満，大腸がん，乳がん，不安，抑うつ，骨粗鬆症との関係を支持するエビデンスは蓄積し続けている[7]．
ACSM の具体的な指針は次のとおりである．
・18〜65歳のすべての健康な成人は，中等度強度の有酸素運動を30分以上，週5回，

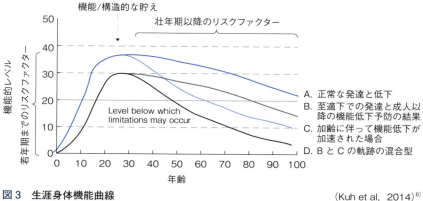

図3　生涯身体機能曲線　　　　　　　　　　　　　　　　　　　　　(Kuh et al, 2014)[6]

（図中の凡例）
- A. 正常な発達と低下
- B. 至適下での発達と成人以降の機能低下予防の結果
- C. 加齢に伴って機能低下が加速された場合
- D. BとCの軌跡の混合型

あるいは激しい活動を 20 分以上，週 3 回実施する必要がある．
・上記を満たすために中等度と激しい強度の運動を組み合わせて実施してもよい．
・中等度の有酸素活動は 1 回 10 分以上で合計 30 分としてもよい．
・成人は筋力と筋持久力を維持または増進する運動を，週 2 日以上実施する．
・身体活動と健康との量 – 反応関係から，自身の体力をさらに向上させ，慢性疾患と糖尿病に対するリスクを減少させ，あるいは不健康な体重増加を防ぎたいと希望する人は，指針として示された身体活動量を超えて実施するとよい．

　さらに，わが国で最近示された指針ではより具体的に身体活動量が示されている（**図4**）．なお，運動強度の指標としてはエネルギー代謝率をメッツ（metaboric equivalents；METs）表示した表を用いると簡便かつ実用的である（**表4**）．

２）二次予防あるいは三次予防としての運動器に対する予防の一例

（1）運動器系の予防

①膝関節と股関節

　加齢に伴って膝関節や股関節に疼痛を訴える例は多い．わが国においては，世界各国の例と比較して変形性膝関節症（osteoarthritis of knee；膝 OA）を罹患する割合が高く，それら運動器に起因する疼痛を予防することは重要である．一度進行した骨の変形が改善するわけではないが，運動療法による疼痛の軽減や生活機能の向上に関しては高いエビデンスレベルが確認されており，さまざまな学会のガイドラインで運動療法は強く推奨されている[9-14]．費用対効果では，水中ではなく陸上で行われる運動のほうが高い方法であるとされる．Osteoarthritis Research Society International（OARSI，世界関節症研究会議）が更新した最新のエビデンスに基づくエキスパートコンセンサスガイドラインでは，非侵襲的な変形性膝関節症のマネジメントとして行う治療方法について次を推奨し，複数関節に OA がある場合には，水中でのエクササイズを勧めている．

1. エクササイズ
2. 体重のマネジメント
3. 筋力トレーニング
4. 自己管理と教育

　股関節に関するエビデンスは，従来，さらに質の高い研究が望まれるとされてきており膝関節の場合と分けて考えたほうがよい[1]．しかし最近のレビューにおいてもその効果は

○身体活動（＝生活活動[※1]＋運動[※2]）全体に着目することの重要性から，「運動基準」から「身体活動基準」に名称を改めた．
○身体活動量の増加でリスクを低減できるものとして，従来の糖尿病・循環器疾患等に加え，がんやロコモティブシンドローム・認知症が含まれることを明確化（システマティックレビューの対象疾患に追加）した．
○子どもから高齢者までの基準を検討し，科学的根拠のあるものについて基準を設定した．
○保健指導で運動指導を安全に推進するために具体的な判断・対応の手順を示した．
○身体活動を推進するための社会環境整備を重視し，まちづくりや職場づくりにおける保健事業の活用例を紹介した．

血糖・血圧・脂質に関する状況		身体活動（＝生活活動＋運動）		運動		体力（うち全身持久力）
健診結果が基準範囲内	65歳以上	強度を問わず，身体活動を毎日40分（＝10メッツ・時/週）	（例えば10分多く歩く）今より少しでも増やす	世代共通の方向性	（30分以上の運動を週2日以上）運動習慣をもつようにする	世代共通の方向性
	18～64歳	3メッツ以上の強度の身体活動を（歩行またはそれと同等以上）毎日60分（＝23メッツ・時/週）		3メッツ以上の強度の運動を（息が弾み汗をかく程度）毎週60分（＝4メッツ・時/週）		性・年代別に示した強度での運動を約3分継続可
	18歳未満	【参考】幼児期運動指針：「毎日60分以上，楽しく体を動かすことが望ましい」		―		―
血糖・血圧・脂質のいずれかが保健指導レベルの者		医療機関にかかっておらず，「身体活動のリスクに関するスクリーニングシート」でリスクがないことを確認できれば，対象者が運動開始前・実施中に自ら体調確認ができるよう支援した上で，保健指導の一環としての運動指導を積極的に行う．				
リスク重複者または受診勧奨者		生活習慣病患者が積極的に運動をする際には，安全面での配慮が特に重要になるので，かかりつけの医師に相談する．				

図4　健康づくりのための身体活動基準2013の概要　　　　　　　　　　　　　　　　　　（厚生労働省，2013）[8]

表4　各種日常動作，レクリエーション・運動・スポーツのMETs表示

METs		日常動作	レクリエーション・運動・スポーツ
1.0～1.5		座位で安静（1.0 MET）立位で安静（1.4 METs）	テレビをみる 読書
1.5～2.0		机仕事（タイプ打ち，パソコン操作）裁縫・編み物	ゆっくり散歩（30 m/分）
軽度	2.5～3.0	育児，看病，布団の出し入れ 洗面，アイロンかけ，自動車運転 着替え	ゆっくりの歩行50 m/分（2.5 METs），自転車乗り（8 km/分），ボーリング，電動でのカートゴルフ
	3.0～4.0	調理，洗濯，床拭き（膝つき）窓拭き，排便（洋式），シャワー 入浴，軽い荷物運び	普通の歩行60 m/分（3.0 METs），自転車乗り10 km/分，バレーボール円陣パス，ラジオ体操
中程度	4.0～5.0	入浴，洗濯物干し，ペンキ塗り 掃き掃除，園芸，軽い大工仕事 床磨き（立て膝で），セックス	速歩100 m/分（4.0 METs），サイクリング10 km/分，卓球，テニス（ダブルス），ダンス
	5.0～6.0	農作業，庭を掘る，階段昇降	急歩120 m/分以上，サイクリング16 m/分，テニス（試合），バドミントン（シングル）
	6.0～7.0	シャベルで掘る，薪を割る 雪かき，水汲み	ゆっくりジョギング4～5 km/時，バドミントン（試合），フォークダンス
	7.0～8.0	硬い木を挽く，溝掘り	ジョギング8 km/時，水泳，バスケットボール，サッカー，登山
強度	8.0以上	上記以上の重労働 階段を連続して昇る	ジョギング9 km/時以上，サイクリング20 km/分以上，縄跳び，競技スポーツ（バスケ，サッカー，ボート）

（奈良，2002）[3]

確認されており，生活機能を向上させる意味では膝関節の疼痛の場合と同様に股関節についても効果があると考えられる[2]．

②腰部

非特異的腰痛（nonspecific low back pain）とは，"痛みは腰部に起因するが，下肢に神経障害がなく，重篤な基礎疾患も有しない病態"を指す[15, 16]．慢性的な腰痛に罹患した85％の人は非特異的腰痛であるといわれる[17, 18]．このような腰痛のマネジメントについて，米国内科学会・米国疼痛学会（American College of Physicians and American

Pain Society）のガイドラインでは[19]，運動療法のエビデンスレベルは，非ステロイド性抗炎症薬（NSAIDs）や徒手療法とならんで good とされた．さらに，ヨーロッパの腰痛マネジメントガイドラインと合わせてみても，ともに運動療法としてスタビライゼーションエクササイズ，マッケンジー法，その他一般的なエクササイズ方法が推奨されている[20]．膝関節の場合と比較して，腰部の症状がある場合には，スポーツというより制御された状況下でのエクササイズが選択される．

③スポーツ種目の選択—陸上の競技か，水中の競技か

水泳の場合には技術的な問題が含まれるのでその適用には個人差がある．しかし，水中で歩行や体操をすることについては，自覚的な運動強度が低くなり，総じてメリットが大きい．このため，スポーツ経験が少ないような場合には，水中エクササイズから実施することは安全性の面からも推奨できる．また，疼痛（軽度の炎症）を有するような身体状況（変形性膝関節症と診断名がついているなど）でスポーツを用いた場合においても推奨できる．この場合に水中エクササイズを推奨する最も大きな理由は，浮力による荷重の低減にある．これは下肢関節に対してのみならず，腰部に対しても同様である．さらに，水中では関節運動の速度に応じて粘性抵抗が加わるので，単にやさしいだけでなく積極的に運動すれば抵抗が増えるために，抵抗運動としても効果的である．

④ニュースポーツの活用

既存のスポーツにおけるルールや用具を誰もが使いやすくして自治体などで普及しやすく工夫したスポーツとして，ニュースポーツがある．河原などで見かけることの多いグラウンドゴルフやゲートボール，ソフトバレーボールなど，その数は数百種類あるとされる[23]．対象者に紹介できるように情報をもっておきたい．

4．アダプテッドスポーツ

1）アダプテッドスポーツとは

身体機能の面から生活に制限があっても，さまざまなスポーツを行うことができる．障害をもつ人々や高齢者，子ども，あるいは女性などが参加できるように新たにつくられたスポーツやレクリエーションを指す言葉として，"アダプテッドスポーツ"という用語がある．それまで存在していたスポーツのルールや用具を競技者の年齢や能力の程度に適合させ，これまでスポーツをできなかった者が楽しめるように工夫されたものである[24]．

2）三次予防としてのアダプテッドスポーツ

脳卒中で感覚や運動の麻痺を有する症例に対しても，全身的体力を増加させることによって生活制限を減少させて生活の質（QOL）を向上させようという考え方がある[23]．発症後の時期によっては，リハの中に機能回復とは別の視点で，フィジカルフィットネスという意味での種目を混合した効果が示されている[25]．在宅復帰後に生涯の中で長期的に継続するには，治療として行われる運動療法よりも，スポーツ活動が有効であろう．

たとえば用具を工夫しながら[26]，20年以上にわたり継続的に脳卒中片麻痺を有する人々とともにスキーを楽しむ活動がある[27]．

また，脊髄損傷例に関する研究で，筋力，スプリントパワー，そして $\dot{V}O_2max$ などを

評価指標としてリハ終了後の身体機能について検討されたものがある[28]．それによると，通常はリハ終了後1年間の体力とADL機能は改善するかそれまでのレベルが保持される．それに対して，スポーツ参加者ではさらに体力レベルが上昇することが示されており，体力向上と身体的問題の減少とが関連しているとされる．この点において，生涯身体機能曲線の概念からしても，アダプテッドスポーツへの参加は推奨される．

　本項では，健康寿命の延伸に関連したスポーツの活用について，その概念的理解と具体的活用をイメージしてもらえることを目指して解説した．実際には日常における身体活動と，楽しむためのスポーツとの総和で全体の運動量が決まり，それらを区別することも明確には難しい．予防理学療法において身体機能レベルに合わせて競技性の要素を含み，より楽しみながら運動することを目指した結果，オリジナルのニュースポーツが誕生することが望まれる．

（金子文成）

文献
1) 加藤邦彦：スポーツは体にわるい―酸素毒とストレスの生物学（カッパ・サイエンス），光文社，1992.
2) 玉木正之：スポーツとは何か，講談社現代新書，1999.
3) 奈良 勲編：運動処方マニュアル，文光堂，2002.
4) 牧田 茂：内科的事故の予防と救急処置．臨スポーツ医 22（臨増）：237-246, 2005.
5) Pollock ML et al：Twenty-year follow-up of aerobic power and body composition of older track athletes. *J Appl Physiol* **82**(5)：1508-1516, 1997.
6) Kuh D et al：A life-course approach to healthy ageing: maintaining physical capability. *Proc Nutr Soc* **73**(2)：237-248, 2014.
7) 日本体力医学会体力科学編集委員会監訳：運動処方の指針―運動負荷試験と運動プログラム（原著第8版）．南江堂，2011, pp158-187.
8) 厚生労働省：健康づくりのための身体活動基準 2013：http://www.mhlw.go.jp/stf/houdou/2r9852000002xple-att/2r9852000002 xpqt.pdf
9) Zhang W et al：OARSI recommendations for the management of hip and knee osteoarthritis: Part III: changes in evidence following systematic cumulative update of research published through January 2009. *Osteoarthritis Cartilage* **18**(4)：476-499, 2010.
10) Zhang W, Doherty M：EULAR recommendations for knee and hip osteoarthritis: a critique of the methodology. *Br J Sports Med* **40**：664-669, 2006.
11) Fransen M, McConnell S：Exercise for osteoarthritis of the knee. *Cochrane Database Syst Rev*, CD004376,2008.
12) Walsh NE, Hurley MV：Evidence based guidelines and current practice for physiotherapy management of knee osteoarthritis. *Musculoskeletal Care* **7**：45-56, 2009.
13) Zhang W, Moskowitz RW：OARSI recommendations for the management of hip and knee osteoarthritis, Part II: OARSI evidence-based, expert consensus guidelines. *Osteoarthritis Cartilage* **16**(2)：137-162, 2008.
14) McAlindon TE, Bannuru RR：OARSI guidelines for the non-surgical management of knee osteoarthritis. *Osteoarthritis Cartilage* **22**：363-388, 2014.
15) 岩本幸英：神中整形外科学，南山堂，2013, pp.209-212.
16) 山下敏彦：非特異的腰痛，脊椎脊髄 25：244-250, 2012.
17) Burton AK, Balagué F：Chapter 2 European guidelines for prevention in low back pain. *Eur Spine J* **15**(2)：136-168, 2006.
18) van Tulder M et al：Chapter 3 European guidelines for the management of acute nonspecific low back pain in primary care. *Eur Spine J* **15**(2)：169-191, 2006.
19) Chou R et al：Diagnosis and treatment of low back pain: a joint clinical practice guideline from the American College of Physicians and the American Pain Society. *Ann Intern Med* **147**：478-491, 2007.
20) Airaksinen O et al：Chapter 4 European guidelines for the management of chronic nonspecific low back pain. *Eur Spine J* **15**(2)：192-300, 2006.
21) Fransen M et al：Exercise for osteoarthritis of the hip or knee. *Cochrane Database Syst Rev*(3): CD004286, 2003.
22) Fransen M et al：Exercise for osteoarthritis of the hip. *Cochrane Database Syst Rev*(4): CD007912, 2014.

23) 健康・体力づくり事業財団：http://www.health-net.or.jp/tairyoku_up/outdoor/index.html
24) 村木里志, 山﨑昌廣：層別の身体活動・体力 アダプテッド・スポーツ. 日臨 **67**：225-230, 2009.
25) Floel A et al：Physical fitness training in Subacute Stroke (PHYS-STROKE)-study protocol for a randomised controlled trial. *Trials* **15**：45, 2014.
26) Abe T et al：Development of a new ski apparatus for hemipregic persons. In：Adapted Physical Activity, Nakata H (ed), Shonan Shuppansha, Fujisawa, Japan, 1999, pp243-247.
27) 土田昌一・他：片麻痺者のアスレチック・リハビリテーション─7年間のスキーキャンプを通して. 総合リハ **21**：413-418, 1993.
28) Dallmeijer AJ et al：Physical performance in persons with spinal cord injuries after discharge from rehabilitation. *Med Sci Sports Exerc* **31**(8)：1111-1117, 1999.

コミュニケーションを中心とした予防理学療法学

本項のかなめ

❶ 予防理学療法学において，円滑な予防促進，対象者の自律した意思決定のためにヘルスコミュニケーションは重要である．

❷ ヘルスコミュニケーションの手法の 1 つに shared decision making がある．

❸ Shared decision making はエビデンスに基づいた医療を行ううえで必須の概念である．

❹ Shared decision making では，患者の希望，病気の情報に対する患者の理解，結果に対する患者の期待，といった患者側の情報に注目することも重要である．

1. 予防理学療法学におけるヘルスコミュニケーションで重要な視点

　　予防理学療法学におけるヘルスコミュニケーションの重要性を理解するためには，まず「健康教育」の定義を理解することから始まる．健康教育とは，「個人，家族，集団または地域が直面している健康問題を解決するにあたり，自ら必要な知識を獲得し，必要な意思決定ができるように，そして直面している問題に，自ら積極的に取り組む実行力を身に付けることができるように援助すること」[1] である．これはつまり，医療者は自らの価値観で行うべきと考える医療や健康施策を一方的に提供するのではなく，患者や健常者が自ら意思決定を行えることを促すように，対象者と協働できる関係を構築するコミュニケーション技術が必要となることを意味する．

　　しかし，「予防」という自分が発症するかどうかわからない，まだ見えぬ病気を防ぐ努力を意識することは非常に難しい．病気を発症した後で行う意思決定とは異なり，予防に向けて自ら意思決定を行うのはたやすいことではない．また，病気を発症していたとしても，その後必ずしもすべての患者が再発予防に努めるかというとそうではない．

　　このような問題を解決する 1 つの方法として，患者と医療者の双方向コミュニケーションがある．医療者は治療法や予防法を決定するうえで，なぜその方法を行うかという説明を行わずに，自分がよいと思う方法を結果的に押し付け，患者・健常者の意思を介さずに「この治療法，予防法を行いましょう」と決めることがある．または「この治療法，予防法でよいですか？」，「〇〇さんの治療法，予防法はこれでよいと（私は）思いますがどうですか？」と一見して患者の意思を介しているようでありながら，選択肢を提示していない同意と説明（インフォームドコンセント）になっていることもある．しかし，このような一方通行のコミュニケーションだけではなく，臨床の場では「行う治療や評価を決める過程を患者と共有すること」といった双方向的なコミュニケーションも必要となることが多い．医療においてコミュニケーションと聞くと，患者に対する接遇や共感的態度を想像する人も多いが，ここでは意思決定を行うまでのプロセスを対象者と双方向で共有することに注目したい．

双方向コミュニケーションが重要な役割を担い世界中で注目されている臨床的課題が shared decision making（SDM）である[4]．SDM とはエビデンス（根拠）に基づく医療（evidence based medicine；EBM）が普及している昨今において，その EBM に患者・健常者が自ら参加する過程に不可欠といわれている意思決定の手法である．

2．予防理学療法学におけるヘルスコミュニケーションの変遷──インフォームドコンセントから shared decision making への移行

医療におけるインフォームドコンセントの普及により，理学療法の世界においても，対象者が治療選択に参加するという視点は広がりつつある．しかし，医療者が患者・健常者に対して一方的に説明し，単に同意の署名を得るだけになっていることも指摘されており[2]，患者の意思を反映するという目的が達成されていない可能性，および患者に説明して医療を行ったことの証明として医療者の法的な免責の役割が果たす可能性，という 2 つの問題が起こっていると考えられる．後者の問題においては，インフォームドコンセントでは「医療者が最善と考える（好む）選択肢に患者を同意させ，それが後で法的に問題視されないための証拠書類を残す作業」に陥りかねない．

また，患者・健常者と医療者が治療に向かって意思決定を行ううえで，選択肢が複数ある（不確実性の高い）治療法や予防法について，1 つの選択肢のみが提案されるインフォームドコンセントは適切ではないことも多い．予防の場面では，まさにこの不確実性の高い介入が多数あり，さらに個々の対象者背景の多様性が重要視される側面をもつことから，インフォームドコンセントでは不十分であることが考えられる．

インフォームドコンセントと SDM の違いについて，以下に例を挙げて説明する．

たとえば，訪問リハの一場面を想定する．セラピストは廃用症候群の予防のために標準的な筋力トレーニングを毎日行うよう，患者に提案する．その際の説明方法の違いは次のとおりである．

＜インフォームドコンセント＞

「1 週間に 1 回のリハでは筋力は低下するかもしれません．そのため，毎日コツコツ行うことが大事です．筋力が低下して動けなくならないように，毎日筋力トレーニングを行うほうがよいのですが，よろしいですか？」

＜SDM＞

「1 週間に 1 回のリハでは筋力は低下するかもしれません．そのため，毎日コツコツ行うことが大事です．もし筋力を低下させないことを目的にした場合，次のような方法があります．①筋力トレーニング，②ご家族と一緒に廊下をゆっくり歩いてみる，③ご家族と一緒にベッドから立つ練習を行う．私としては，②が気分転換にもなってよいと思っていて，○○さんも単純なトレーニングよりもご家族と一緒に行えるほうがよいと前におっしゃっていましたから，このような考えになりました．また，筋力トレーニングは，どのような方法，どのくらいの負荷で行えば効果があるというエビデンス（研究により明らかになったエビデンス）がありますので，信頼できるかもしれません．○○さんは，どのような方法がいいですか？　もしくはどれもピンとこなければ，他の案も一緒に考えてみましょう」

どちらも患者の意思を反映しているようにみえるし，臨床現場では実際には後者の

SDM 的なコミュニケーションが行われていても，多くの臨床家はインフォームドコンセントと SDM との違いを意識化していないため，両者を混同していたり，SDM をインフォームドコンセントのバリエーションと認識していることもある（インフォームドコンセントと SDM には本来の意義としては重なる部分もある）．

　前者は患者の "本来の意思"，または自律性を配慮していないため，患者の自発的な行動に結び付かない可能性があるという点で後者と異なる．また前者では，セラピストがよいと思う選択肢のみを提示して同意を得ようとしているため，セラピストは「説明と同意という（医療者がすべきであり，患者のためによいこととされている）作業を遂行した」と，その過程を振り返ることなく，その経験が蓄積され，強化されていく懸念がある．「過程を振り返ること」は，反省，内省であり，英語では reflection が当てられ，海外では医療者のプロフェッショナリズムの視点からも重視されている [3]．

　医療の現場では，さまざまな手技やリハ機器の汎用化に伴い，それらの手技や機器を用いることが目的となり，「自分たちがよいと思っている治療法のみを提示する」といったコミュニケーションが頻繁に行われかねない．このような問題に対して，SDM は，患者・健常者の自律を尊重し，医療者との対立・緊張を解き，協力・協働の関係づくりに役立つ可能性を持つ新たな合意形成のアプローチである．

3．Shared decision making

1）Shared decision making（SDM）とは

　SDM は，「治療の選択肢（オプション），益と害，患者の価値観，希望，状況をふまえ，臨床家と患者が一緒に健康に関わる意思決定に参加するプロセス」と定義される [4]．SDM において最も重要な点は，患者・健常者と医療者の間で治療や予防法の決定過程を共有することである．SDM の日本語訳としては，共同意思決定，共有意思決定，協働的意思決定や患者参加型医療などがあるが，本項では原語の "shared" を重視して「共有意思決定」を提案する．健常者に対する予防理学療法学においては，前述したように「まだ発症していないみえない病気に対する注意」を喚起するため，意思決定を共有する必要性が非常に高い．裏を返せば，SDM を行わなければ，対象となる健常者が理解はしても行動には移さないであろう．もちろんこれは，すでに何かしらの病気を発症している患者においても同様であることは多い．

　SDM の必須要素は，最もよく引用されている先行文献 [4-6] を参考にすると，以下の 4 点が挙げられる．
- 少なくとも医療者と患者が関与する．
- 両者が情報を共有する．
- 両者が希望の治療について，合意を形成するステップをふむ．
- 実施する治療についての合意に達する．

　SDM は，患者中心（対象者，クライアント中心）の医療の理想的なモデルとなることが期待されているが，すべての臨床的な意思決定をインフォームドコンセントから SDM に移行するものではない．Whitney ら [7] は SDM が適切な状況として，「治療結果の不確実性が高い場合，すなわち最善の治療法が確立しておらず，治療の選択肢が複数存在する

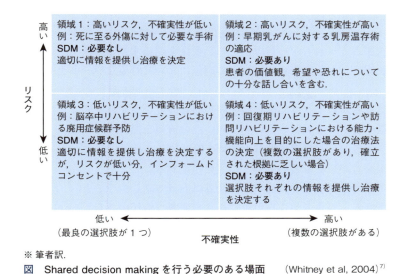

領域1：高いリスク，不確実性が低い
例：死に至る外傷に対して必要な手術
SDM：**必要なし**
適切に情報を提供し治療を決定

領域2：高いリスク，不確実性が高い
例：早期乳がんに対する乳房温存術の適応
SDM：**必要あり**
患者の価値観，希望や恐れについての十分な話し合いを含む.

領域3：低いリスク，不確実性が低い
例：脳卒中リハビリテーションにおける廃用症候群予防
SDM：**必要なし**
適切に情報を提供し治療を決定するが，リスクが低い分，インフォームドコンセントで十分

領域4：低いリスク，不確実性が高い
例：回復期リハビリテーションや訪問リハビリテーションにおける能力・機能向上を目的にした場合の治療法の決定（複数の選択肢があり，確立された根拠に乏しい場合）
SDM：**必要あり**
選択肢それぞれの情報を提供し治療を決定する

高い ← リスク → 低い

低い（最良の選択肢が1つ）←　不確実性　→ 高い（複数の選択肢がある）

※ 筆者訳.

図　Shared decision making を行う必要のある場面　（Whitney et al, 2004)[7]

場合」と述べている（**図**）.

　たとえば，リハの対象疾患でもある神経難病の代表例，筋萎縮性側索硬化症（amyotrophic lateral sclerosis；ALS）を考える．ALSには確立した有効な治療法がなく，エビデンスが不十分な薬物療法やリハを試行錯誤して行わざるを得ない．有効性を示すエビデンスが確立していない臨床的に不確実性が高い状況は，「何をしたら最善の結果が得られるかわからない」ことを意味する．つまり，必然的にさまざまな治療法を試すことから選択肢が複数となる．「選択肢が複数ある状況」は日常的には選ぶ側にとって好ましいが，医療では，「最善の方法がわからない」という厳しい状況を意味する．このような場合，医療者は一方向的に患者に自分が最良と思う治療法を提示し同意を得るのではなく，専門的な知見や経験による「医療者の情報」と「患者の情報」をもとに，複数の選択肢を吟味し，協力して意思決定を行う，すなわちSDMが必要となる.

　予防理学療法学においては，ある程度予防の有効性に関する確立された方法があるにしても，対象者がその方法を継続してくれるかどうかといった点はこの「患者・健常者の情報」が大きな意味を持つ.

　「患者・健常者の情報」という言葉から，多くの臨床家が思い浮かべるのは，臨床判断のために収集する病歴に加えて，経済状況，キーパーソン，どのような生活をしていたかなどであろう．さまざまな臨床領域の中でも特にリハは，個々の生活に注目する機会も多いため，上記の情報は比較的積極的に収集している印象がある．しかし，これでは不十分である．SDMにおいては，「患者・健常者の情報」としてその価値観，期待，希望を引き出すことが重要となる.

2）Shared decision making の9ステップ

　前述してきたSDMを，ある程度標準的で漏れなく実践するために，系統的に要点を押さえた「SDMの9ステップ」[8,9]を紹介する.

<SDM の 9 ステップ>

1. （医療者と対象者が）意思決定の必要性を認識すること．
2. （医療者と対象者が）意思決定の過程において対等なパートナーであると認識すること．
3. （医療者が）すべての選択肢を同等のものとして記述すること．
4. （医療者が）選択肢の良い点・悪い点の情報を提供すること．
5. （医療者が）対象者の理解と期待を吟味すること．
6. （医療者が）対象者の意向・希望を特定すること．
7. （医療者と対象者が）選択肢と合意に向けて話し合うこと．
8. （医療者と対象者が）意思決定を共有する（責任の共有）．
9. （医療者と対象者が）共有した意思決定のアウトカムについて評価する時期を調整すること．

　治療の意思決定を共有するためには，その病気に関する治療を網羅的に提示し，それぞれの益だけではなく害も説明することが大事である．そのうえで，「患者・健常者の情報」を引き出し，行う治療や予防法について共有する．また，患者の心境（性格，感情など）やリテラシー（情報の理解度）によっても変化するため，重点的にその心理学的側面もふまえて SDM を進めるスキルが必要となる．

4．EBM と shared decision making

　本項の最後に，SDM と EBM の実践について述べる．EBM は，「臨床研究によるエビデンス，医療者の熟練・専門性，患者の価値観・希望，そして患者の環境（個々の臨床的状況・医療の行われる場）を統合し，よりよい患者ケアのための意思決定を行うもの」[10]と定義される．この定義から理解できるように，治療や予防法の選択肢，リスクとベネフィット（害と益），患者の価値観を共有して意思決定を行う SDM とは切っても切り離せない．

　しかしながら，医療者の中には治療・予防法やそのエビデンスあるいは経験のみを患者に提示し，その理解や希望を尊重せずに，提供した情報への了承を得ていることも少なくない．医療者は，EBM の考えのもとで研究によるエビデンスに重きを置こうとするし，それは誤っていることではない．経験のみで語られることと比較して，より信頼できるかもしれない手法を提示することは選択肢の 1 つとしてもちろん正しい．しかし，そのエビデンスでさえも，対象者にとっては選択の 1 つの手がかりにすぎないこともあり，その対象者の価値観を尊重することも非常に大事となる．無論，その価値観を聞き出すためには，前述した SDM のステップとして，治療法の選択肢，その益と害をすべて提示することが不可欠である．害には，ある選択肢を行った際に生じる臨床的な有害事象だけでなく，患者の身体的，精神的，そして経済的な負担も含まれる．働き盛りの世代にとっては，その選択肢を行うと，働けなくなるという社会的な負担も見過ごすことはできない．

　このように SDM と EBM は親和性が高いものであるが，国内でこのような議論は緒に就いた段階にすぎない．医療では，患者の価値観は包括して「ナラティブ」と称され，

EBMとの距離のあるものと誤解されていることも理由の1つかもしれない．現に医療における EBM の多くの関心が，質の高いエビデンスを創出する研究の方法論やその成果に向けられ，医療者が「エビデンスを使う」，「エビデンスを伝える」といった局面の検討は不十分である．Hoffman ら[4]は，「SDM がなければ EBM はエビデンスによる圧政（evidence tyranny）に転ずる」つまり，EBM と SDM が分断されているとエビデンスに則ってさえいればよいというエビデンスの専制政治になってしまう，と述べており，理学療法士を含む医療者と対象者が向き合う場面におけるヘルスコミュニケーションのあり方を説いている．

　また，SDM は医療者間のコミュニケーションにも非常に役立つものである．特にリハにおいては，対象者に対してさまざまな視点からチームとして取り組むことも重要であり，その際に医療者は治療オプションを互いに理解し，患者の理解や期待，希望を体系的に把握することで医療者間のコミュニケーションは円滑になることが考えられる．

　予防理学療法学における SDM は，多くのエビデンスを参考にしながら，対象者の自律した意思決定の実現を促すヘルスコミュニケーションとして有効である可能性が高く，医療者がもつべき不可欠の専門的スキルとしてコンセンサスが得られる日も遠くないであろう．これまで，SDM に関する研究は精神疾患やプライマリケア，がんの緩和ケア，作業療法などで発展している．対象者の自律を促す合意形成手段として，海外ですでに示されている取り組みを積極的に学びながら，予防理学療法学においても発展的な研究が行われていくことを期待したい．

（藤本修平，中山健夫）

文献
1) 厚生労働省：医療制度改革関連資料，2008：
http://www.mhlw.go.jp/bunya/shakaihosho/iryouseido01/pdf/info03k-05.pdf（2016年4月12日閲覧）
2) Baernstein A, Fryer-Edwards K: Promoting reflection on professionalism: a comparison trial of educational interventions for medical students. *Acad Med* **78**(7)：742-747, 2003.
3) Weinstein JN: Partnership: Doctor and patient: advocacy for informed choice vs. informed consent. *Spine* **30** 269-272, 2005.
4) Hoffman TC: The connection between evidence-based medicine and shared decision making. *JAMA* **312** (13) 1295-1296, 2014.
5) Charles C et al: Shared decision-making in the medical encounter: what does it mean? (or it takes at least two to tango). *Soc Sci Med* **44**(5)：681-692, 1997.
6) Makoul G, Clayman ML: An integrative model of shared decision making in medical encounters. *Patient Educ Couns* **60**(3)：301-312, 2006.
7) Whitney SN et al: A typology of shared decision making, informed consent, and simple consent. *Ann Intern Med* **140**(1)：54-59, 2004.
8) Simon D et al: Development and first validation of the shared decision-making questionnaire（SDM-Q）. *Patient Educ Counsel* **63**：319-327, 2006.
9) 山口創生・他：精神障害者支援における Shared decision making の実施に向けた課題：歴史的背景と理論的根拠．精神障害リハ **17**：182-192, 2013.
10) Sackett H DL et al: Evidence Based Medicine: How to Practice and Teach EBM, 2nd ed, Churchill Livingston, 2000.

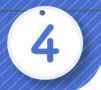

4 発達から老化と予防理学療法学

本項のかなめ

❶ 予防理学療法が巷に喧噪される高齢者のイメージ「坂道を転げ落ちる衰退モデル」を前提としアクティビティが計画されるのは不適切である．生涯発達の視点において対象者の生活機能を評価，実践，見直しをする対応が求められる．

❷ 予防理学療法の実施にあたり，一次，二次および三次予防の各相において標的を定め，介入前の計画段階において危険因子，スクリーニング，介入方法を明らかにする必要がある．

❸ 理学療法士は，さらなる健康寿命の延伸と，すべての対象者が地域で自分らしい暮らしを最期まで続けるための，予防の仕組みと取り組みの構築に貢献することができる．

1. 発達とは

1) 横断研究から導かれる古典的加齢パターン

発達とは，受精の瞬間から死に至るまでの加齢に伴って生ずる個体のすべての変化を意味する[1]．

発達に老年期を含ませる概念が注目されたのは，①人口構造の変化による高齢者数の増加，②老年学研究の嚆矢，③真の加齢をとらえる縦断的研究が開発されたことなどにより，乳幼児や成人のみではなく老年期の発達においても後付けされた経緯といえる[2]．

日本人の代表データ[3] から，過去四半世紀の期間において，新しい世代の高齢者は生活機能が若返っていることが推察される．つまり，人間の生涯発達は個人の努力以外の要因，時代（生活環境）からも影響を受けていることがデータから読み取れる．

【真の発達は，よく計画された縦断研究から得られたデータにおいて理解する】

Schaie[4] は，3回の調査（1956年，1963年，1970年）において知能検査を測定した．対象者を横断，縦断データごとに整理し図示している．**図1A** の線グラフは横断研究の結果である．全体の傾向として成人期以降14年間，いわゆる「坂道を転げ落ちる」ように加齢に伴い機能が低下している（古典的加齢パターン）．3回の調査年の比較では，新しい世代の高齢者（1970年）がほぼすべての年齢区分において機能が高いことを示している．一方，**図1B** の縦断研究の結果においては，14年間にわたり機能が維持されているのがわかる．年齢区分別では中年期まではむしろ機能が向上している．死に近接する期間はその機能を維持することはできていない．

【新しい世代の日本人高齢者は若返っている】

東京都健康長寿医療センター研究所（旧東京都老人総合研究所）がまとめた全国高齢者

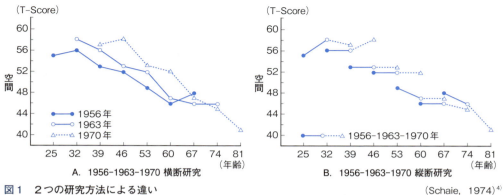

図1　2つの研究方法による違い　　　　　　　　　　　　　　　　　　　　　　　　　　　　(Schaie, 1974)[4]

の健康と生活に関する 25 年間の長期縦断研究から，第 1 回（1987 年，2,199 名），第 5 回（1999 年，2,053 名），第 8 回（2012 年，1,324 名）調査時点の生活機能の比較を示したわが国を代表するデータを紹介する（横断研究）[3].

　身体面は「階段を 2，3 段昇る」など 6 項目の身体活動すべてについて人や道具の助けなく自力で行える人を「自立者」として割合を比較した．全体の傾向として高齢になるほど自立者の割合が低下する（古典的加齢パターン）が，同じ年齢層を 3 時点の調査年で比較すると，1987 年から 1999 年，2012 年へと徐々に高値を示す傾向がみられた．心理面は，「これから先におもしろいこと，楽しいことがいろいろありそうだ」と今後の生活を楽しみにする人の割合も，60 歳以上全体ではやや増えたが，どの調査年も年齢差が大きく，高齢の人ほど肯定する割合が低くなっていた（古典的加齢パターン）．社会面は，友人や近所の人，親戚と，週に 1 回以上，「会ったり，出かけたり，お互いの家を訪ねたりする」割合を示した．1987 年を基準にすると，男性では減少，女性では増加と逆方向に変化している（図2）[3].

2）予防活動との関連

　真の発達は，横断研究から導かれる古典的加齢パターンから得られた知識ではなく，長期縦断研究から導かれたデータにおいて理解する必要がある．また，過去四半世紀において，新しい世代の高齢者は生活機能が若返っていることが推察されることから，予防活動実施にあたり暦年齢でのくくりにおいて高齢者をとらえるのではなく，対象者個別のコホート差を考慮し，アクティビティを提供する必要がある．

2．加齢に伴う正常老化と予防

1）正常老化

　正常老化（normal aging）とは「死は，老化のみならず他の外因，すなわち事故や疾病によってもしばしば影響を受けるが，これらの外因に規定されない一般的老化」とよばれる[5]．理想的な予防は，生涯にわたり図3[6] に示した正常老化モデルより上方にあり続けることである．

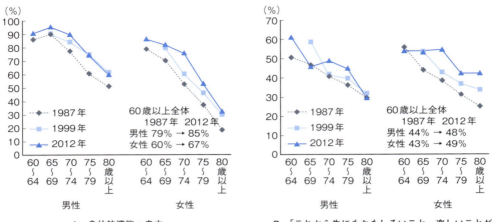

A. 身体的機能：自立

B. 「これから先にもおもしろいこと，楽しいことがいろいろありそうだ」：そう思う

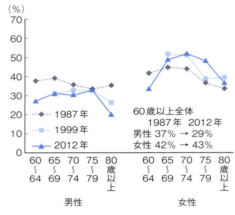

C. 友人・近所・親戚と会う：週に1回以上

図2　日本人の長期縦断調査における横断研究結果　　　　　　　　　　　　　（小林，2014）[3]

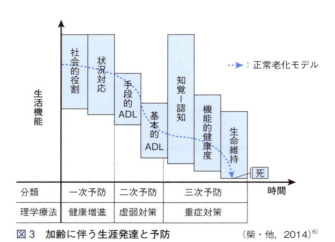

図3　加齢に伴う生涯発達と予防　　　　　　　　　　（柴・他，2014）[6]

2）予防の原則およびその種類

　予防は下記の3つの原則からなる．たとえば，認知機能のスクリーニングテスト実施

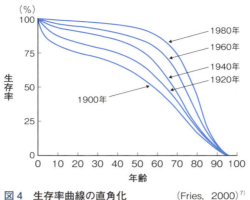

図4 生存率曲線の直角化　　　　(Fries, 2000)[7]

後に認知機能低下リスクが高いことを伝えるだけで，その後の予防対策が明示されなければ，早期発見しても早期絶望になりかねない．

①疾患の原因，少なくとも危険因子が特定されていること（危険因子）．
②適切な診断法があること（スクリーニング検査法）．
③有効な治療法や予防法があること（介入方法）．

3）予防の3つの相

予防は以下の3つの相に分類される．

①一次予防は，健康を増進し，発病を予防すること．
②二次予防は，病態を早期発見し，早期介入を行うこと．
③三次予防は，発病後，その進行を抑制し，再発や重症化を防ぎ，リハなどで機能を
　一部回復させること．

4）予防の水準と予防理学療法の位置づけ

　高齢期以降の正常老化と予防の水準についての概念図を示した（**図3**）．予防の本質は，正常老化曲線上面積への逸脱（維持，向上）といえる（サクセスフル・エイジング）．対象者自身が生活能力の低下に気付き，予防に資する行動変容のための取り組みを始め，正常老化曲線下面積へ逸脱（低下）しないように努力を続けることである．

3．生存率曲線の直角化の行方

1）生存率曲線の直角化[7]

　図4は1900年時点から20年間隔で5回の調査の結果をプロットした生存率曲線である[7]．現在に最も近い1980年時点は，1900年時点との比較において徐々に生存率曲線の直線から「直角化」が進んだことがわかる．生存率曲線の「直角化」は時代（環境）か

らの影響を受けている証左であり，健康寿命が延伸（多様な予防対策が奏功）したといえる．どの時代の曲線にせよ共通点は，生存率曲線は100％から始まり0％で終わる．人間には限界寿命があることを再認識させられる．生存率曲線の「直角化」は不健康寿命の短縮に貢献するが，「直角」（sudden death）に収斂することはないだろう．いつの時代も不健康寿命は存在し続けるといえる．

2）課題

わが国は，世界有数の平均寿命そして世界一の健康寿命を享受している．次の指標は，自宅を終の住処とし，生死の長さの議論ではなく死を見据えた生き方（quality of death ; QOD）について考える死生学（thanatology）を取り入れた指標が提案されると思われる．個人内のみで完結するのではなく，個人と外部の関係性に専心する，新しい予防理学療法のモデルを提案する時期にあるといえよう．

(柴　喜崇)

文献
1) 守屋國光：発達の概念. 生涯発達論—人間発達の理論と概念，第1版，風間書房，2005，p4.
2) 岡本祐子：生涯発達心理学の動向と展望. 教心理年報 **33**：132-143，1994.
3) 小林江里香：日本の高齢者はどのように変化しているか—全国高齢者の健康と生活に関する長期縦断研究における1987年，1999年，2012年調査の比較より. 中央調査報 **679**：3-4，2014.
4) Schaie KW: Generational versus ontogenetic components of change in adults cognitive behavior: a fourteen-year cross-sequential study. *Developmental Psychology* **10**(3)：305-320，1974.
5) 新野直明：第3章 老化の概念と学説. 老年学要論—老いを理解する，柴田 博・他編，2007，p33.
6) 柴 喜崇・他：地域在住高齢者における加齢に伴う生活機能の変化およびその予防の考え方. 理学療法学 **41**(5)：320-327，2014.
7) Fries JF: Compression of morbidity in the elderly. *Vaccine* **18**(16)：1584-1589，2000.

5 学童期の予防

本項のかなめ

❶ 学童期の肥満やメタボリックシンドローム，脊柱変形について理解することが必要である．

❷ 学童期の肥満やメタボリックシンドローム，脊柱変形が青年期以降に及ぼす影響を理解したうえで，早期からの介入が必要である．

❸ 学童期の肥満やメタボリックシンドロームの予防，脊柱変形の進行予防のために適切な指導ができるよう，知識と技術を習得することが重要である．

1．学童期における予防

　近年，学童期の肥満やメタボリックシンドローム（以下，メタボ）および脊柱の変形が問題となっている．学童期の肥満やメタボは成人の肥満やメタボに，脊柱変形は成長に悪影響を及ぼすだけでなく腰背部痛や呼吸機能障害などを引き起こす可能性があり，それらを予防することは青年期以降の健康維持，老年期の介護予防等に重要である．よって本項では，学童期における予防について大きく「肥満，メタボ」と「脊柱変形」の2つに分けて解説する．

2．学童期の肥満，メタボリックシンドローム

1）学童期の肥満

　小児肥満の子どもの約70%が成人肥満に移行すると考えられている．また，高度の小児肥満は高血圧，糖尿病，脂質代謝異常などの生活習慣病を合併する可能性が高い．生活習慣病は互いに合併しやすく，内臓肥満と密接にかかわっている（p73～参照）．よって学童期からの肥満予防が重要であると考えられている．

2）学童期の肥満の原因

　学童期の肥満には大きく4つの原因が考えられている．
（1）身体活動の低下
　近年，塾通いやテレビ，ゲームなどで部屋にこもることにより子どもの運動する機会が減少している．日本小児科学会で報告された「テレビ・テレビゲームに費やす時間と肥満との関係」（**図1**）[1]が示すとおり，運動する機会の減少により身体活動が低下している子どもは運動している子どもに比べて肥満になりやすい．

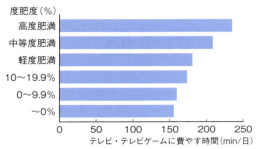

図1 テレビ・テレビゲームに費やす時間と肥満との関係

(大國・他，1995)[1]

（2）栄養の偏り

　厚生労働省の「食を通じた子どもの健全育成（－いわゆる「食育」の視点から－）のあり方に関する検討会」（2004年）[2] において，朝食の欠食，孤食，親世代の食に関する知識や技術の不足，調理済み食品やインスタント食品の利用状況の増加，脂肪や塩分の多い間食などにより栄養の偏りが起こると報告されている．

（3）生活習慣の乱れ

　日本小児保健協会が2010（平成22）年に行った「幼児健康度調査」では，22時以降に就寝する幼児の割合は30％前後である．また塾や習い事で帰宅時間が遅れることにより，夕食時間の遅れや睡眠不足が起こる．このような生活習慣の乱れが小児肥満を促進させる要因である．

（4）低出生体重児

　低出生体重児は成人になってメタボを発症する危険性が高まる．英国のバーガーらは，低出生体重児として生まれた子どもは大人になってから高血圧，2型糖尿病，脂質代謝異常などに罹患する確率が高くなると発表した．また，第二次世界大戦末期のオランダにおいて低出生体重児が成人期に肥満や耐糖能異常を発症しやすくなったという報告もある．

3）小児肥満，小児メタボリックシンドロームの診断基準

（1）小児肥満度（農林水産省）

　肥満度（%）＝｛実測体重（kg）－ 標準体重（kg）｝÷ 標準体重（kg）×100

　この計算式により，幼児では肥満度15％以上が肥満児，学童期以降では20〜30％が軽度肥満，30〜50％が中等度肥満，50％以上が高度肥満と判定される（**図2，3**）．

（2）小児期メタボリックシンドロームの診断基準（6〜15歳）（厚生労働省）

　ⅰ）を満たしたうえで下記の選択項目ⅱ）〜ⅳ）のうち2つを含む場合，小児期メタボリックシンドロームとする．

ⅰ）ウエスト周囲径　中学生80 cm以上／小学生75 cm以上
　　もしくは
　　ウエスト周囲径（cm）÷ 身長（cm）＝ 0.5以上
ⅱ）トリグリセライド（中性脂肪）：120 mg/dL以上
　　かつ／または
　　HDLコレステロール：40 mg/dL未満
ⅲ）収縮期（最大）血圧：125 mmHg以上
　　かつ／または
　　拡張期（最小）血圧：70 mmHg以上
ⅳ）空腹時血糖：100 mg/dL以上

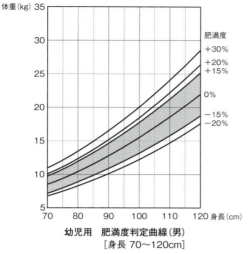
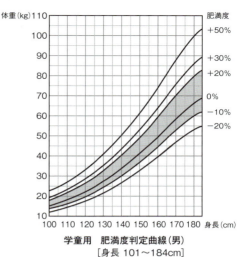

幼児用　肥満度判定曲線 (男)
［身長 70〜120cm］

学童用　肥満度判定曲線 (男)
［身長 101〜184cm］

図2　Obesity Index Chart　肥満度判定曲線（男）　　　　　　　　　　　　（厚生労働省）[8]

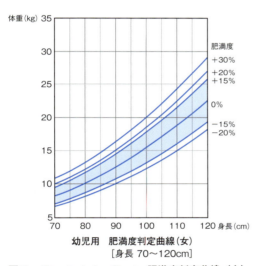
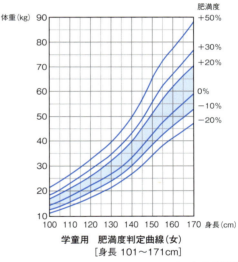

幼児用　肥満度判定曲線 (女)
［身長 70〜120cm］

学童用　肥満度判定曲線 (女)
［身長 101〜171cm］

図3　Obesity Index Chart　肥満度判定曲線（女）　　　　　　　　　　　　（厚生労働省）[8]

4）予防

　学童期の肥満，メタボの予防には運動習慣を付けることが重要であり，幼児期に十分に体を使って遊ばせることが必要である．原らは運動習慣を有する群は有しない群よりすべての肥満指標が低いと報告している（**表**）[5]．さらに運動習慣を有する群は毎日朝食を食べる者の割合が高く，毎日間食を食べる者の割合が低く，夜更かしの者が少ないなど，他の健康的な生活習慣とも関連性が認められたと報告されている [5]．

　また，生活リズムや食習慣の見直しと，保護者への指導も重要である．加えて，生まれてくる子どものメタボの予防には，妊娠期または妊娠前から栄養のバランスを確保することが必要である [2, 8]．

表　運動習慣の有無と肥満・肥満に伴う健康障害の関係

	運動習慣あり (n=57)	運動習慣なし (n=63)	P 値
年齢（歳）	9.6±0.5	9.6±0.5	ns
身長（cm）	136.2±5.6	137.4±6.6	ns
体重（kg）	30.4±4.8	33.9±7.6	0.003
腹囲（cm）	58.9±5.4	63.5±9.4	0.001
腹囲身長比	0.43±0.04	0.46±0.07	0.003
肥満度（%）	−4.4±12.2	3.9±16.3	0.002
収縮期血圧（mmHg）	105.7±10.5	106.8±10.1	ns
拡張期血圧（mmHg）	60.7±8.1	61.6±7.7	ns
総コレステロール（mg/dL）	175.1±27.6	175.4±24.6	ns
中性脂肪（mg/dL）	47.9±26.9	68.3±36.5	0.0008
HDL コレステロール（mg/dL）	69.9±13.6	62.5±11.8	0.001
血糖（mg/dL）	87.5±5.0	87.3±5.4	ns
インスリン（μU/mL）	5.0±2.3	7.9±3.7	<0.0001
HOMA-R	1.1±0.5	1.6±0.8	0.0001
危険因子集積数（個）	0.2±0.4	0.5±0.7	0.002

注：運動習慣ありとは 2 回／週以上運動系のクラブや習い事に参加している場合とした.

(原・他, 2008)[5]

3．学童期の脊柱変形

1）学童期の脊柱変形について

　学童期の代表的な脊柱変形は，脊柱側弯症と脊柱後弯症（いわゆる猫背）である．脊柱の変形は成長に影響を及ぼすだけでなく，腰背部痛，呼吸機能障害などを引き起こし，さらに放置すればバランス不良となり，老年期での転倒リスクが高まると考えられる．

2）学童期の脊柱変形の原因

（1）脊柱側弯症の原因
❶不明
　脊柱側弯症の中で 80％前後の割合を占める特発性側弯症は原因不明である．
❷生活習慣
　機能性側弯では，足を組むなどの不良姿勢，常に同じ側で荷物を持つなどの生活習慣が原因となる場合が多い．
❸その他
　先天性，神経原性，筋原性，代謝異常などがある．
（2）脊柱後弯症の原因
❶筋力低下
　運動機会の減少に伴う身体活動の低下により筋肉の発達が乏しいことが原因となる．また，乳幼児期に早く歩かせたいと「ハイハイ」で十分に体幹筋が発達していない状態で立たせて歩かせることが原因となる場合がある．

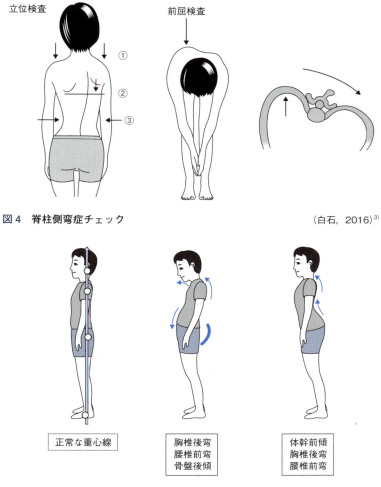

図4　脊柱側弯症チェック　　　　　　　　　　　　（白石, 2016)[3]

立位検査　　　　　前屈検査

正常な重心線　　　　胸椎後弯　　　　体幹前傾
　　　　　　　　　　腰椎前弯　　　　胸椎後弯
　　　　　　　　　　骨盤後傾　　　　腰椎前弯

図5　脊柱後弯症チェック　　　　　（林, 2015, 文献4を改変)

❷生活習慣

　足を組む，頬杖を付くなどの不良姿勢，スマートフォンやゲーム遊びの低年齢化などの生活習慣が原因となる場合が多い．

❸その他

　先天性異常，姿勢教育の衰退など．

3）診断

　脊柱側弯症，脊柱後弯症ともにX線検査にて判断する．また脊柱側弯症は立位姿勢や前屈による左右非対称（図4），脊柱後弯症では立位での不良姿勢（側方から見た重心線からのずれ）（図5）で簡易的に診断できる．また2014（平成26）年より学校健診の中に運動器検診が必須項目として加えられた（p63〜参照）．

4）予防

（1）運動療法

　前述のように，原因が不明の特発性側弯症が80％前後を占め，発生予防は困難である

ため進行予防が重要となる．また，脊柱後弯症の原因の多くは筋力低下である．よって，体幹筋の筋力強化，体幹の柔軟性の保持，脊柱の可動性の増強を目的とした運動療法が有効である．

（2）装具療法

脊柱側弯症では装具を用いることがある．これは脊柱の変形を矯正するものではなく，進行を防止するために装具を装着する．この場合，成長段階で装着し，骨成熟が終了したら装具を除去する[7]．

（3）生活習慣の指導

不良姿勢，鞄や荷物の持ち方，ゲーム時間の短縮など脊柱変形に影響を及ぼすような日常生活活動全般に関する指導を行う．

（笹野弘美）

文献
1） 大國真彦・他：子ども達がテレビ等視聴，ファミコン等で遊んでいる実態と肥満との関係調査成績．日児誌 **99**（9）：1700-1703，1995．
2） 厚生労働省：「食を通じた子どもの健全育成（―いわゆる「食育」の視点から―）のあり方に関する検討会」報告書について，2004：http://www.mhlw.go.jp/shingi/2004/02/s0219-4.html
3） 白石卓也：脊柱側弯症学校検診における問診票の保護者に対する効果．日農医誌 **64**（5）：886-890，2016．
4） 林 承弘：姿勢と子どもロコモ―子どもの体に異変あり．子ども白書2015（日本子どもを守る会編），本の泉社，2015，pp61-65．
5） 原 光彦・他：1．子どもの身体活動の必要性―子どもに動脈硬化が起こっている．日臨スポーツ医会誌 **16**（3）：360-368，2008．
6） リッチメディア：ヘルスケア大学：http://www.skincare-univ.com/article/012252/
7） 日本整形外科学会：https://www.joa.or.jp/jp/public/sick/condition/infants_scoliosis.html
8） 厚生労働省：生活習慣病予防のための健康情報サイト：https://www.e-healthnet.mhlw.go.jp/information/metabolic-summaries/m-06
9） 小児肥満対策推進委員会：メタボリックシンドロームネット：http://www.metabolic-syndrome.net/kodomo/committee/committee_01.html．

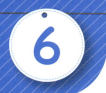

6 学童期の運動器検診

本項のかなめ

❶ 学校の定期健診での運動器に関わる項目としては，1978年に脊柱および胸郭の疾病および異常の有無について，脊椎カリエスの減少と側弯症への対応の必要性から「側弯症等に注意すること」とされた．その後，2012年に文部科学省の今後の健康診断の在り方等に関する検討会での答申を経て2014年4月30日，「学校保健安全法施行規則の一部を改正する省令」が公布され，2016年4月1日より運動器の検診が施行された．

❷ 健康診断として学校での運動器検診が施行されるようになり，その手引き（2015年度改訂『児童生徒等の健康診断マニュアル』）を参照し，学校での運動器検診の流れを理解することが重要である．

❸ 体育の授業時間内で簡易に実施できる運動機能の評価など，都道府県理学療法士会が学校保健に関わりをもつことが必要であり，成長期における運動器障害の早期発見・予防のためにも理学療法士の関わりは有益とされる．

❹ 特に小学校高学年〜中学生の年代は成長期のピークとスポーツ活動による使いすぎ（overuse）が重なることでさまざまな病態を発症しやすい．二次検診に進む個々の症状に応じた適切なアドバイスや助言，指導を与えることも大切である．

1. 運動不足による体力・運動能力の低下と，運動のしすぎによるスポーツ障害の二極化

　運動器の10年・日本協会では，2005（平成17）年度から「学校における運動器検診体制の整備・充実モデル事業」を開始し，2010（平成22）年度には10道府県での事業が実施された．これにより，何らかの運動器疾患・障害を有する児童・生徒が1〜2割いることが推定された．そのため，子どもの健全な成長にあたり早急に対策を講じる必要性があることが判明した．一方，現代の子どもたちには運動不足による体力・運動能力の低下と，運動のしすぎによるスポーツ障害の二極化が深刻となっている．

　このような背景から，2014（平成26）年に文部科学省から「学校保健安全法の一部改正」により「運動器等に関する検査を必須項目に追加」され，2016（平成28）年より運動器検診が実施されるようになった．

2. 学童期に多い障害とその対応

　2011（平成23）年度に医療費の給付を行った約112万件の負傷，疾病をもとにまと

められた日本スポーツ振興センターが発行する「学校の管理下の災害─25─基本統計」によれば，年齢が上がるにつれて比較的軽度な「挫傷・打撲」から症状の重い「捻挫」，「骨折」へとその発生割合が変化する．これは，より激しい運動や学童期の活動・行動範囲が広がるためであることが推察される．また，保育所，幼稚園では，「頭部」，「顔部」の発生割合が高くなっているが，小学校，中学校，高等学校と学年が上がるにつれて，「上肢部」，「下肢部」の発生割合が増加し，中学に移行した時点で「下肢部」が「上肢部」をその発生割合で逆転する[1]．

　骨折では若木骨折，疲労骨折，第5中足骨（Jone's）骨折などが多いが，一方，骨端線の障害と骨端軟骨の障害では，肘関節の離断性骨軟骨炎や上腕骨小頭障害などで早期発見が重要となる[2,3]．また，子どもはすぐに痛みが消えてしまう傾向があり，医療機関を受診したときにはすでに肘関節の障害が発生していることがあるため，運動器検診の早急な整備が重要である．すなわち，養護教諭や体育教師には発見しにくい痛みの訴えなどの変化がない中でも初期例を早く見抜くために，健康教育の実践において正しい知識を学校医と連携し，実施体制を組織化していくことが急務と考える．また，各競技種目と運動器疾患の障害発生の頻度，発生年齢による治療対応の理解を深めることが大切である．

　このような学校保健や健康教育上の問題や発育・発達上の特徴を鑑み，運動器検診が重要であるといえる．

3．予防のための理学療法

　学校保健安全法により2016（平成28）年度より導入された運動器検診であるが，学校医が整形外科医でないことが多いことから，理学療法士が学校保健，特に運動器検診や運動器チェックを行うという試みを全国で実践している．大阪府理学療法士会では学校保健健診登録特別委員会を発足させ，士会独自に講習会を開催し，受講者に登録書発行と登録を行っている．小・中学校からの運動器検診などの依頼に対応すべく，登録者からその指導に派遣する体制を構築している．具体的には大阪府内の市立中学校で運動器検診を3日間実施し，体育授業前の10分程度の準備体操の間に，観察による運動器の機能評価を行った．検査精度を高める方法の模索が必要との課題があるものの，体育授業時間内で簡易に実施できるなど，新しい試みが全国に広がりつつある[4]．

　小学校高学年〜中学生の年代は，部活動などの練習頻度，練習量の増加に伴い，特定の運動器への負荷が増加する時期であり，特に二次検診結果においてOsgood-Schlatter（オスグッドシュラッター）病などの骨端障害や骨軟骨障害，腰痛症の発生がみられる傾向がある．また，性・年代別に腰屈伸時の疼痛やスポーツ歴で四肢，脊柱の疼痛にそれぞれ特徴があり，これは成長期でのスポーツ過多による特定の運動器の使いすぎ（overuse）が要因と考えられている．成長期の運動器障害の発生要因には，スポーツ，生活環境・生活習慣など複数の要因が深く関連していると考えられるため，理学療法士が学校保健に関わり児童・生徒の運動器障害を早期に発見し，適切なアドバイスを行うことは有益である．

　今後，理学療法士が直接学校保健に関わるにあたっては，さらなる仕組みづくりが望まれる．フィールドでの早期発見事業への協力や二次検診に進む個々の症状に応じた適切な

アドバイスを与えることが障害予防の観点から必要である．小学校高学年～中学生の年代は成長期のピークとスポーツ活動による使いすぎ（overuse）が重なることでさまざまな病態を発症し，しばしば後遺症を生じる場合もみられることから，都道府県理学療法士会が運動器検診を請け負い，学校保健に関わりをもつことが重要である．

（小松泰喜）

文献

1) 日本スポーツ振興センター：II 学校の管理下の障害の状況．学校の管理下の災害─25─基本統計，2012，pp14-22：http://www.jpnsport.go.jp/anzen/anzen_school/toukei/tabid/301/Default.aspx（2016年8月27日閲覧）
2) 鳥居 俊：成長期によくみられるスポーツ損傷の予防．体育の科学 **54**(6)：458-462，2004．
3) 鈴木英一・他：Osgood-Schlatter病の成因と治療・予防─身体特性と成長過程の観点から．臨スポーツ医 **23**：1035-1043，2006．
4) 山川智之・他：理学療法士が参加する学校保健への取り組み．第50回日本理学療法学術大会（東京）抄録集，2015．

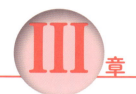

Ⅲ章

予防理学療法の実際

予防領域における理学療法士の役割

1．予防理学療法の対象領域

　予防理学療法の対象は，一次予防（発症予防），二次予防（早期発見，早期治療），三次予防（再発予防と重症化予防）のすべてであることを，あらためて認識，確認しておきたい．

　リハ医療の専門職である理学療法士は，従来，病院や施設などにおいてその職域を形成してきており，主に三次予防の領域を担ってきた．これらに加えて，疾病構造の変化に伴い，内部障害やがん，あるいは精神科領域など，病院においては（必ずしもすべてに診療報酬が設定されているわけではないが）全診療科が理学療法の対象といえるほど対応領域を拡大してきた．一方，高齢化に伴う社会保障費の増大や新しい健康施策（健康日本21など）により，2000年以降，予防がクローズアップされることが多くなり，地域包括ケアシステムにおける「予防」，そしてNCDs（Non Communicable Diseases）とよばれる疾患群の「予防」などに対しても，予防理学療法が社会的に求められるようになってきた．介護予防教室などにおける理学療法士の名称使用に問題がないとの厚生労働省による通知[1]は，その社会的期待や要請の一端を表したものといえる．

2．予防領域における方略

1）ICFモデルと予防

　今日の理学療法はICFの概念的な枠組みのもとで進められるが，「心身機能と構造（Body Functions and Structures）」と「活動（Activities）」の間に明らかな因果，病態が推定できる疾患や傷害については，その原因となるリスクを軽減することが（一次および二次）予防に直結する．たとえば，マルアライメントや非効率な運動あるいは慢性疲労が原因で関節障害や痛みなどが出現する場合には，その推定される原因の予防の必要性を

周知し，かつその予防策を講じれば「予防」になることは容易に理解できよう．エビデンスの高低はあるものの，前述の枠組みに入るものは関節拘縮予防，誤嚥性肺炎予防，腰痛予防など枚挙にいとまがない．これらの活動は病院など一般の多くの施設で実施していると考えられるが，はっきりした統計情報がなく，関連する公益法人や学術団体などによる活動を除いて，その全体像を知ることは困難である．また，複雑ではない，因果推論が可能な疾患・障害であっても，運動・動作に関わる直接的な情報提供や介入以外に，"不良姿勢の是正を促す"あるいは"運動意欲を高める"ような環境調整・整備による予防手段は，ICFモデルにおいて合理性をもつ重要な方略であるが，診療報酬に裏打ちされていないこともあり，持続的に実施されていないのが現状である．

2）NCDs の再発予防

　急性期，回復期のNCDs患者の退院時指導については，それを再発予防の段階まで昇華させなければならない．つまり，理学療法士は，対象となっていたNCDs患者のリスクが軽減できるようアプローチを行わなければならないということである．そのためには，健康に対する身体活動（physical activities；PA）が果たす貢献の再認識と，望ましくない習慣の変容を促すための科学的な行動変容の技法，この両者に対する理解が欠かせない．特に，身体活動の不足は，高血圧（13%），喫煙（9%），高血糖（6%）に次いで，死亡原因の4位となる重要な要因[2]であり，身体活動は健康維持増進のために重要な要因であることを認識すべきである．これまでも，理学療法以外の場面での安静は避けるべきとされてきたが，身体活動の向上を積極的に促す科学的根拠（エビデンス）が明確な理学療法プログラムは意外に見当たらない．

　理学療法士は，医学的知識に精通していることは有力な職業的アイデンティティの1つであるが，思考が疾病モデル，障害モデルから抜け出せない場合は，逆にそれが足かせとなることを知るべきであろう．退院時に，「再発しないようにこの運動を行ってください」と単にリーフレットを渡しただけでは「再発予防」にはなっていないことを強く認識されたい．NCDsに至ったリスク，つまりは望ましくない生活習慣を改善してこそ再発予防であり，その部分に科学的にアプローチできるのは行動変容理論に他ならないのである．

　それゆえ，身体活動向上を促す手段となる科学的な行動変容の技法などの知識と理解が必要となる．

3．医療施設外の予防理学療法と理学療法士の役割

　前述したように，理学療法士は一次から三次にわたる予防，すなわちすべての予防の段階（時間的な順）で関係を有していることは既に述べた．さらに，従来の医療施設を中心とした理学療法は当然のこととして，学校，職域（産業），地域などで活動する可能性，役割がそれぞれ存在している．理学療法士はこれらの場において，健康維持・増進につながる姿勢，運動，身体活動のあり方について情報提供（啓発）することが可能である．そして，それぞれの予防のための運動プログラムの提供や指導，さらには，健康調査や健診を通じたハイリスク者への積極的な理学療法介入など，考えられる活動は多岐に及ぶ．しかしながら，これらを実現させる，あるいは実行レベルまで高めるのは，該当する医療施

設以外の機関との関係づくり，さらには組織化が必要であるため，それを進めていくのは容易ではない．事実，活動報告自体もきわめて少ない[3,4]．これは，理学療法士の職場が医療・介護領域が多数（約8割[5]）であり，主たる勤務場所以外での活動が診療報酬には依拠しない活動であるためで，一部の公的な機関や団体からの要請があったとしても広く一般的に理学療法士の業務とするには至っていないことが挙げられる．リハ前置主義が掲げられ，全国に"広域リハ活動支援センター"の設置が図られたが，これも地域包括ケアシステムに発展的に融合したとは言い難い．

以上のように，予防領域における理学療法士の役割の1つは，理学療法の専門，領域にかかわらず地域社会（学校，企業，町内会など）との関係を構築することである．

4．地域包括ケアシステム下の予防理学療法

予防領域の中で，地域包括ケアシステムにおける活動は，理学療法士に対する期待が大きい分野である．地域包括ケアシステムは，住み慣れた地域で最後まで活き活きと暮らすために，住民の自助・互助を基盤として，医療，介護，予防，生活支援，住まいの5つの領域（5本柱）が連携を図りつつそれらが総合的，一体的に提供される仕組みである．この5つの領域については，システムが議論される以前から理学療法士が少なからずかかわってきた領域であり，地域包括ケアシステムにおける理学療法士に対する期待が大きいことを認識することができる（厚生労働省資料には作業療法士とともにそれを運用するための重要な職種として明記されている）．

地域包括ケアシステムを進めていくためには，先の5本柱に先んじてそれを支える自助，互助へのかかわりがこのシステムの可否を握る重要な鍵となる．自助，互助の担い手は，市民1人ひとり，町内会や老人クラブなどの既存の非行政，住民組織だが，年々これらの組織への参加率は減少し組織内の高齢化も進み，多くの機能を期待できない状態になっている組織も数多く存在する．行政がこれら旧来の組織やあるいは新しいNPOなどの民間組織にその役割を委嘱するにしても，（介護）予防にかかわる啓発，組織運営，展開などについて，協働や助言など活動自立のための支援が必要となる．当然のことながら公助（行政）の役割は重要であるが，あまり行政側から自助，互助を強調しすぎるとステークホルダー（納税者）である住民から「行政責任の放棄ではないか」というネガティブな感情を惹起することにもつながりかねず，この役割は医療，保健，福祉の専門家を含めた第三者（機関）が担うのが得策である（もちろん理学療法士の役割でもある）．

実際の互助活動においては，地域の問題抽出，課題分析，問題解決を住民自らが実施できるよう支援する，すなわちエンパワメントの方法が最も重要であることを忘れてはならない．理学療法士は対象者に直接触り，働きかけることが職業意識として強く刷り込まれており（決して否定的なものではないが），地域活動においては「出すぎる」傾向があるので注意を要する．問題抽出のためのタウンミーティングやブレインストーミング，問題解決のための計画立案，そしてその実施などにおいてはあくまで主体は住民であり，理学療法士はそれら目標達成のための黒子に徹することが肝要である．ただし，地域活動の実績（アウトプット）と成果（アウトカム）をしっかりと残すことには，むしろ積極的に関わりたい．さらには，それらの活動を実践報告などで記載することも重要な役割となる．可能であれば，アクションリサーチ，コホート研究などで諸活動の予防（予防理学療法）

の効果検証を先導して行いたい.

　「地域包括ケアシステム」がもはや医療，保健，福祉の範囲内にとどまらない街づくりや地域経済などの領域と接点を多く有するが，行政の縦割りはシステムづくりを進める阻害要因となりかねない. こうした際にも十分に実践の場におけるキャリアを積まなければならないが，予防とその周辺領域に精通した理学療法士が，地域ケア推進会議あるいは自治体の医療，福祉に関する計画立案などに関与・出席し，行政の各セクションを横断的，橋渡し的につなぐことも重要な役割となる.

　予防領域における理学療法士は，運動療法や物理療法を中核とした知識と技術を通して，一次予防では，運動や活動の健康維持・増進に対する啓発を行うメッセンジャーとして，あるいは地域活動をじっと支える黒子として，二次予防では，健康調査などによりリスク保有者に気付くゲートキーパーとして，あるいは市民と行政をつなぐコーディネーターとして，多岐にわたる領域で役割が存在する. どの予防領域に対しても，病態や障害像をふまえリスクを管理したうえで予防運動療法を展開できることは，確かに予防理学療法学の専門性を示すもの（武器）であるが[6]，局面によってはそれが足かせになる場合もあることを知っておく必要がある. それを避けるためには，理学療法の知識や技術をさらに活かす学際領域の存在を認識することが重要である. また，根源的には，予防理学療法もやはり立脚しているリハの理念に立ち返って種々の活動を構築することが最も重要であることを最後に付言しておく.

（古名丈人）

文献
1) 厚生労働省：理学療法士の名称使用等について. 医政医初 1127 第 3 号平成 25 年 11 月 27, 2013：http://www.mhlw.go.jp/file/05-Shingikai-10801000-Iseikyoku-Soumuka/0000060414.pdf（2016 年 7 月 19 日閲覧）
2) Lee IM et al：Effect of physical inactivity on major non-communicable diseases worldwide: an analysis of burden of disease and life expectancy. *Lancet* **380**：219-229, 2012.
3) 福原隆志・他：成長期サッカー選手に対するストレッチング指導の効果. 理療科 **25**：861-865, 2010.
4) 野村卓生・他：産業衛生領域における理学療法士のかかわり. PT ジャーナル **47**：1109-1116, 2013.
5) 理学療法士協会：会員の分布：http://www.japanpt.or.jp/about/data/index.html（2016 年 8 月 1 日閲覧）
6) 古名丈人：理学療法と老年学の接点. 理療科 **19**：151-155, 2004.

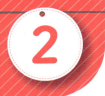

メタボリックシンドロームの予防

❶ メタボリックシンドロームは保健・医療行政における重要課題として位置付けられ，特に健康行政の骨格ともいえる「21 世紀における国民健康づくり運動（健康日本 21）」を中心にさまざまな生活習慣病予防に向けた運動習慣普及への取り組みがなされている．

❷ メタボリックシンドロームとは，①内臓脂肪の蓄積，②脂質代謝異常，③高血圧，④耐糖能異常などが重複することによって，動脈硬化を基盤としたさまざまな疾患が発症しやすい状態のことをいう．

❸ メタボリックシンドロームに対する運動療法はカテコラミンや血中乳酸の増加がなく，また交感神経を賦活させずに脂肪酸消費を促す嫌気性代謝閾値（anaerobic threshold；AT）までの「有酸素運動」が基本となる．

❹ 予防理学療法士はアドヒアランスを想定し，より運動について説明する意識を高めることが必要である．アドヒアランスが高まる目標として，時間での目標値ではなく，歩数計や活動量計を有効に使うことにより，治療効果が高まることが理解できる．

1．第三次国民健康づくり対策とメタボリックシンドローム

　「21 世紀における国民健康づくり運動（健康日本 21）」における第三次国民健康づくり対策*は，2000（平成 12）年度から厚生省（当時）が行った一連の施策のことである．ここでは，がん，心臓病，脳卒中，糖尿病などの生活習慣病を予防するための行動を国民に促すことにより，壮年期での死亡を減らし，介護なしで生活できる健康寿命を延ばすとし，具体的な数値目標が掲げられた．また厚生労働省だけでなく，地方公共団体レベルでも健康増進計画を立てて推進することが求められ，関連学会，関連企業なども含めて運動が展開された．特に疾病の発生そのものを防ぐ一次予防を積極的に推進するため，健康増進法を制定し，メタボリックシンドローム（以下，メタボ）の診断基準がつくられ，特定健診および特定保健指導が実施されるようになった．本施策の目標は，栄養・食生活，身体活動・運動，休養・こころの健康づくり，たばこ，アルコール，歯の健康，糖尿病，循環器病，がんの 9 分野にわたり，延べ 59 項目が設定された．

　2011（平成 23）年 10 月に発表された健康日本 21 の最終評価では，このうち約 6 割が「目標値に達した」か「目標値に達していないが改善傾向にある」とされている（**図 1**）[1]．最終評価で目覚ましい成果を認められたのが，栄養・食生活分野の「メタボリックシンド

---

*第三次国民健康づくり対策〔2000（平成 12）年度～〕
　「21 世紀における国民健康づくり運動（健康日本 21）」として現在推進中．第 1 次国民健康づくり対策は 1978（昭和 53）～1988（昭和 63）年度，第 2 次国民健康づくり対策は 1988（昭和 63）～1999（平成 11）年度までの期間をいう．

評価区分	該当する主な目標項目
A 目標に達した	・メタボリックシンドロームを認知している国民の割合の増加 ・高齢者で外出について積極的態度をもつ人の増加 ・80 歳で 20 歯以上・60 歳で 24 歯以上の自分の歯を有する人の増加 など
B 目標値に達していないが改善傾向にある	・食塩摂取量の減少 ・意識的に運動を心がけている人の増加 ・喫煙が及ぼす健康影響についての十分な知識の普及 ・糖尿病やがん検診の促進 など
C 変わらない	・自殺者の減少 ・多量に飲酒する人の減少 ・メタボリックシンドロームの該当者・予備群の減少 ・高脂血症の減少 など
D 悪化している	・日常生活における歩数の増加 ・糖尿病合併症の減少 など
E 評価困難	・特定健康診査・特定保健指導の受診者数の向上（2008 年からの 2 カ年のデータに限定されるため）

図 1　健康日本 21 の最終評価　　　　　　　　　　　　　　　　　（厚生労働省，2010)[1]

健康日本 21 の最終評価では 9 つの分野の全体指標 80 項目のうち，再掲 21 項目を除く，59 項目の達成状況は，「目標値に達した」と「目標値に達していないが改善傾向にある」を合わせ，全体の約 6 割で一定の改善がみられた．その内訳は「A 目標値に達した」は 10 項目（16.9%），「B 目標値に達していないが改善傾向にある」は 25 項目（42.4%），「C 変わらない」は 14 項目（23.7%），「D 悪化している」9 項目（15.3%），「E 評価困難」1 項目（1.7%）の合計 59 項目であった．

ロームを認知している国民の割合の増加」で，目標値が「20 歳以上の国民の 80% 以上」であったのに対し，2009（平成 21）年には 92.7%（2006 年調査は 77.3%）に達した．身体活動・運動分野では，60 歳以上の国民で外出に積極的態度をもつ人が，1999（平成 11）年調査の約 60% から，2009（平成 21）年には男性 74.7%，女性 71.4% と 10 ポイント以上上がり目標値の 70% を達成したとしている．一方，自殺者や脂質異常症の人の数は変わっておらず，一日の歩数は減少，糖尿病合併症をもつ人は増加し悪化傾向が認められた．

　2013（平成 25）年にスタートした「健康日本 21（第二次）」では，生活習慣病の一次予防と重症化防止，健康寿命の延伸に加え，地域間や社会階層間の健康格差の縮小などにも取り組むこととなった．

2．メタボリックシンドロームのメカニズムと一般的介入方針

　現在，メタボはわが国の保健・医療行政における重要課題として位置付けられ，特に健康行政の骨格ともいえる「健康日本 21」を中心にさまざまな生活習慣病予防に向けた運動習慣普及への取り組みがなされている．

　同時に，2005（平成 17）年に 8 学会（日本動脈硬化学会，日本肥満学会，日本高血圧学会，日本循環器学会，日本内科学会，日本腎臓病学会，日本糖尿病学会，日本血栓止血学会）共同による診断基準検討委員会によりメタボの診断基準が示された（図 2）．リハ医療においてメタボに対する積極的な介入は行われておらず，特に 2006（平成 18）年の診療報酬改定以降は，限定された疾患に対して量的制限が設けられ，それ以上介入することが許されなくなった（運動器疾患：150 日，脳血管疾患等：180 日，心大血管疾患等：150 日）．それにより，疾患別の治療介入はきわめて限定されている[2]．

ウエスト周囲径が男性 85cm 以上，女性 90cm 以上かつ，下記項目 3 つのうちの 2 つ以上を満たす．

1. 中性脂肪 150mg/dL 以上，HDL 40mg/dL 未満のいずれかまたは両方
2. 血圧が収縮期 130mmHg 以上，拡張期 85mmHg 以上のいずれか，または両方
3. 空腹時血糖が 110mg/dL 以上*

*現在の診断基準では空腹時血糖≧100mg/dL に変更．

図2　メタボリックシンドロームの診断基準

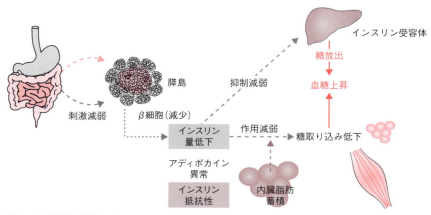

図3　血糖調節機構とそのメカニズム（インスリン取り込み能）
インスリンは筋肉などにあるインスリン受容体と結合して，はじめて血糖が細胞に取り込まれ，エネルギー源として利用可能になる．つまり，インスリンは潤滑油のような働きをし，血糖の利用を助けている．しかし，糖尿病ではインスリン分泌がなくなり，筋肉内での感受性，反応性が低下し，インスリン量の低下，ブドウ糖の取り込みの低下，血糖値の低下が遅れることになる．

　メタボとは，①内臓脂肪の蓄積，②脂質代謝異常，③高血圧，④耐糖能異常などが重複することによって動脈硬化を基盤としたさまざまな疾患が発症しやすい状態のことをいう．たとえば脂肪の蓄積した脂肪細胞は TNF-α，遊離脂肪酸，レジスチンなどのアディポカインを分泌し，これがインスリン抵抗性を生じ，脂質代謝異常症（高トリグリセイド血症および低 HDL-C 血症），耐糖能異常，高血圧を惹起し動脈硬化症を招くことになる．

　本来，血糖はエネルギー源として筋肉，肝臓，脳，心臓などに取り込まれて利用される．食後に血糖が上昇すると，その情報が胃の裏側で背中近くにある膵臓に伝わり，膵臓の β 細胞から血糖を下げる唯一のホルモンであるインスリンが分泌されることになる．このインスリンに筋肉などにあるインスリン受容体が反応し，はじめて血糖が細胞に取り込まれ，エネルギー源として利用可能になる．つまり，インスリンは潤滑油としての働きをし，血糖の利用を助ける．空腹で血糖が低下した場合は，肝臓のグリコーゲンが分解され，血糖値が保たれる（図3）．

　しかし，糖尿病では食後血糖が上昇した場合，血糖の上昇に見合うだけのインスリンの分泌が得られないので，インスリン量の不足が生じる．また，筋肉のインスリン受容体での感受性・反応性が低下し，インスリン量の低下と相まってブドウ糖の取り込みが低下し，血糖値の低下が遅れる，あるいは正常値まで低下しなくなる（図3）．耐糖能機能は，インスリンの分泌不足や作用不良などによって生じる血糖値の正常化機構のことをいい，これが不良になると耐糖能異常の状態となる．そのために血液中のブドウ糖の量が増加し，高血糖の状態となり，この高血糖が動脈硬化を悪化させる．

　メタボに対する運動療法は，カテコラミンや血中乳酸の増加がなく，また交感神経を賦活させずに脂肪酸消費を促す嫌気性代謝閾値（anaerobic threshold；AT）までの「有酸

素運動」が基本となる．その強度を測るにはさまざまな方法が用いられるが，運動強度が最大酸素摂取量の 40％以上の強度であれば酸素摂取量と心拍数は比例することから，心拍数で処方されることが多い．AT は一般人において最大酸素摂取量の 40 〜 60％であり，これを利用した Karvonen の式「処方心拍数＝（予測最大心拍数−安静時心拍数）×（0.4 〜 0.6）＋安静時心拍数」が用いられることが多い．予測最大心拍数は Blackburn の式「予測最大心拍数＝ 220 −年齢」で求められる．これ以外の簡便な方法として Borg スケールで処方されることもある．Borg スケールは，正式名称を Ratings of Perceived Exertion（RPE），主観的（自覚的）運動強度といわれる運動強度の評価指標である．運動負荷試験の際，身体作業強度に対する感覚的な自覚強度として用いられる．Borg スケールには「15 段階スケール」と「CR 10 スケール（Category Ratio Scale）」の 2 つがあり，前者は 6 〜 20 まで，後者は 0 〜 10 までのいずれも順序尺度となる．特に前者は数値の 10 倍がおよその心拍数であることから，心疾患や呼吸器疾患などの運動強度の目安として世界的によく用いられている．一般に AT に相対するのは，「11 〜 13（楽である〜ややつらい）」の範囲とされている．

3. アドヒアランスを高める予防理学療法の取り組み

　メタボに取り組む医療者は，患者にやる気がないから仕方がないと諦めることがないようにしなければならない．糖尿病運動療法・運動処方確立のための学術調査研究委員会が実施した運動実施に関する諸問題を詳細に検討した研究がある．無作為抽出した糖尿病専門医 275 名と一般内科医 128 名，および 4,176 名の糖尿病患者に対する調査である．患者になぜ運動をしないのかと問うと，「そもそも運動する気がない」，「運動が嫌い」と答えた患者はそれぞれ 10％程度であった．また，初診の糖尿病患者に対して，食事療法は 70 〜 80％の医師がほぼ全員に指導したのに対し，運動療法については 40％程度であった．運動の具体的な指導を受けていない人を基準とすると，運動療法の説明を数回程度受け，さらに具体的に運動の種類，頻度，時間まで言及すると，それぞれ運動する確率は 1.3 〜 1.9 倍程度上がる可能性が示唆された．すなわち，適切な運動療法の指導を受けた人は運動する確率が 6 倍程度上がることが報告された[3, 4]．

　「糖尿病（メタボ）の患者が運動をしない理由は，運動が嫌いでやる気がないから」という印象をもつ医療者が多い中，運動について説明せずにいる現状がある．実際には「やる気がない」，「運動が嫌い」と答えている患者は少数であり，患者が運動をするかどうかのアドヒアランス*を想定している因子はむしろ患者にあるのでなく，説明する医療者側にあることが理解できる．理学療法士は何らかの情報提供がなければ患者が運動に取り組まないことが多いことを実感し，より運動について説明する意識を高めることが必要である．

　耐糖能障害に対する無作為化比較対照試験（RCT）では，おおよそ 1 日あたり 30 分活動量を増加させる指導よりも，1 日あたり 3,000 歩増加させるような指導のほうがアドヒアランスが高いという報告がある．また，この 3,000 歩群では，1 年後に行った糖負荷後の 2 時間血糖でも有意に低下することが明らかとなった[5]．このことから，アドヒアラン

---

*アドヒアランス
　治療方針の決定について，患者自身が積極的に参加し，その決定に沿って治療を受けること．

スが高まる目標として時間での目標値ではなく，歩数計や活動量計を有効に使うことにより，治療効果が高まることが理解できる．

　生活活動の中心である「歩行」を基準として，運動量や身体活動量を説明していくと，わかりやすく相手に伝えることができ，簡便である．「運動が嫌いでやる気がないから」のような患者は多くなく，理学療法士は運動の有益性を説明するため，頻回かつ具体的に粘り強く運動指導を行うことが重要である．

（小松泰喜）

文献

1）厚生労働省：平成 22 年版厚生労働白書，2010，pp63-70：http://www.mhlw.go.jp/wp/hakusyo/kousei/10-2/kousei-data/PDF/22010220.pdf
2）田中一成，佐浦隆一：メタボリックシンドロームに対するリハビリテーション医療介入．日職災医誌 **58**：164-169，2010.
3）Sato Y et al：Present situation of exercise therapy for patients with diabetes mellitus in Japan: a nationwide survey. *Diabetol Int* **3**(2)：86-91，2012.
4）Arakawa S et al：The factors that affect exercise therapy for patients with type 2 diabetes in Japan: a nationwide survey. *Diabetol Int* **6**(1)：19-25，2015.
5）Yates T et al：Effectiveness of a pragmatic education program designed to promote walking activity in individuals with impaired glucose tolerance: a randomized controlled trial. *Diabetes Care* **32**(8)：1404-1410，2009.

3 ロコモティブシンドロームの予防

本項のかなめ

❶ 超高齢社会を迎えたわが国にとって，運動器の健康を保つための予防理学療法は重要な位置付けを占める．

❷ ロコモティブシンドロームとは「運動器の障害により移動機能が低下した状態」と定義され，「進行すると要介護のリスクが高くなる」といわれている．

❸ ロコモティブシンドロームのスクリーニングにはロコモーションチェックが有用であり，ロコモ度テスト（立ち上がりテスト，2ステップテスト，ロコモ25）を用いることでロコモティブシンドロームのリスク判断を行うことが可能である．

❹ ロコモティブシンドローム対策として，ロコトレだけでなく運動習慣をもつことが有用である．

1. ロコモティブシンドロームへの取り組みの重要性

　わが国は世界でも有数の長寿国であり，欧米先進諸国に比べても高齢化の進行速度が早いことが特徴といえる．総務省統計局の2016年7月の報告によると，総人口は1億2,699万人と前年同月に比べ減少を示しているのに対して，65歳以上の高齢化率は26.9％を超えており，超高齢社会がますます進行していることが報告され，2025年には30％を超えると試算されている[1]．厚生労働省は「健康寿命」という概念を提唱し，国民の健康の増進の総合的な推進を図るための基本的な方針である「健康日本21（第二次）」において，健康寿命の延伸を大きな目標としている[2]．図1[2]は介護が必要となっ

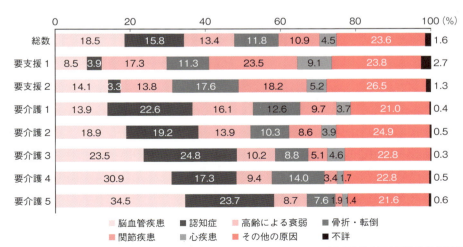

図1　介護が必要となった主な原因　　　　　　　　　　（厚生労働大臣官房統計情報部）[2]

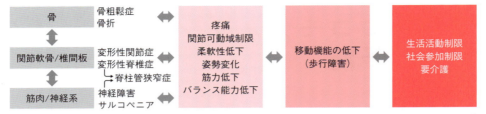

図2　ロコモティブシンドロームの概念図　　　　　　　　　　（ロコモチャレンジ！推進協議会）[3]

た主な原因の割合である．総数を見ると，第1位は脳血管疾患18.5％，第2位は認知症15.8％，第3位は衰弱13.4％である．そして，第4位の骨折・転倒11.8％と第5位の関節疾患10.9の両者を合わせて「運動器の障害」として考えると22.7％に及び，1位の脳血管疾患を超えていることがわかる[2]．また，要介護度別に見ると，要介護4では脳血管疾患が30.9％，要介護5では34.5％を占めているのに対して，要支援1では転倒・骨折11.3％，関節疾患23.5％であり，運動器として合わせると34.8％となる．また，要支援2では転倒・骨折17.6％，関節疾患18.2％であり，運動器として合わせると35.8％となり，要支援や要介護1では第1位の脳血管疾患の割合を大きく超えていることがわかる．このように高齢者の日常生活を妨げる原因として，運動器の障害は大きな課題と考えることができ，運動器の障害による生活機能の低下は，長寿社会のわが国にとって大きな問題といえる．

　このような背景を受け，日本整形外科学会は「ロコモティブシンドローム（locomotive syndrome，以下ロコモ）」という概念を提唱している．ロコモについては，「運動器の障害により移動機能が低下した状態」と定義され，「進行すると要介護のリスクが高くなる」と付記されている[3]．つまり，いつまでも自分の足で歩き続けるために，ロコモを予防し健康寿命の延伸を図ることを目標としている．加齢に伴う運動機能の低下や運動器疾患の存在は，気づかないうちに進行することが特徴であり，ロコモは「沈黙の病態（silent disease）」と考えることができる．そのため，障害が発生する前に予防することが重要である．先に紹介した「健康日本21（第二次）」では，2022年度までにロコモの認知率を80％にすることが目標とされている．

2．ロコモティブシンドロームの疫学的背景

　ロコモの概念については図2[3]のように筋肉，関節，軟骨，椎間板といった運動器のいずれか，あるいは複数に障害が起こり，「立つ」，「歩く」といった機能が低下している状態といわれている．そして，進行すると日常生活にも障害が生じる状態であり，わが国が抱えている超高齢社会や今後のわが国の未来を見据えた考えである[3]．ロコモの原因となる運動器障害の疾患としては，骨粗鬆症（osteoporosis；OP）や変形性関節症（osteoarthritis；OA），サルコペニアなどが複合的に関連し，疼痛や関節可動域制限，柔軟性低下，姿勢変化やバランス能力の低下へとつながり，移動機能の低下といった歩行障害をきたし，生活活動制限や社会参加制限におちいり，やがて要介護状態になる恐れが高い状態といわれている．

　運動器疾患に対する疫学的な研究としては，吉村らのROADプロジェクト（Research

on Osteoarthritis/osteoporosis Against Disability）が2005年より行われ，2010年には3年目の追跡調査が終了し多くの報告がみられている[4]．この調査結果から，一般住民における40歳以上のOPの有病率は，腰椎L2-4で測定した場合，男性3.4%，女性19.2%であり，大腿骨頸部の場合，男性12.4%，女性26.5%であった．そして，OPの年代別有病率から年齢別人口構成に当てはめ，腰椎か大腿骨頸部のいずれかでOPと判断されるものは1,280万人（男性300万人，女性980万人）と推定されている．また，OAの有病率に関する調査結果として，膝OAの有病率は全体で男性42.6%，女性62.4%であり，腰椎OAの有病率は男性81.5%，女性65.5%であった．同様に，年齢別人口構成に当てはめてOA有病者数（40歳以上）を推定すると，膝OAの患者数は2,530万人（男性860万人，女性1,670万人），腰椎OAの患者数3,790万人（男性1,890万人，女性1,900万人）と推計されている．また，高齢者の特徴として膝OA，腰椎OA，OPの運動器疾患の複数をもっているものが多く，それらの有病率を試算すると4,700万人（男性2,100万人，女性2,600万人）と莫大な数に上り，まさにロコモは国民病といえることが明らかになっている[5]．さらに，運動器疾患は存在しているが症状が出ない状態であることが多く，ロコモは潜在的な疾患と考えることができる．

3. ロコモティブシンドロームの普及のために

　日本整形外科学会では一般住民にロコモに気づいてもらうために，ロコモーションチェック（以下，ロコチェック）というスクリーニングツールを発表している．ロコチェックは日常生活の中での運動器の様子を問うチェックリストである．具体的には，以上の7つの項目のうちで1つでも該当する項目がある場合，もしくは不安がある状態をロコモのリスクが高いと考え，運動習慣や生活習慣の見直しなどの対策をとることを勧めている．

---

①片脚立ちで靴下が履けない．
②家の中でつまずいたり滑ったりする．
③階段を上るのに手すりが必要である．
④横断歩道を青信号で渡りきれない．
⑤15分くらい続けて歩くことができない．
⑥2kg程度の買い物をして持ち帰るのが困難である．
⑦家のやや重い仕事（掃除機がけや布団の上げ下ろし）が困難である．

　ロコチェックの該当率については，石橋らが地域在住の中高齢者を対象とした調査を行っており，172名中でロコチェックに1つでも該当するロコモ群は112名（65.1%）であること，ロコチェックの該当項目では「片脚立ちで靴下が履けない」と「階段を上るのに手すりが必要である」は該当者が多いことが報告されている．また，ロコモ群と非ロコモ群の運動機能を比較したところ，開眼片脚立ち時間や握力，歩行速度，TUG（Timed Up and Go Test），膝伸展筋力，足趾把持力などにおいて，ロコモ群で低下していることが明らかとなっている[6]．このように，ロコチェックは簡単な自己チェック方法であるが，実際に運動機能の低下を知ることができる有用なチェック方法である．しか

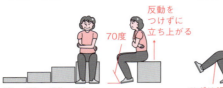

A. 立ち上がりテスト

〈両脚の場合〉　　　　　　　　〈片脚の場合〉

反動を
つけずに
立ち上がる

70度

反動を
つけずに
立ち上がる

立ち上がって
3秒間保持

10cm 20cm 30cm 40cm

ひざは軽く曲げてもOK

40・30・20・10cmの台を用い，
片脚，両脚それぞれどの低さまで
立つことができるかをみる.

（村永信吾，2005）

B. 2ステップテスト

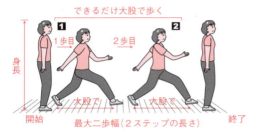

できるだけ大股で歩く

1　　　　　　2

1歩目　　　2歩目

身長

開始　大股で　　大股で　　終了

最大二歩幅（2ステップの長さ）

最大努力下で2歩踏み出した距離（cm）を測定し，
身長（cm）で除した2ステップ値を求める.

（村永信吾，2005）

C. ロコモ25

疼痛や生活状況などの質問25項目から構成される質問紙票.
各項目0～4点の5件法であり，最悪の状態が100点，最高の状態が0点となる.　（Seichi，2012）

図3　ロコモ度テスト　　　　　　　　　　　　　　　（ロコモチャレンジ！推進協議会，文献3を改変）

し，ロコチェックは該当・非該当の2件法であり，ロコモの重症度を判定する方法としては課題が多いこと，改善効果を判定することには不十分であることなどの課題が指摘されている.

4．ロコモティブシンドローム判定のための基準づくり ──ロコモ度テスト

ロコモ度テストとはロコモのリスクを判定する方法として，2013年に日本整形外科学会から臨床判断値として発表されたものである．その内容は図3に示すように，次の3種類で構成されており，①立ち上がりテストと②2ステップテストは運動機能評価，③ロコモ25は自記式質問紙票である.

①立ち上がりテスト
②2ステップテスト
③ロコモ25

（1）立ち上がりテスト

10～40cmの高さの台から，片脚または両脚で立ち上がることができるかを判定する方法で，下肢筋力の強さを判定することが可能である．また，立ち上がりテストは年齢とともに低下すること，要介護状態によっても低下することが報告されている[7].

（2）2ステップテスト

最大2歩幅のストライド計測し，身長で除した値で標準化した測定方法である．歩幅の測定長は開始肢位の両脚のつま先から最終肢位のつま先までの距離を2回計測し，そ

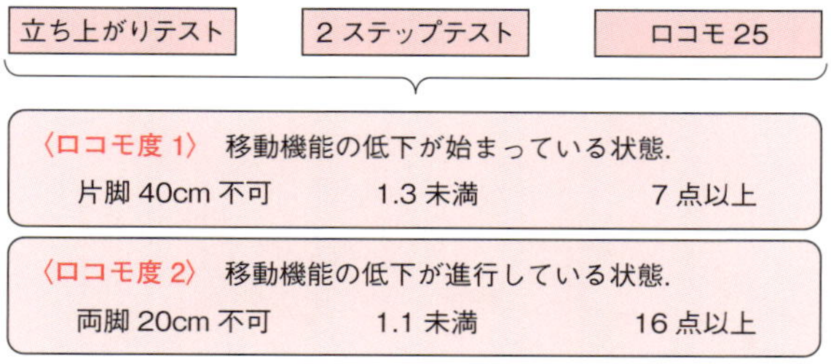

立ち上がりテスト	2ステップテスト	ロコモ25

〈ロコモ度1〉 移動機能の低下が始まっている状態.
片脚40cm不可　　1.3未満　　　7点以上

〈ロコモ度2〉 移動機能の低下が進行している状態.
両脚20cm不可　　1.1未満　　　16点以上

※いずれか1つでも当てはまる場合,ロコモ度1および2に該当する.

図4　ロコモ度テスト臨床判断値

の最大値を採用する．2ステップテストは明らかに加齢とともに低下すること，歩く速さや転倒リスクと関連することや，障害老人自立度との関係においても，ランクが低下するに伴い低下することが報告されている[6]．

（3）ロコモ25

日常生活動作の困難さから高齢者の運動器障害を早期に発見するための質問紙票である．質問紙票は25項目から構成される自記式質問紙票であり，1問ごとに5つの選択肢があり，それぞれに0～4点が配点され，合計点の0～100点で評価される[8]．ちなみに，ロコモ25におけるカットオフ値は16点である．

この3つの指標をもとに図4に示すように，年齢にかかわらず3項目のうちでひとつでも当てはまる場合に，「ロコモ度1」あるいは「ロコモ度2」と判定される．

「ロコモ度1」は移動機能低下が始まっている状態であり，筋力やバランス力が落ちている段階と考え，ロコトレ（ロコモーショントレーニング）をはじめとする運動を習慣づける必要がある．また，十分なたんぱく質とカルシウムを含んだバランスの取れた食事を摂るように促している．

「ロコモ度2」は移動能力の低下が進行している状態であり，自立した生活ができなくなるリスクが高いと考えることができる．そして，特に痛みを伴う場合は何らかの運動器疾患が発症している可能性があることから，整形外科専門医の受診を勧めている．

5．ロコモティブシンドロームの具体的な予防対策

ロコモは加齢を中心とした運動機能の低下や運動器疾患の存在により，日常生活の活動に影響を与える移動機能の低下を意味する概念である．そして，ロコモに対して理学療法がかかわる具体的な対策としては，適切な運動習慣や栄養摂取などによる予防と改善を図ることを重要視しており，加齢に伴う運動器の脆弱化を不可避な現象として考えるのではなく，予防可能な変化であるととらえている．ロコモの予防は運動器のアンチエイジングとして考えることができるが，ロコモ予防の主眼としては対象となる中高年者に対して，習慣的な運動を勧めている．日本整形外科学会はスクワット（下肢筋力の強化）と開眼片脚起立（バランス力の改善）をロコトレとして勧めている．さらに，追加するとよい運動として，カーフレイズ（踵上げ：下腿三頭筋の強化）とフロントランジ（下肢筋力とバランス力の改善）も推奨している．

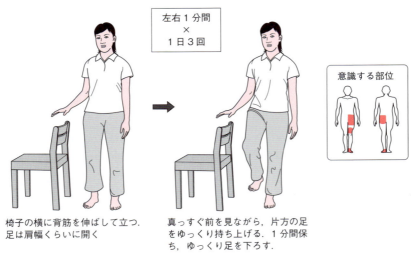

左右１分間
×
１日３回

意識する部位

椅子の横に背筋を伸ばして立つ.
足は肩幅くらいに開く

真っすぐ前を見ながら，片方の足
をゆっくり持ち上げる．１分間保
ち，ゆっくり足を下ろす.

図5　ロコトレ①（片脚立ち）　　　　　　　　　　（中村，2010，文献 11 を元に作成）

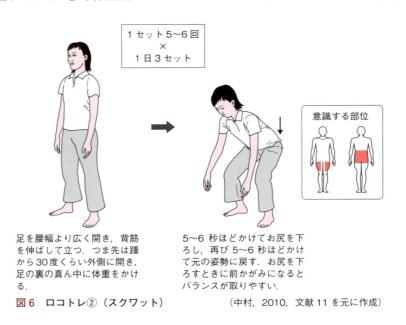

１セット５～６回
×
１日３セット

意識する部位

足を腰幅より広く開き，背筋
を伸ばして立つ．つま先は踵
から30度くらい外側に開き，
足の裏の真ん中に体重をかけ
る.

５～６秒ほどかけてお尻を下
ろし，再び５～６秒ほどかけ
て元の姿勢に戻す．お尻を下
ろすときに前かがみになると
バランスが取りやすい.

図6　ロコトレ②（スクワット）　　　　　　　　　（中村，2010，文献 11 を元に作成）

1）片脚立ち

　片脚起立時間についてはバランスの指標であり，加齢とともに短くなっていくことが報告されている[9]．また，バランスについては静的なバランスだけでなく動的なバランスも重要であるが，片脚起立や静的なバランス力だけでなく，その持続時間は歩行速度と相関があること，転倒の頻度とも関連があることが報告されている[9]．開眼片脚起立運動は別名ダイナミックフラミンゴ療法ともよばれており，転倒予防効果についても報告されている[10]．

　片脚起立の実施方法については**図5**に示すように，立位姿勢から片脚で立ち，他方の脚を５～10 cm 程度持ち上げて保持するという簡単な方法である．ロコトレではダイナミックフラミンゴ療法[12]と同様に，左右１分間ずつ１日３回を推奨している．ただし，ダイナミックフラミンゴ療法では両手を腰に当てる方法を推奨しているが，ロコトレの場

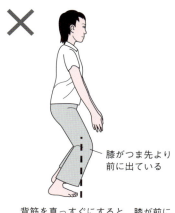
膝がつま先より
前に出ている

背筋を真っすぐにすると，膝が前に
出てしまう．

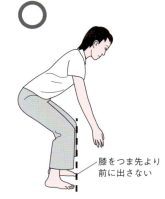
膝をつま先より
前に出さない

身体を少し前に傾けて，両手でバランス
を取り，膝が前に出ないようにする．

図7　スクワットの正しいフォーム　　　　（中村，2010，文献11を元に作成）

合は転倒に対する安全面を重視し，椅子の背もたれやテーブルなどにつかまって行う方法を勧めている（図6）．

2）スクワット

　スクワットは下肢の筋肉を広範囲に鍛えることができる効果的なトレーニングであり，大腿四頭筋，大殿筋，ハムストリングス，前脛骨筋などを鍛えることができる．スクワットの方法について図7に示す．

　足を腰幅より広く開き，5，6秒かけてお尻を下ろし，再び5，6秒かけて元の姿勢に戻す．1セット5，6回を1日3セット行うように勧めている．

　しかし，スクワットでは姿勢やフォームが重要であり，動作によっては筋力強化に効果が少ないだけでなく，膝痛の原因ともなる．推奨されるスクワットの正しいフォームについては，図7の右図に示すように，腰を後ろに引くようにしながら膝を曲げ，膝がつま先より前に出ないようにして行うことが重要である．また，バランスを取るために身体を前に傾けて，両手を前方に出してもよい．しかし，図7の左図のように身体を起こした姿勢では膝関節の動きが中心となり，大腿四頭筋の活動は高まるがハムストリングスが働くことは少なく，効果が少ない[13]．また，動作をゆっくり行うことも重要であり，運動による痛みの誘発を抑えるだけでなく，スロートレーニング効果として筋力向上も期待できる．なお，歩行や立ち上がりが不安定な場合には，椅子に座った状態から机などにつかまって，椅子からの立ち座りをゆっくり行うことでも同様の筋活動が得られる．

3）カーフレイズ

　人が立ち上がり歩くために必要な下肢筋力は重要であり，前述したスクワットでほとんどの下肢筋力を鍛えることができる．しかし，スクワットでは下腿三頭筋を鍛えることができず，カーフレイズのトレーニングが勧められる．下腿三頭筋は歩行時の蹴り出しによる推進力や，立位姿勢における重心移動を調節するためにはきわめて重要な筋力である．下腿三頭筋を鍛えるカーフレイズは，歩行の安定性を増加させ転倒予防の効果も期待できる．

　カーフレイズの方法は図8に示すように，足幅を広く取った立位姿勢から，背伸びを

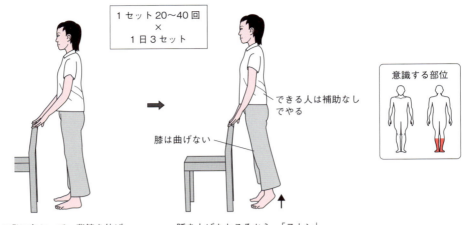

1セット20〜40回
×
1日3セット

できる人は補助なし
でやる

膝は曲げない

意識する部位

椅子の背に向かって，背筋を伸ば
して立つ．椅子の背を持ち，足を
肩幅くらいに開く．

踵を上げたところから，「ストン」
と下ろすと，骨へ刺激を加えるこ
とができる．

図8　カーフレイズ

（中村，2010，文献11を元に作成）

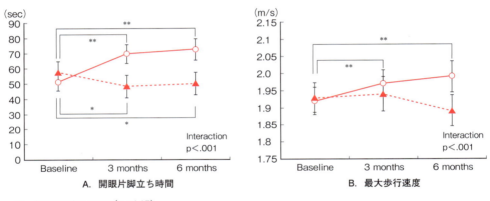

A．開眼片脚立ち時間

B．最大歩行速度

—○— Intervention group（n＝145）
--▲-- Control group（n＝94）

図9　ロコトレ介入の効果

（石橋・他，2015）[16]

するように踵を持ち上げ，ゆっくりと下げる．2秒で上げ，2秒で下げるといったペース
で20〜40回を1セットとし，1日3セットが推奨されている．

　ロコトレによる運動機能改善効果については，すでにいくつかの報告がみられる．ロコ
チェックでロコモと判定された高齢者を対象として，スクワットと開眼片脚起立に加え
て，下肢伸展挙上，タオルギャザリングなどの運動を指導し，毎日の自己トレーニングを
促した結果，開始2カ月後から開眼片脚起立時間，3m Timed Up and Go Test, Func-
tional Reasch Test で有意な改善がみられたと報告されている[14]．また，地域在住の一
般高齢者172名を対象として，片脚起立とスクワットによる2カ月間の介入を行ったと
ころ，2カ月後の再評価時に参加者全体の66.8％がロコトレを継続しており，片脚起立
時間，10m最速歩行時間，膝伸展筋力および足趾把持力に有意な改善を認めたと報告さ
れている[15]．いずれも，単回の指導により自宅での運動習慣を促す介入方法であるが，
いずれも運動機能効果改善として有用性が報告されている．また，介入群と非介入群の
RCTを行った研究では，開眼片脚立ち時間や最大歩行速度などの運動機能の改善効果が
報告されている（図9）[16]．

ロコモについての認知度は2003年には17.3％であったものが，2015年5月の調査ではその認知度は47.3％に上昇したと報告されている[17]．ロコモは加齢に伴って現れる運動器の脆弱化であり，本項で紹介したロコトレなどの運動は運動機能を高める効果が検証されている．また，ロコトレとウォーキングなどの有酸素運動との併用も有用であり，種々の運動習慣による効果は，運動器を健康に保つだけでなく認知症予防効果も報告されている．地域在住の中高齢者に対して，日頃から健康意識をもち，自分の身体に関心をもち，運動習慣をもつことにより，運動器の障害に対する予防的な効果だけでなく，健康寿命延伸の効果が期待できる．ロコモを予防することは，これからの超高齢社会を生き抜くための大きなキーワードであると考える．

（藤田博暁）

文献

1) 総務省統計局：・人口推計（平成28年7月報）：http://www.stat.go.jp/data/jinsui/pdf/201607.pdf
2) 厚生労働省大臣官房統計情報部：平成26年 グラフでみる世帯の状況―国民生活基礎調査（平成25年）の結果から：http://www.mhlw.go.jp/toukei/list/dl/20-21-h25.pdf
3) ロコモチャレンジ！推進協議会：https://locomo-joa.jp
4) Yoshimura N et al：Prevalence of knee osteoarthritis, lumbar spondylosis, and osteoporosis in Japanese men and women：the research on osteoarthritis/osteoporosis against disability study. *J Bone Miner Metab* **27**：620-628, 2009.
5) Yoshimura N et al：Cohort Profile：Research on Osteoarthritis/osteoporosis Against Disability（ROAD）study. *Lnt J Epidemiol* **39**：988-995, 2010.
6) 石橋英明：ロコチェックの運動機能低下の予見性と，ロコトレの運動機能改善効果. 医のあゆみ **236**（5）：353-359, 2011.
7) 村永信吾：立ち上がり動作を用いた下肢筋力評価とその臨床応用. 昭和医会誌 **61**：362-367, 2001.
8) Seichi A et al：Development of a screening tool for risk of locomotive syndrome in the elderly：the 25-question Geriatric Locornotive Function Scale. *J Orthop Sci* **17**（2）：163-172, 2012.
9) 坂田惇教・他：運動器不安定症と地域在住高齢者の体力. 埼玉圏央リハ研会誌 **7**：15-19, 2007.
10) Sakamoto K et al：Effects of unipedal standing balance exercise on the prevention of falls and hip fracture among clinically defined high-risk elderly individuals：a randomized controlled trial. *J Orthop Sci* **11**：467-472, 2006.
11) 中村耕三監：NHK きょうの健康 寝たきりを防ぐ！ ロコモ体操, 日本放送出版協会, 2010.
12) 阪本桂造・他：大腿骨頚部骨折の予防の試み―Dynamic Flamingo 療法と頚部骨密度の改善. 骨折 **19**：450-454, 1997.
13) 村上憲治, 宮川俊平：スクワット動作を股関節周囲筋の筋張力から検証する. *Hip Joint* **39**：647-652, 2013.
14) 佐々木佳都樹・他：ロコモティブシンドロームを呈する高齢者に対するロコモーショントレーニングの効果. 東日整災外会誌 **24**：53-56, 2012.
15) 石橋英明, 藤田博暁：閉経後女性におけるロコモーショントレーニング（片脚立ちおよびスクワット）による運動機能改善効果の検討. Osteoporo Jpn **19**：391-397, 2011.
16) 石橋英明・他：地域在住中高年者を対象としたロコモティブシンドロームに関する横断調査とロコモーショントレーニングによる運動介入効果の検討. 運動器リハ **26**（2）：244, 2015.
17) 運動器の10年・日本協会：「ロコモティブシンドローム」認知度調査報告書：http://www.bjd-jp.org/news/doc/2015_survey_locomotivesyndrome.pdf

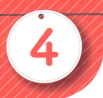

4 廃用症候群の予防

4① 運動器の機能低下

　2016年時点で，高齢者人口は約3,400万人，その中で要介護認定を受けている高齢者は実に約620万人にまで増加している（**図1**）．つまり，高齢者人口の増加（高齢化率の増加）だけでなく，要介護認定割合も増加の一途をたどっている．この超高齢社会の中で，リハ専門職には，高齢者が要介護状態へ移行することを未然に食い止めるという，重要な任務が課されている（≒介護予防）．そして，この介護予防の主要なターゲットの1つに挙がるのが運動器の機能低下である．運動器の機能低下には，いわゆるロコモティブシンドロームやサルコペニア，フレイルなどが包含されることになるが，ロコモティブシンドロームについては他項（p77～）と重複するため，ここではサルコペニアとフレイルに絞って解説する．

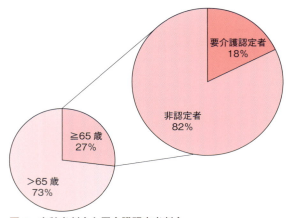

図1　高齢者割合と要介護認定者割合

表1　AWGS によるサルコペニアの基準

歩行速度	< 0.8 m/ 秒
握力	男性 <26 kg 女性 <18 kg
四肢筋量	二重エネルギー X 線吸収法（DXA）の場合 男性 < 7.0 kg/m² 女性 < 5.4 kg/m² 生体電気インピーダンス法（BIA）の場合 男性 < 7.0 kg/m² 女性 < 5.7 kg/m²

(Chen, 2014)[1]

表2　簡易的なサルコペニアのスクリーニング方法

指輪っかテスト	母指 - 示指の輪よりもふくらはぎが細い
開眼片脚立位テスト	< 8 秒 ※ いずれか一側でも
5 回立ち座りテスト	≧ 10 秒

1．サルコペニアとは

　サルコペニアとは加齢に伴い骨格筋量が減少した状態のことを指し，近年では骨格筋量減少と筋力低下（運動器の機能低下）の両者を兼ね備えるものをサルコペニアと定義することがスタンダードとなった．アジアのサルコペニアワーキンググループ（AWGS）が作成したアルゴリズムによれば，運動器の機能低下は歩行速度（0.8 m/ 秒未満）と握力（男性 26 kg 未満，女性 18 kg 未満）で判定し，骨格筋量は二重エネルギー X 線吸収法（dual–energy X-ray absorptiometry；DXA：男性 7.0 kg/m² 未満，女性 5.4 kg/m² 未満），もしくは生体電気インピーダンス法（bioelectrical impedance analysis；BIA：男性 7.0 kg/m² 未満，女性 5.7 kg/m² 未満）によって判定することが推奨された[1]（表1）．

　わが国の一般高齢者におけるサルコペニア有病率は 15 ～ 20％程度とされ[2-3]，非常に多くの高齢者の骨格筋機能が低下していることが伺える．

2．サルコペニアの簡易判定方法

　サルコペニアの判定には，前述の AWGS のアルゴリズムに従うのが望ましいが，DXA や BIA などの装置が利用できない環境であることも少なくない．そのような場合には，飯島らが推奨している「指輪っかテスト」が有用である[4]．これは両手の母指と示指で輪を作り，この輪のサイズと下腿の最大膨隆部の周径を比較するものである．下腿部よりも指輪っかのサイズのほうが大きい場合，サルコペニアの可能性ありということになる．もちろん，このテストは絶対的なものではなく，あくまでスクリーニング検査の 1 つといえる．肥満や浮腫が認められる場合には，サルコペニアを見逃す可能性が高まる．そのような際には，片脚立位テストや 5 回立ち座りテストの併用を勧める．開眼片脚立位テストによっていずれか一側でも片脚立位時間が 8 秒未満になる場合や，5 回立ち座りテストで 10 秒以上要する場合にはサルコペニアの可能性ありと判断することができる（表2）．

　また，Malmstrom らは SARC–F という質問紙によるサルコペニアのスクリーニング検査を紹介している[5]．なお，この SARC–F については，十分に日本語翻訳が完了しているものではなく，あくまで参考程度に紹介する（わが国における信頼性と妥当性の検討が不十分．そのため，カットオフポイントなどは検証が必要）．SARC–F は次の 5 項目の頭文字をつなげた質問紙であり，①重量物挙上（Strength），②移動（Assistance in walking），③移乗（Raise from chair），④階段昇降（Climb stairs），⑤転倒（Falls）によって構成されている．

3．フレイルとは

　フレイルとは，加齢に伴って生理的予備能が低下し，種々のストレスに対する脆弱性が亢進した状態である[6]．そのため，近い将来，要介護や死亡に至るリスクが高い一方で，適切な介入によって健常な状態へ回復することも可能と考えられている．この可逆的な側面がフレイルの大きな特徴の１つであり，介護予防などの領域で着目されている理由となっている．

　このフレイルには，身体的フレイル，心理・精神的フレイル，社会的フレイルという３つの側面があり，それぞれが歯車様に複雑に絡み合いながら，フレイルを悪化させるものと考えられている．なお，前述のサルコペニアとフレイルはほぼ同義に扱われることがあるが，考え方としてはあくまで身体的フレイルの一部としてサルコペニアが包含されると考えるべきである．また，心理・精神的フレイルには軽度認知機能障害や老年性うつが，社会的フレイルには閉じこもりや経済的困窮などが含まれることになる．

4．フレイルの判定方法

　フレイルの判定としては，2001 年に Fried らが Cardiovascular Health Study により報告した尺度が有名である[7]．これは，①体重減少，②歩行速度低下，③活力低下，④握力低下，⑤活動量減少の５項目で構成されるものである．身体的フレイルに偏った内容ではあるものの，複数の国の調査より，その後の健康関連アウトカムとの関連性が報告されており，簡便に判定可能な点からも有用な尺度であるといえる．

5．サルコペニア・身体的フレイルへの対策

　身体的フレイルはサルコペニアとオーバーラップする部分が多く，ほぼ同義として扱われることもあることから，ここではサルコペニアに焦点を当て対策方法を解説する．

　サルコペニアに対する対策を講じる場合，そのメカニズムを簡単に理解しておく必要がある．サルコペニアは加齢に伴って，筋蛋白の合成と分解のバランスが崩壊したことによって骨格筋量が減少するため，この崩壊した筋蛋白のバランスを調整する必要がある．筋蛋白の合成には，成長ホルモン，性ホルモンなどの骨格筋同化関連ホルモンが関与しており，これらの血中濃度は加齢に伴って著しく低下することが知られている．一方，筋蛋白の分解には，炎症性サイトカイン，酸化ストレスなどが関与しており，これらは加齢に伴って増加する．つまり，通常の加齢変化であっても骨格筋の同化が抑制され，異化が促進されたような状態になる（図2）．

　そのため，サルコペニアに対する対策方法としては，骨格筋の同化を促進し，異化を抑制することが重要である．そして，このことを促進する役割を有しているのが，「運動」

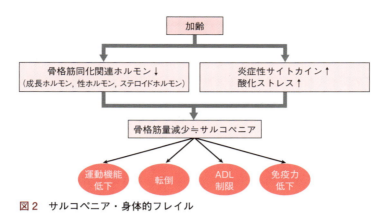

図2 サルコペニア・身体的フレイル

表3 高齢者に対する介入のイメージ

教室の種類	目標・内容
指導者付き教室型運動介入 （3〜6カ月間）	目的は骨格筋機能向上，運動機能向上 ・1 RM の 40〜50％程度の低負荷でよいので，十分な量（回数，セット数，頻度，期間）を実施 ・たんぱく質の摂取を推奨
自主グループ （教室型運動介入後〜）	目的は交流，機能維持 ・集団体操（教室型運動介入を踏襲） ・レクリエーション

である．運動することによって，骨格筋の同化関連ホルモンであるインスリン様成長因子（IGF-1）やデヒドロエピアンドロステロン（DHEA）の血中濃度が増加することが知られており，筋蛋白の合成を促進するものと考えられている．さらに，運動には，抗炎症作用や抗酸化作用があることが知られており，筋蛋白の異化を抑制するような作用もあると考えられている．このような背景があり，サルコペニア対策の第一選択肢として運動は推奨されている．

しかし，運動単独のプログラムでは十分な効果が示されないことも多い．特に，すでにサルコペニアや身体的フレイルに陥っている高齢者においては，栄養状態が不良（たんぱく質摂取不足）の場合が多く，運動だけでなく適切な栄養指導（栄養補給）を実施する必要がある．そもそも高齢者では，筋蛋白の同化抵抗性が認められやすく，この同化抵抗性を改善させる一役割を担うのがたんぱく質とも考えられている．一般的に，高齢者はあまりたんぱく質を摂るべきではない（肉よりも野菜を重視すべき）という考えが浸透しているが，実は骨格筋機能の維持，向上を主眼に置いた場合には若年者よりも高齢者のほうがたんぱく質を摂取する意義は大きい．事実，これまでに実施された介入研究では，運動単独よりも運動に栄養療法を併用した介入において骨格筋機能に対して高い効果が得られている（筋力増強，骨格筋量増加）．

なお，一般的に骨格筋機能の向上を目指した場合には高負荷〔1 repetition maximum（1 RM）の 70〜80％〕でレジスタンス運動を実施することが推奨されているが，高齢者の場合には低負荷（1 RM の 40〜50％）でも十分な回数を実施すれば骨格筋機能が向上すると報告されている[8]．そのため，高齢者（特にサルコペニアやフレイルの高齢者）に対しては，負荷量を向上させるというよりは，栄養状態等のコンディションを整えながら，低負荷でも高頻度のレジスタンス運動を処方する必要がある（**表3**）．

6．社会的フレイルへの対応

　社会的フレイルは要介護に至る大きなリスク要因であるという報告は散見されるものの，その対策方法について明確な方法は示されていない．2015年度以降，介護予防の戦略としては従来の行政主導の教室型から，住民主体のサロンや自主グループを推進するようになった．このような活動は，まさに社会的フレイルの対策に向けた戦略であるといえる．このような場に参加することで，運動の継続，良好な生活習慣の獲得につながるため，長期にわたって介護予防を実施するという点では重要な組織であるといえる．十分な科学的検証が実施されたわけではないが，3〜6カ月間の教室型運動介入（集中的プログラム）の後にはサロンや自主グループへの参加を促し，向上した機能の維持に努めるということが重要である（**表3**）．

　また，社会的フレイルを予防していくという場合，特に男性においては就労をいかに継続するかということも大変重要である．隣人や友人との交流は女性のほうが秀でており，定年後の男性では交流機会が減少することが多い．そういう点からも，65歳以上の雇用を増加させ，就労を継続することによって，社会的フレイルの予防，ひいては健康寿命の延伸（介護予防）に寄与すると考えられる．このような点については，セラピストが関与しにくい領域ではあるものの，このような社会的背景も十分に把握したうえで，フレイル，サルコペニアに対応していく必要があるだろう．

　フレイルやサルコペニアは，要介護の主要因であるとともに，医療機関に通院，入院する高齢者の多くが抱える共通した老年症候群である．今，理学療法士や作業療法士には，積極的に地域に出向き，リスクを抱える高齢者を抽出，そして介入していくことが求められている．フレイル，サルコペニアに対しては，十分にエビデンスが構築されているとはいいがたい現状にあるが，今後，さまざまな分野からさまざまな情報が発信されると予想される．そのような情報を適切に整理しながら，超高齢社会の中で求められる専門職であり続ける必要がある．

（山田　実）

文献

1) Chen LK: Sarcopenia in Asia: consensus report of the asian working group for sarcopenia. *J Am Med Dir Assoc* **15**(2)：95-101，2014.
2) Yamada M: Prevalence of sarcopenia in community-dwelling Japanese older adults. *J Am Med Dir Assoc* **14**(12)：911-915，2013.
3) Akune T: Exercise habits during middle age are associated with lower prevalence of sarcopenia: the ROAD study. *Osteoporos Int* **25**(3)：1081-1088，2014.
4) 飯島勝矢：サルコペニア危険度の簡易評価法「指輪っかテスト」．臨床栄養 **125**(7)：788 -789，2014.
5) Malmstrom TK，Morley JE: SARC-F: a simple questionnaire to rapidly diagnose sarcopenia. *J Am Med Dir Assoc* **14**(8)：531-532，2013.
6) 荒井秀典：フレイルの意義．日老医誌 **51**：497-501，2014.
7) Fried LP et al: Frailty in older adults: evidence for a phenotype. *J Gerontol A Biol Sci Med Sci* **56**(3)：M146-156，2001.
8) Csapo R，Alegre LM: Effects of resistance training with moderate vs heavy loads on muscle mass and strength in the elderly: A meta-analysis. *Scand J Med Sci Sports*, 2015. doi: 10.1111/sms.12536. [Epub ahead of print]

4-2 転倒

❶ 地域在住高齢者の3人に1人は，1年間に1回以上転倒するとされる．
❷ 転倒は直接的，または二次的，三次的に要介護状態，要介護の重度化を招く原因となる．
❸ 機能レベルによって転倒要因は異なるため，それぞれの機能レベルに応じた介入プログラムが必要である．
❹ 環境要因に対する介入も重要であり，住宅改修のみならず，整理整頓や危険箇所へのマーキングなどは転倒予防に有用である．

　65歳以上の高齢者の中で，1年間で転倒する割合はおおよそ30％といわれている[1]（図1）．転倒は要介護状態を招く主要因の1つに挙げられているため，転倒して股関節近位部骨折を呈することで重度の要介護状態へ移行するといったイメージを抱きやすい．しかし，年間の発生率が30％にも上る高齢者の転倒において，すべての転倒が重篤な外傷につながるのではなく，たとえば骨折の発生は転倒発生の中の約5％といわれている（図1）．つまり，高齢者が100名いれば1年間で30名が転倒，1〜2名が骨折という件数になる．なお，この骨折には手指や手関節などの要介護状態に直結しないような骨折も含まれるため，実際に転倒が直接的な重度要介護状態の原因となることは少ない．しかしながら，転倒が二次的，三次的に要介護状態，重度の要介護状態を招く可能性は高く，転倒を契機に転倒恐怖心が生じ，身体活動量が制限され，身体機能低下を招く，といった負の経過をたどることは少なくない．つまり，転倒そのものを防ぐことはいうまでもなく重要な課題であるが，転倒経験者に対するフォローも重要な課題であるといえる．

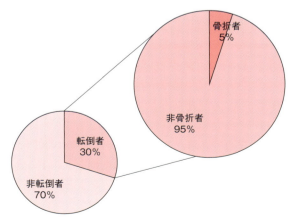

図1　転倒者割合と骨折者割合

1. 転倒予防の考え方

　転倒予防を考えていくうえで重要な点として，高齢者の機能レベルに応じたトレーニングプログラムを提供するということが挙げられる．前述のように，同じ転倒でも外傷の程度が異なることからもわかるように，さまざまな機能レベルの高齢者が転倒の危険性にさらされており，しかも転倒要因はその機能レベルによって異なる．高齢者の転倒リスクを反映する有用な測定方法の1つとして Timed Up and Go Test（TUG）があり，13.5秒以上になると転倒の危険性が高まると考えられている．しかしながら，TUG が 13.5秒を超えるような場合，身体機能は顕著に低下していると考えられ，地域在住の一般高齢者において 13.5秒を超えるようなことは稀である．また，13.5秒未満の方でも 20％程度は1年間に1回以上転倒することから，このような身体機能レベルの高齢者の転倒リスクを適切に把握する必要がある．

2. 機能レベルに応じた転倒リスク

　筆者らは，TUG はあくまで身体機能レベルを判定する際の尺度ととらえ，TUG > 11秒と，≦ 11秒とで高齢者を区分することを推奨している[2]．なお，この 11秒という数値は，元気な高齢者から要介護2までの高齢者のおおよそ中央値であるとともに，運動器不安定症の基準値であり，さらに TUG が 11秒を超えると杖を使用する方が増える．そして，TUG が 11秒以上になるかどうかで転倒の関連要因が異なり，> 11秒であれば下肢筋力低下が，≦ 11秒であれば二重課題処理能力低下がそれぞれ転倒に関与していることがわかっている[2]．

　簡便に実施できる下肢筋力検査として5回立ち座りテスト，二重課題処理能力検査として計算歩行がある．5回立ち座りテストとは，椅子に座った状態から「立ち・座り」を5回繰り返し，それに要した時間を計測するものである．計算歩行とは，100 から7ずつ減算しながら歩行するというものである．身体機能レベルが高い場合，通常の検査では十分な速度で歩行が可能であっても，二重課題条件下での環境にすることで歩行速度が顕著に低下する場合がある．このような場合，「一見，運動機能が高く転倒には無関係のように思えても，実は転倒リスクが高い」ことを示すことになる．

3. 転倒予防トレーニングの効果

　それでは，高齢者に対する運動介入には転倒を抑制するような効果が認められるのだろうか．これまでに報告されたいくつもの研究をまとめると，運動介入には転倒を予防するような効果が認められそうである．このことは，コクラン共同計画のシステマティックレビューでも明確に示されており，運動介入には転倒を予防する効果が認められることが示されている[3]．また，これまでに報告された研究をまとめると，身体機能が低下した高齢者では運動介入による効果が認められやすいのに対し，身体機能が高い高齢者に対しては運動介入の効果が認められにくい傾向にあることがわかる．さらに，転倒リスクでも前述

したように，身体機能が低い高齢者に対してレジスタンストレーニングを取り入れることで，より高い転倒予防効果が認められており，身体機能低下者に対して転倒予防を目指す際にはレジスタンストレーニングが必要不可欠であるといえる．

4．転倒予防トレーニングの実際

転倒予防を目的とする筋力トレーニングは，前項の運動器の機能低下（p86〜）と重複することから，本項では二重課題処理能力を強化するための方法を解説する．

二重課題処理能力を強化する際にはもちろん，多重課題環境を作り出すことが必要である．この際，特に注意すべき点が，主課題（たとえば運動課題）と副課題（たとえば認知課題）の両者に対しても最大努力下で実施するということである．たとえば，なるべく早く足踏みを行いながら（運動課題），語想起を行うという課題（認知課題）を実施する場合，一方の課題に対する努力がおろそかになることによって，結果的には1つの課題のみを行っていることになってしまう．このような状況でトレーニングを継続しても，二重課題条件下でトレーニングしていることにはならないため，十分な効果を導くことは難しい．トレーニングを実施する際には，この点に対して十分に配慮しながら指導を行う必要がある．なお，いうまでもなく二重課題条件下でのトレーニングでは，トレーニング中の転倒の危険性が増す．そのため，トレーニング前に周辺環境を整えたうえで実施するように注意する．

1）二重課題トレーニングの具体例 ①座位（図2）

座位でのステッピングエクササイズを紹介する．椅子座位で，5秒間のできるだけ早い足踏みを行いながら，語想起を行うというものである．語想起課題は，「都道府県の名前」，「山の名前」などのカテゴリーを指示したものや，「"か"から始まる言葉」，「"す"から始まる言葉」などの頭文字を指示したものなど，どのような課題でもよい．ここで注意すべきなのは，足踏みの速度を維持することと，できるだけ多くの語想起を行うように努力を継続するという点である．

2）二重課題トレーニングの具体例 ②立位（図3）

立位でのステッピングエクササイズを紹介する．一定のリズム（2 Hz 程度）で立位での足踏みを行いながら，右足が着地したタイミングで「しりとり」や前述のような「語想起」を行うというものである．リズムは一定に保ちながら，必ず右足が着地するタイミングで単語を発言するという制約を設けておくことがポイントである．もし，右足着地のタイミングで想起が行えなければ，別の言葉から新たに始めるようにする．ここで注意すべき点は，足踏みのリズムを崩さないということと，しりとりの語想起努力を継続することである．

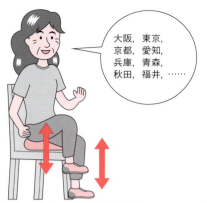

図2　座位での二重課題条件下トレーニング

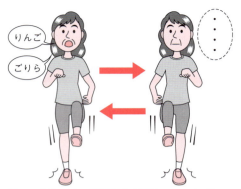

図3　立位での二重課題条件下トレーニング

5．環境整備

　転倒予防には環境整備も重要といわれている．そのため，劣悪な住宅環境の場合には，住宅改修が行われる場合もある．しかし，このような住宅改修には膨大な費用が必要となることから，必要性は高くても住宅改修に踏み切れないケースも少なくない．

　本項では，高額な費用を要しなくても転倒予防に有用となり得る住環境整備方法を紹介する．

1）整理整頓

　1つ目は，整理整頓である．高齢者の多くは十分に整理整頓がなされていない環境に居住しており，中でも床面にさまざまな物が散乱していることが多い．これは，多くの高齢者があまり椅子などを用いずに，和式の生活スタイルを選択していることに起因しており，テーブル上ではなく床面で新聞を読んだり，お茶を飲んだり，お菓子を広げたりする．このような生活スタイルの場合，どうしても床面にさまざまな物が置かれることになり，リモコン，ティッシュの箱，読みかけの新聞，脱いだ服などの生活用品が床面に散乱していることが多い（図4）．このような環境下では，通常よりも多くの注意を足元に払う必要が生じ，移動能力が低下した高齢者にとっては難易度の高い移動が求められることになる．それだけでなく，このような環境下では床面にあるものを踏み付けて滑って転倒する危険性が増大する．そのため，床面にあまり物を置かないよう，整理整頓を適切に行うよう指導することが重要であり，このことは本人だけでなく家族への指導も重要になる．

2）危険箇所へのマーキング

　2つ目として，危険箇所に対してはマーキングを行い，注意喚起を促すということである．転倒の多くは，軽微な段差（敷居，カーペットの縁，電気コードなど）に足部が接触してつまずくことがきっかけとなっている．そして，その多くは標的となる障害物を十分に認識できていないことが原因となっており，障害物の認識が可能になれば防げる転倒は多いと考えられている．そのような際に，標的となる障害物にマーキングを行い，高齢者

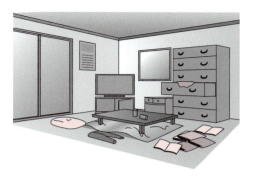

図4　整理整頓がなされていない屋内環境

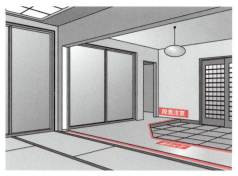

図5　マーキングと注意喚起の例

が障害物に対して注意喚起しやすい状況をつくることが有用となる．もちろん，障害物に直接マーキングするだけでなく，障害物へ注意を誘導するようにマーキングしておくことも重要である．「足元注意！」といった張り紙の掲示や，市販の蛍光テープを活用し，薄暗い状況でも適切に注意が向けられるようにマーキングしておくことが有用である（図5）．

　このような住環境整備の指導は，転倒予防トレーニングと並行して実施すべきである．当然，転倒予防のトレーニングを開始してすぐに機能向上効果が出現することはなく，経過とともに緩やかに機能が向上してくる．そのため，トレーニング期間中に自宅で転倒してしまうことも十分に考えられる．整理整頓がなされており適切なマーキングが施してある住環境では，移動時に余分な注意を種々の環境へ向ける必要がなくなるため，二重課題処理能力が低下した高齢者にとっては過ごしやすい住環境となる．

　高齢者の転倒を予防することは決して簡単な課題ではない．ここで示したような介入を実施しても，転倒発生をゼロにすることはできない．それどころか，通常30％程度とされる転倒発生率を20〜25％にすることができる程度の介入にすぎないであろう．しかしながら，このような介入を実施することで，将来的な転倒の予防につながり，健康寿命の延伸に寄与することができれば，大きな貢献であるといえる．予防理学療法学において，多くのセラピストが転倒に対して十分な配慮が行え，より多くの高齢者の健康寿命延伸に寄与していけるようになることを切望する．

（山田　実）

文献
1）Tinetti ME et al: Risk factors for falls among elderly persons living in the community. *N Engl J Med* **319**：1701-1707, 1988.
2）Yamada M et al: Dual-task walk is a reliable predictor of falls in robust elderly adults. *J Am Geriatr Soc* **59**：163-164, 2011.
3）Gillespie LD: Interventions for preventing falls in older people living in the community. *Cochrane Database Syst Rev* **12**：9:CD007146, 2012.

4₃ 低栄養

❶ 低栄養の予防，改善には，リハと栄養評価，管理を併用したリハ栄養の考えが有用である．

❷ 廃用症候群の約9割に低栄養を認めた報告がある．

❸ 廃用症候群は疾患，安静臥床，低栄養が合併することで進行する病態である．

❹ 低栄養の原因を評価したうえで，リハ栄養プランを考える．

1. 低栄養とは

　低栄養とは，生体に必要な栄養素が量的・質的に不足し，体重減少や機能低下などを引き起こした状態である．近年，リハを実施している高齢者に低栄養が多いといわれている．リハ実施患者が低栄養を合併している場合，機能改善が不十分になりかねない．それだけでなく，低栄養状態で過度な運動をすると，機能悪化を招くこともある．そのため，高齢者にリハを実施する際は，栄養状態もバイタルサインの1つと考えることが重要である．栄養評価を行い，リハと適切な栄養管理を併用するリハ栄養を実践することで機能，活動，参加がより向上する可能性がある[1]．

　予防の場面においても，リハ栄養は重要である．低栄養はサルコペニアやフレイルの要因となる．運動介入と栄養補助との組み合わせは，それぞれ単独に実施した場合と比べ，サルコペニアやフレイルの予防・改善に有用であることが示されている[2]．

　低栄養が重症化すると，改善が困難となる場合が少なくない．低栄養の予防のためには，医師や管理栄養士だけでなく，すべての医療従事者が低栄養の高齢者を早期に発見できるような体制づくりが必要となる．理学療法士も低栄養の病態を理解したうえで，簡易的な栄養評価を行い，低栄養の早期発見と改善のために貢献できるようにしたい．

2. 低栄養の原因

　成人低栄養の原因は，社会生活環境（飢餓），急性疾患および損傷（急性炎症，侵襲），慢性疾患（慢性炎症，悪液質）の3つに分類される[3]．原因は，炎症の有無と疾患で判断する（図1）[3]．ただし，高齢者では原因が重複していることがある．

1）飢餓

　飢餓とは，食欲不振や絶食などでエネルギー，たんぱく質摂取量が不足した状態が続く

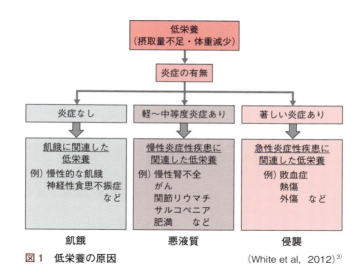

図1　低栄養の原因　　　　　　　　　　　　　　　　　　　　　（White et al，2012）[3]

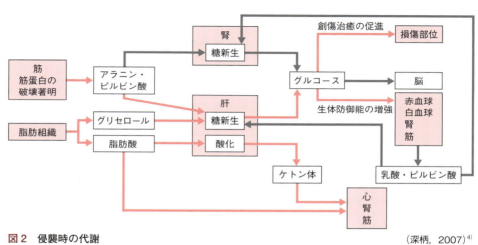

図2　侵襲時の代謝　　　　　　　　　　　　　　　　　　　　　（深柄，2007）[4]

ことにより低栄養になることである．飢餓状態になると，肝臓，筋肉内に貯蔵されたグリコーゲンを分解してエネルギーを産生する．肝臓，筋肉内のグリコーゲンの貯蔵量は300〜500 g であり，絶食が半日〜1日程度続くとグリコーゲンは枯渇する．その後は，脂肪や筋蛋白を分解した糖新生により，エネルギーが産生される．つまり，飢餓状態でレジスタンストレーニングや持久力増強トレーニングなどのエネルギー消費が高い運動を行うと，筋蛋白分解を助長し，かえって身体機能が低下する可能性もある．

2）侵襲

　侵襲とは，手術，外傷，骨折，感染症，熱傷など，身体の恒常性を乱す刺激のことである．侵襲時は，傷害期，異化期，同化期といった代謝変動の経過をたどる．異化期では，損傷を受けた組織の修復および免疫系を活性化させるために，エネルギー産生が亢進する．このエネルギー源は，糖代謝だけでなく，筋蛋白がアミノ酸に分解され，これを基質とした糖新生により供給される（図2）[4]．侵襲が大きいほど筋蛋白分解も多くなる．疾患の治療が奏功すると，炎症や代謝亢進が改善し，同化期に至る．仮説ではあるが，C-反応性蛋白（C-reactive protein；CRP）が「3 mg/dL 以下」になった場合を同化期の目安

表1　悪液質の診断基準

以下の2つは必要条件.
・悪液質の原因疾患の存在.
・12カ月で5%以上の体重減少（もしくはBMI 20未満）.
そのうえで以下の5つのうち3つ以上に該当する場合に診断.
①筋力低下.
②疲労.
③食欲不振.
④除脂肪指数（筋量）の低下.
⑤検査値異常（CRP > 0.5 mg/dL，ヘモグロビン < 12.0 g/dL,
　アルブミン < 3.2 g/dL）.

(Evans et al, 2008, 文献5を改変)

表2　廃用症候群における低栄養の要因

疾患（侵襲，悪液質）による影響
・疾患によるエネルギー消費量の増大.
・炎症性サイトカインによる食欲低下.
・筋蛋白分解の亢進.
安静臥床による影響
・筋蛋白合成能の低下.
・食欲低下.
・腸管蠕動運動の低下（便秘）.
・抑うつ.
・認知機能低下.

とする.

3）悪液質

　悪液質とは，慢性疾患による複雑な代謝変動により生じた低栄養状態のことである．がんや膠原病（関節リウマチなど），慢性心不全，慢性腎不全，慢性呼吸不全などの慢性疾患は，炎症性サイトカインが活性化した全身性疾患である．慢性的な炎症により，エネルギー消費量の増大，食欲不振，筋蛋白分解の亢進および合成能の低下，インスリン抵抗性，性腺機能低下，貧血などが生じ，栄養状態や身体機能が低下していく．悪液質の診断基準を**表1**に示す[5]．

3．廃用症候群と低栄養

　廃用症候群では低栄養を認めることが多い．廃用症候群と診断された高齢入院患者では，87.6%に低栄養を認めている[6]．低栄養の原因は，侵襲（83%）が最も多く，次に飢餓（44%），悪液質（30%）であり，原因は重複していることが多かった[6]．さらに，低栄養，低アルブミン血症，悪液質を認める場合に機能予後が不良であった[6]．

　廃用症候群に低栄養が多い原因を**表2**に示す．この状態で，不適切な栄養管理が行われると，低栄養，廃用症候群ともさらに悪化する．

　以上のことから，廃用症候群は，疾患，安静，低栄養が合併することで，身体機能障害，ADL低下が進行していく病態であるといえる．近年，栄養管理により廃用性筋萎縮を軽減できる可能性が示されている[7]．したがって，廃用症候群では，活動やレジスタン

表3 栄養スクリーニングツールの比較

	SGA	MNA®-SF	MUST	MST	NRS 2002
摂取量減少	○	○	○	○	○
体重減少	○	○	○	○	○
移動性	○	○			
疾患	○	○			○
認知症・うつ		○			
BMI	○	○	○		○
項目・質問数	11 程度	6	3	2	4

（雨海，2011，文献 8 を参考に作成）

ストレーニングなどだけでなく，適切な栄養管理を組み合わせることで，より改善すると考えられる．

4．予防のための評価

　低栄養の予防には，早期発見が最も重要である．理学療法士は栄養評価を行うことで，リハのリスク管理としてそれを活かせるとともに，低栄養の高齢者を早期に発見することが可能となる．以下，理学療法に必要な栄養評価方法を解説する．

1）栄養スクリーニング

　簡易栄養状態評価表（Mini Nutritional Assessment Short Form：MNA®-SF）は簡便で有用な栄養スクリーニングであり，理学療法士でも実施可能である．その他にも，SGA（Subjective Global Assessment），MUST（Malnutrition Universal Screening Tool），MST（Malnutrition Screening Tool），NRS（Nutrition Risk Screening）2002 などがある（表3）[8]．

　これらのスクリーニングで共通する項目は，「食事摂取量の減少」と「体重減少」である．すなわち，食事摂取量の減少と体重減少の両方が認められた場合，低栄養である可能性が高い．この 2 項目は，理学療法実施の際に最低限確認しておく．

2）エネルギー消費量・必要量の計算

　エネルギー消費量を推定し，エネルギー摂取量がそれに達しているか否かを評価する．それにより，栄養状態の予後予測をする．「摂取量≧消費量」の場合，栄養状態は維持～改善すると予測され，「摂取量＜消費量」の場合，栄養状態は悪化すると予測される．

　エネルギー消費量は，「基礎代謝量 × ストレス係数 × 活動係数」で算出する（図3）[1]．

　基礎代謝量は，以下の Harris–Benedict の式がよく使用される．

　男性：$66.47 + 13.75\,W + 5.0\,H - 6.76\,A$

　女性：$655.1 + 9.56\,W + 1.85\,H - 4.68\,A$

　W：体重（kg），H：身長（cm），A：年齢（年）．

　体重を維持したい場合は，エネルギー消費量をそのままエネルギー必要量とする．体重の増減が必要な場合は，$\pm 200 \sim 750\ \text{kcal}$ を加えたものをエネルギー必要量とする．

　また，たんぱく質の摂取量を評価していくことも重要である．加齢により筋蛋白合成能

エネルギー必要量
＝推定エネルギー消費量（基礎代謝量×ストレス係数×活動係数）±蓄積量（200～750kcal）

術後 3 日間：1.1～1.8（侵襲度によって） 骨折：1.1～1.3 褥瘡：1.1～1.6 感染症：1.1～1.5 熱傷：1.2～2.0（深達度と面積によって） 発熱：1℃上昇ごとに 0.1 追加 がん/COPD*：1.2～1.4

寝たきり：1.0～1.1 ベッド上安静：1.2 ベッドサイドリハ：1.2 訓練室でのリハ 　　20 分：1.3～1.4 　　1 時間：1.4～1.7 　　2 時間以上：1.5～2.0 ※筋緊張亢進，不随意運動がある場合，0.1～0.2 をプラス． 　筋緊張低下の場合，0.1～0.2 をマイナス．

図 3　エネルギー必要量の算出
＊COPD：慢性閉塞性肺疾患．　　　　　　　　　　　　　　（若林，2015，文献 1 を参考に作成）

は低下するため，高齢者でも 1 ～ 1.2 g/kg/ 日程度のたんぱく質摂取が必要とされている[9]．持久性トレーニングとレジスタンストレーニングを行っていれば，1.2 ～ 1.5 g/kg/ 日程度の積極的なたんぱく質摂取が推奨されている．ただし，重度の腎疾患（eGFR が 30 未満など）は，例外である．

　ただし，基礎代謝量，ストレス係数，活動係数はあくまで推計であることに留意する．体重変化や後述の身体評価でモニタリングし，エネルギー必要量を再検討していくことが重要である．

3）身体評価

　その他にも筋量，筋力，身体機能評価，ADL，QOL も栄養評価として重視されている．これらが改善している場合は，リハ栄養管理は奏功していると考えられる．一方，悪化している場合は，理学療法プログラムと栄養管理プランを見直す必要がある．

　筋量は生体電気インピーダンス法（BIA）を利用した機器などを用いるとよいが，そのような機器が備わっていない場合は，四肢周径で代用する．上腕周囲長や下腿周囲長は栄養評価としてよく用いられる．上腕周囲長は男性 24.7 cm 未満，女性 23.5 cm 未満が BMI 18.5 未満と相関していたとの報告がある[10]．上腕三頭筋皮下脂肪厚の評価と併せることで，上腕筋周囲長，上腕筋面積が算出できる．下腿周囲長は男性 34 cm 未満，女性 33 cm 未満は全身の筋量低下と相関していたとする報告がある[11]．

　筋力は徒手筋力検査以外にも，握力計やハンドヘルドダイナモメーターを使用して評価するとよい．数値化した評価のほうがより客観的となり，患者にもフィードバックがしやすい．また，握力は栄養状態と相関することが示されており，栄養評価として有用とされている．

　身体機能評価は，Timed Up and Go Test，SPPB（Short Physical Performance Battery），6 分間歩行距離などが用いられるが，これらと ADL 評価も栄養状態改善の目安として考えていく．

5．予防のための理学療法

　低栄養の予防，改善のための理学療法について解説する．低栄養の予防，改善は理学療

法士だけでなく，多職種で介入していくことが何より重要である．栄養評価を医師，管理栄養士，看護師など他の職種と共有し，適切な介入方法を話し合いながら検討していく．

1）低栄養予防の理学療法（一次予防，二次予防）

（1）栄養管理

　低栄養の予防，改善のために食事内容や栄養補助の方法を多職種で検討する．たんぱく質の摂取量低下はサルコペニアやフレイルの要因となる[12]．また，高齢者では筋蛋白合成能が低下している可能性がある．前述したエネルギー・たんぱく質必要量の算出に理学療法士も加わり，理学療法のゴール，活動量を考慮した栄養管理を行う．

　低栄養予防のために補助栄養剤を併用することも有用である．サルコペニアと診断された地域在住高齢者に対し，ロイシン高配合の必須アミノ酸補充と運動の併用は筋量，筋力，身体機能の改善により有効であると報告されている[2]．安静臥床中の入院高齢患者においても，必須アミノ酸を1日15g補給すると，筋力と身体機能に有効であったとする報告がある[13]．

　適切な栄養管理がなされても，運動を伴わないと筋蛋白の合成はされにくく，体脂肪の合成が高まる可能性がある．栄養管理とともにレジスタンストレーニングや有酸素運動を行い，筋蛋白の合成を高め，機能改善へとつなげていく．

（2）食欲の改善

　高齢者では加齢に伴い，食欲不振に陥ることが少なくない．嚥下障害，呼吸障害，食事時の姿勢不良，疲労，疼痛などは食欲不振の原因となる．理学療法士はこれらに対して評価，介入を行い，食欲と栄養状態の改善を図る．また，安静臥床は腸管の蠕動運動の低下により，吸収能が低下し，その結果，食欲不振や便秘，体重減少が生じることがある．理学療法による離床，活動性の向上は，腸管の蠕動運動や食欲の改善につながる．

2）低栄養に対する理学療法（三次予防）

　低栄養の原因により，リハ栄養の対応は異なる．以下，飢餓，侵襲，悪液質に対するリハ栄養について解説する．

（1）飢餓に対するリハビリテーション栄養

　飢餓時にレジスタンストレーニングを行うと筋量はむしろ減少するため，筋量増加目的のレジスタンストレーニングは禁忌である．一方，飢餓状態で安静臥床にさせることは廃用性筋萎縮を助長するため，離床や低負荷のリハを進めていく．具体的にはコンディショニング，関節可動域練習，日常生活活動練習，立位・歩行練習など2～3METs以下の機能維持目的のリハを実施する．そのうえでエネルギー摂取量を満たすためにどうしたらよいかを多職種で検討していく．

　エネルギー・たんぱく質摂取量が十分になれば，積極的なレジスタンストレーニングや持久力増強トレーニングを行う．

（2）侵襲に対するリハビリテーション栄養

　侵襲が原因の場合，異化期か同化期で対応が異なる．異化期は，多くの外因性エネルギー（経口摂取，経管栄養，静脈栄養）を投与しても筋蛋白分解は抑制できない．筋蛋白分解によって生じる内因性エネルギー供給を考慮しないと，高血糖や炎症反応の増幅，筋蛋白分解の亢進など有害事象を引き起こす可能性がある．そのため，異化期では，栄養状態の悪化防止を目標とし，1日エネルギー投与量を15～30kcal/kg程度を目安とする．

リハについても，筋蛋白分解が進んでいる時期であるため，機能維持を目標とする．同化期では筋量の増加が期待できる時期であり，前述のエネルギー蓄積量を考慮した栄養管理を行い，機能改善目的のレジスタンストレーニングや持久力増強トレーニングを含めた積極的なリハを行う．

（3）悪液質に対するリハビリテーション栄養

　悪液質が原因の場合，栄養管理，運動療法，薬物療法を含めた包括的な介入を行う．疾患による代謝亢進と活動量を考慮した栄養管理を行い，さらに高たんぱく食（1日1.5 g/kg）やBCAA，抗炎症作用のあるω3系多価不飽和脂肪酸（エイコサペンタエン酸，ドコサヘキサエン酸）を1日2～3 gの投与を検討する．また，レジスタンストレーニングや有酸素運動には抗炎症作用がある．悪液質の場合，低～中負荷の運動を実施することで炎症が軽減し，食欲や栄養状態を改善できる可能性がある．運動が過負荷になっていないかを，体重，筋量，筋力，ADLなどの変化でモニタリングしていく．ただし，がんの緩和期の場合は，機能維持に努め，ADL，QOLの向上を優先する．

（高橋浩平）

文献

1) 若林秀隆：PT・OT・STのためのリハビリテーション栄養―栄養ケアがリハを変える．第2版，医歯薬出版，2015.
2) 金 憲経：高齢者の「サルコペニア」ならびに「虚弱」とその対策　虚弱・サルコペニアへの介入研究．日老医誌 49：726-730，2012.
3) White JV et al: Consensus statement of the Academy of Nutrition and Dietetics/American Society for Parenteral and Enteral Nutrition: characteristics recommended for the identification and documentation of adult malnutrition (undernutrition). *J Acad Nutr Diet* 112(5)：730-738, 2012.
4) 深柄和彦：飢餓と侵襲に対する生体反応の違い．キーワードでわかる臨床栄養（大熊利忠，金谷節子編），羊土社，2007, pp63-68.
5) Evans WJ et al: Cachexia: anew definition. *Clin Nutr* 27：793-799, 2008.
6) Wakabayashi H et al: Malnutrition is associated with poor rehabilitation outcome in elderly inpatients with hospital-associated deconditioning a prospective cohort study. *J Rehabil Med* 46(3)：277-282, 2014.
7) Wall BT et al: Nutritional strategies to attenuate muscle disuse atrophy. *Nutr Rev* 71(4)：195-208, 2013.
8) 雨海照祥：栄養スクリーニング手法 栄養アセスメント・ツール NRS 2002, MUST, MST, MNA -SF, GNRI. 栄評治 28(2)：118-123, 2011.
9) Bauer J et al: Evidence-based recommendations for optimal dietary protein intake in older people: a position paper from the PROT-AGE Study Group. *J Am Med Dir Assoc* 14(8)：542-559, 2013.
10) Flegal KM et al: Estimates of excess death associated with body mass index and other anthropometric variables. *Am J Clin Nutr* 89(4)：1213-1219, 2009.
11) Kawakami R et al: Calf circumference as a surrogate marker of muscle mass for diagnosing sarcopenia in Japanese men and women. *Geriatr Gerontol Int* 15(8)：969-976, 2015.
12) Kobayashi S et al: High protein intake is associated with low prevalence of frailty among old Japanese women: a multicenter cross-sectional study. *Nutr J* 12：164, 2013.
13) Ferrando AA: EAA supplementation to increase nitrogen intake improves muscle function during bed rest in the elderly. *Clin Nutr* 29(1)：18-23, 2010.

4④ 口腔・嚥下機能低下

本項のかなめ

❶ 廃用による口腔・嚥下機能低下は，誤嚥性肺炎の原因になるため予防が必要である．

❷ 口腔機能低下の予防のため，口腔衛生および口腔内運動に対する評価を行い，唾液産生の促進と咀嚼運動および舌運動に関する運動指導を行うことが勧められる．

❸ 嚥下機能低下の予防のため，嚥下に必要な運動要素の評価を行い，嚥下運動要素に対する運動指導を行うことが勧められる．

❹ 予防教育を行う際には，対象者と一緒に対象者自身に生じている症状をチェックし，自分に必要な対処法を選択できるように指導することが大切である．

1. 廃用による口腔・嚥下機能低下とは（表1, 2）

　口腔機能は，歯牙，下顎，舌，頬，口蓋による食塊形成，唾液分泌機能，構音機能などを含み，廃用や老化による歯牙欠損，義歯不適合，舌萎縮，高口蓋，表情筋のたるみ，下顎偏位などの影響を受ける．また，日常生活の中で，①食形態の変化により固い食物を噛むことが減ることで咀嚼能力が低下する，②抗重力姿勢保持時間の減少および不良姿勢持続時間の延長により抗重力伸展活動が低下したり左右差が増強したりする，③家族構成の変化や地域住民同士の関係性が薄くなることも影響して1日の中での会話量が減少する，

表1　口腔・嚥下機能に関与する身体部位

	機能	部位
神経系	食物認知，摂食・嚥下指令，反射	摂食中枢・嚥下中枢・運動制御系，脳神経
口腔	食物摂取，咀嚼，構音機能，唾液分泌	顔面筋，口唇，舌，口蓋，歯，下顎
頸部	嚥下機能	咽頭，喉頭，嚥下筋群
体幹	呼吸，姿勢保持，消化吸収，排泄機能	胸郭，脊柱，抗重力筋，コア筋，腸管

表2　口腔・嚥下機能低下の要素

口腔機能低下の要素
①歯
②舌・口蓋・下顎の運動機能
③唾液分泌機能
④口腔・咽頭内感覚機能
嚥下機能低下の要素
①食塊形成：舌運動，下顎の咀嚼運動，唾液分泌
②嚥下圧産生：舌圧，舌根後退，咽頭収縮，鼻咽腔閉鎖
③気道防御：声門閉鎖，喉頭挙上に伴う喉頭蓋閉鎖
④食道入口部開大：喉頭前上方挙上

などの場面がみられ，①と②により舌運動や咀嚼運動能力の低下，③により唾液分泌や構音機能低下につながると考えられる．

　嚥下機能は，加齢による喉頭位置低下や，口腔咽頭感覚低下が引き起こす嚥下タイミングのずれによる誤嚥や，不良姿勢および前頸部の筋群の機能低下，呼吸機能低下などによる嚥下運動障害の影響を受けやすい．また，医療機関における一時的な処置として行われる絶食期間（経管栄養）に摂食嚥下経験が途絶し，その後の継続的な嚥下機能低下の原因となりやすい．

2．予防を必要とする理由

　口腔機能低下および嚥下機能低下は，摂食時間の延長や摂食可能な食物形態の限定，水分摂取への不安，コミュニケーション能力の低下を招き，QOLを低下させるだけでなく，低栄養や脱水の原因ともなり得るためきちんとした対応が必要である．また，誤嚥性肺炎は，わが国の死亡原因の3位となった肺炎の大半を占める病態であるにもかかわらず，日々の食事の中で誤嚥を繰り返していても，改善意識が低く，徐々に代償的手段をとり，問題意識に上らないことが多いことも予防教育を強化していく必要性が高い理由である．誤嚥性肺炎の予防は，国民の生命を守り，経管栄養に頼らない健康寿命の延伸のために不可欠であることを強く認識する必要がある．

　これらのことから，口腔・嚥下機能低下の予防は，誤嚥性肺炎から生命を守り，適切な栄養・水分摂取の維持により健康状態を保持し，話す楽しみや食べる楽しみを保持して社会性を維持し，生きがいのある生活を送るために重要な因子であるといえる．

　理学療法士は，不良姿勢や抗重力伸展活動の低下が，口腔・嚥下器官の位置変化および嚥下運動障害の原因となり得ることを認識したうえで，廃用予防のための運動指導を行う必要がある．また，姿勢とともに呼吸機能低下も呼吸補助筋過活動や呼吸パターンと嚥下タイミングとの関係で嚥下機能に影響を与えることを認識して，呼吸への指導を行うとより効果的である．

3．予防のための評価

1）口腔機能低下の評価（表3，4）

　歯の状態や口腔運動能力の低下，口腔内衛生状態をチェックしておき，咀嚼や食塊の移送などの嚥下機能低下につながる面と誤嚥性肺炎のリスクについて把握しておく必要がある．

　①歯の状態：残存歯数（80歳で20本が目標値），義歯適合度．
　②口腔運動能力：舌圧，咀嚼力，風船膨らまし，構音明瞭度，食形態の変化（咀嚼必要度）．
　③口腔内衛生状態：口腔乾燥，口臭．

表3 口腔・嚥下運動についての理学療法評価項目

口腔・嚥下運動評価項目	判断基準
喉頭の前上方挙上量	唾液嚥下時の喉頭挙上が1横指以上か
反復唾液嚥下テスト（RSST）	30秒間で何回唾液嚥下できるか
相対的喉頭位置	下降≧0.41，上昇≦0.34（高齢者の場合）
舌骨上筋筋力（GSグレード）	3以下で低下
舌圧	20 kpa以下
音声・構音障害	開鼻声（軟口蓋挙上不全），湿性嗄声（声門上侵入），カ行（奥舌挙上），タ行・ラ行（舌音）

2）嚥下機能低下の評価（表3）

物性の違う物の嚥下能力，嚥下運動の大きさや運動のしやすさに影響を与える要素，食事時に生じる嚥下機能低下の影響や誤嚥状況について評価する．

①嚥下物の種類ごとの嚥下能力：反復唾液嚥下テスト（RSST），改訂版水飲みテスト，食物テスト．

②嚥下運動要素：喉頭挙上距離，舌骨上筋筋力（GSグレード），相対的喉頭位置．

③食事の観察：食後の湿性嗄声，嚥下時のむせ，食事時間延長，食形態変化，嚥下困難感．

3）口腔・嚥下機能低下予防のための教育場面における確認方法の実際

＜質問＞「『はい』か『いいえ』で答えてください」

①お茶や食事のときにむせることがある ⇩ 誤嚥（水分のみなら嚥下反応遅延の疑い）

②飲み込みにくさを感じることがある
　1回で飲み込めず複数回嚥下しやすい　　⇩ 嚥下圧低下や食道入口部開大不全の疑い

③最近硬いものを食べるのが億劫になった ⇩ 咀嚼力が低下（歯牙，歯茎，下顎）

④最近食事に時間がかかるようになった ⇩ 咀嚼および舌による口腔内移送力が低下

⑤食事の後にガラガラ声になる ⇩ すでに声門上侵入しており，嚥下後誤嚥の危険あり

⑥呂律が回りにくくなってきた ⇩ 舌運動の協調性低下（ラ行音を反復させてチェック）

⑦口ゆすぎがきちんとできない ⇩ 口唇，舌，頬などの協調した複合運動低下

⑧最近口が乾き，口臭が気になる，舌苔がある（舌表面が白い）⇩ 唾液分泌不足
　　　　　　　　　　　　　⇩ 口腔内細菌叢で悪玉菌増殖 ⇩ 誤嚥性肺炎の危険

＜嚥下の確認＞

「指を喉仏の上に横に置いて，唾を飲み込んでみましょう」

　⇩「喉仏が指1本分乗り越えて上に上がらなかったら，嚥下運動が十分ではありません」

「次に30秒間で何回唾を飲み込むことができるか試してみましょう」

　⇩「3回以上できなかった人は嚥下障害がある可能性が高いので，注意が必要です」

表4　口腔機能自己チェックシート

①から⑪まであてはまる方に○をつけて下さい.		
①固いものが食べにくいですか	1.　はい	2.　いいえ
②お茶や汁物等でむせることがありますか	1.　はい	2.　いいえ
③口がかわきやすいですか	1.　はい	2.　いいえ
④薬が飲み込みにくくなりましたか	1.　はい	2.　いいえ
⑤話すときに舌がひっかかりますか	1.　はい	2.　いいえ
⑥口臭が気になりますか	1.　はい	2.　いいえ
⑦食事にかかる時間は長くなりましたか	1.　はい	2.　いいえ
⑧薄味がわかりにくくなりましたか	1.　はい	2.　いいえ
⑨食べこぼしがありますか	1.　はい	2.　いいえ
⑩食後に口の中に食べ物が残りやすいですか	1.　はい	2.　いいえ
⑪自分の歯または入れ歯で左右の奥歯をしっかりとかみしめられますか		
1a.　どちらもできない　　1b.　片方だけできる　　2.　両方できる		
(1a, 1b) のいずれかがある場合は口腔機能低下の可能性が高く, 注意が必要です.		

(介護予防マニュアル改訂委員会, 2012)[1]

4．予防のための理学療法

1）予防のための取り組みの現状

　これまで, 口腔機能低下に対して日本口腔ケア学会は, 口腔機能向上マニュアルを公表して歯科医などが地域で働きかけてきた. 単に口腔内の清潔保持のみではなく, 口腔内の運動や感覚機能に対するアプローチの必要性が認識されて, 機能的口腔ケアが普及してきている. 姿勢と下顎偏位との関連性や舌運動との関連性が考えられてきているため, 理学療法士は姿勢に対するアプローチを行いながら, 下顎運動や舌運動, 呼吸運動との関連性を考えた機能低下予防のためのアプローチを行うことができる.

　また, 嚥下機能低下に対しては, 嚥下障害が潜在化している状態でのチェック機能はなく, 嚥下障害者が退院して在宅生活を行う中でも経時的に嚥下機能をチェックし, 機能低下の予防を図る取り組みは不十分であった. このため, 経管栄養で在宅に帰った後に経口摂取が可能になっても経管栄養のまま過ごしている場合や, 毎日誤嚥しているのに適切な摂食方法を検討される機会がなく, 脱水や低栄養, 誤嚥性肺炎を発症して亡くなってしまうケースも少なくない状況である. さまざまなライフステージや対象者に予防という面で接する機会がある理学療法士が嚥下機能についての知識を身に付け, 地域の中で嚥下機能低下の予防を行い, 誤嚥している場合には適切な対応ができるようになることは急務である.

　さらに, 一般的な予防体操も健常高齢者全員にとってよいものであるが, これからの予防は, 国民自らが危険の徴候についての知識を持ち, 自分の状態に合った方法を選択でき, その経時的変化を管理できるようになることが自助として望ましいと考えるべきである.

2）口腔・嚥下機能低下に対する予防理学療法の実際

　地域在住高齢者の中にも, すでに日常生活の中で誤嚥して誤嚥性肺炎の一歩手前の場合

図1 口腔・嚥下機能低下のチェック方法

表5 口腔・嚥下機能低下の予防方法

があるので，まずは危険性の高いレベルの人をスクリーニングして抽出し，予防策を指導する．

　図1に示すように，日常でみられる症状と病態との関係を示したうえで，対応策を提示する．また，毎日取り組める口腔機能および嚥下機能低下についての予防方法と基盤となる全身状態低下の予防方法について，整理して教育することも大切である（表5）．

（1）唾液誤嚥，気道侵入に対する誤嚥性肺炎の予防法（図2）

　誤嚥した物をすぐに排出できるように，自己排痰方法（ハッフィング，随意的咳，スクイージングなど）を指導する．呼吸機能自体も向上させておくためには，大きく上肢を振り回す，背筋を伸ばして腕を後方に広げて胸を張るなどの胸郭拡張運動や呼気を強めるための風船膨らまし，ストローでコップの水をブクブクと吹かせるなどの簡便に行うことができる方法を指導する．

（2）口腔内衛生状況低下の予防法（図3）

　唾液は口腔内細菌叢を正常化するために欠かせないものである．また，口呼吸の者は誤

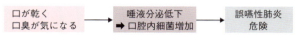

| 日頃痰が絡みやすい
食後にガラガラ声になる
よく微熱が出る | → | 唾液誤嚥疑い
声門上侵入
気道侵入疑い | → | 誤嚥性肺炎
危険 |

～そんなあなたは，まずきちんと痰を排出しよう～

〈ハッフィング〉
ゆっくり息を吸った後，短く強く声を出さずに「ハッ，ハッ，ハッ」と数回息を吐くことを繰り返す⇨絡んだ痰が出やすくなる.

〈咳払い練習〉
お辞儀をして胸を手で締めながら，喉の奥を絞るように力を入れて咳払いをする.

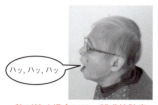

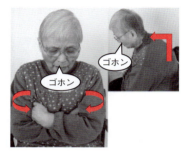

熱が続く場合には，誤嚥性肺炎かもしれない.
きちんと病院に行く.

図2　誤嚥が生じている場合の対処法
※写真掲載にあたり，本人の了承を得ている（図2～5すべて）.

| 口が乾く
口臭が気になる | → | 唾液分泌低下
➡ 口腔内細菌増加 | → | 誤嚥性肺炎
危険 |

～そんなあなたは，口腔ケアが大切～

きちんと食事前にも口の中をきれいにしよう.

〈口腔ケア〉
①入れ歯は，必ずブラシでこすってきれいにする.
②舌の表面が汚れていたら，舌ブラシで軽くこする.
③お茶などで口の中を時間をかけてゆすぐ.

〈唾液腺マッサージ〉
唾液腺はもみあげの下とえらの内側にあるので手でマッサージして唾液を分泌させる.

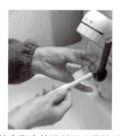

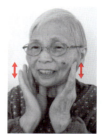

図3　口腔内衛生状況低下の予防法

嚥性肺炎になりやすく，口腔乾燥とも関係している．理学療法士であっても，正しい口腔ケアの知識を身に付け，口腔内の清潔が保持された状態で嚥下への対応を行うことが必要である．

　口腔乾燥した場合に，水分を摂って潤そうとする対処法がよく取られるが，水分はすぐに蒸発して改善につながらない．口の渇きを感じたら唾液腺マッサージを行うことを習慣化させたい．刺激しやすく全体の9割以上の唾液を産生する耳下腺と顎下腺を同時に刺激する方法が最も効率がよい．義歯の手入れについては，洗浄剤に入れるだけの場合が多いが，ブラッシングしてプラーク（歯垢）を破壊しないと効果がない．また，近年，プラークの歯周病菌は脳卒中や心筋梗塞の原因となり，糖尿病と相互作用して悪化することが指摘されていることについても指導しておく必要がある．さらに，悪玉菌は舌苔に多いので，舌が白く見える場合は舌の表面を軽くブラッシングすることを勧める．日本人は食後によく緑茶を飲む習慣があるが，茶カテキンは善玉菌を殺さずに悪玉菌を除菌する作用

```
食事に時間がかかる        歯の咬合不良
呂律が回りにくい    →    舌運動不良    →    口腔機能低下
食べにくいものが増えた
```

〜そんなあなたは，顎と舌の運動が必要〜

〈チェック〉
①入れ歯は合っているか？：歯科医に相談しよう．
②オーラルディアドコキネシス：パ・タ・カを1音ずつ繰り返し発音できるか？
⇨75歳以上では通常5回/秒，下限3回/秒.　※スマホアプリ「口から健康アプリ（桐生市医師会，アイ・エス・プライム社）」で計算可

〈対処法〉
歯にくっつきにくいガムを噛んで鍛える〔例：フリーゾーン®（ロッテ）〕.
舌運動練習.

〈筋力強化〉

口腔内イメージ

市販の舌運動器具
ペコぱんだ®（JMS社）
舌で突起を押しつぶす.

〈舌協調運動練習〉

ボタンなめ練習：紐のついたボタン
を左右に舌で動かす.

〈舌反副運動練習〉

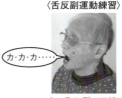
カ・カ・カ……

オーラルディアドコ
キネシス

図4　口腔内運動機能低下の予防法

```
お茶や水分でむせる        舌根挙上不全        早期咽頭流入嚥下中誤嚥
食事でむせる      →    喉頭蓋閉鎖不全  →    声門上侵入

飲み込みにくい            喉頭挙上不全
喉が詰まりやすい  →    咽頭収縮不全  →    嚥下後誤嚥
1回で飲み込めない
                                            嚥下機能低下
```

〜そんなあなたは，嚥下体操が必要〜

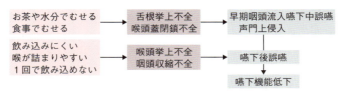

〈頸部可動域練習〉
頸部運動：ゆっくり大きく首を回す.

〈舌骨上筋強化〉

開口運動
大きく口を
開ける.
10回.

顎引き抵抗運動
顎を強く引き自分
の指で邪魔をする.
5回.

〈咽頭収縮筋強化〉

舌前方位保持嚥下
舌を上下の歯で軽く
挟み，唾液を飲む.
5回.

〈肩甲骨体操〉
体の横で背筋を
伸ばしてバンザイ
した手を下げる.

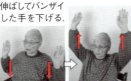
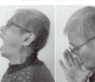

図5　嚥下運動機能低下の予防

があるため，ジェル状のものを使って口腔内に留めて除菌することも大切である．

　これらの口腔ケアは，すでに誤嚥が疑われる場合には，食後だけでなく食前に，また就寝前に行うことが重要であることを指導する．

（3）口腔内運動機能低下の予防法（図4）

　食塊形成や構音に問題が生じてきたら，舌運動や咀嚼運動が低下してきたサインである．舌運動は，可動性や筋力，協調性や運動速度などの要素を考えて評価し，指導する．可動性については，舌の挺出や左右移動距離が少ないようであれば，それを運動課題として指導する．また，筋力については，市販のペコぱんだ®（JMS社）などで舌口蓋閉鎖力

の向上を図り，舌協調運動については，糸付きボタンを口腔内でなるべく早く左右移動するといった口腔内感覚をフィードバックに使いながらの運動練習が簡便である．また，運動速度については，舌音である「タ・カ・ラ行」音をなるべく早く反復させるオーラルディアドコキネシスがよい運動課題になり，無料スマホアプリである「口から健康アプリ」（群馬県桐生市医師会）を使えば，評価をしながらゲーム感覚で練習することが可能である．

咀嚼運動については，唾液産生にもつながるので歯に付着しにくいガムを噛むことを推奨し，左右差を減らすように咀嚼側を左右に振り分けながら噛むように指導する．

（4）嚥下運動機能低下の予防（図5）

嚥下時に誤嚥する場合はもちろん，むせのない誤嚥もあることを念頭に置いて，嚥下困難感や複数回嚥下がないかチェックして，日常のお茶や食事の際の変化に気付くことができるように質問票でチェック項目を指導する．

舌骨や喉頭の位置は，下顎，頸部および肩甲帯の状態に影響を受けやすいので，頸部可動域運動や肩甲骨体操を行い喉頭や肩甲骨の位置を修正し，嚥下筋の運動性を高める準備を行う．直接的に嚥下時の喉頭挙上運動を行う舌骨上筋前方要素は，顎引き抵抗運動や開口運動で効率よく強化することが可能である．また，嚥下圧を産生するために必要な咽頭収縮力の強化については，舌を軽く前歯で噛んだ状態で唾液を飲み込む舌前方位保持練習で行うことができる．

（5）口腔・嚥下機能低下に対する予防理学療法を行う際の留意点

前述の運動指導を行う際に，筋力強化が必要であれば過負荷の原則が適用されて負荷強度の設定が重要となり，筋持久力改善が必要であれば運動回数の設定が重要となることは，通常の筋に対する運動療法の原理と同様である．運動療法の専門家である理学療法士が，舌運動や喉頭運動，下顎運動などに対する運動療法を運動学や運動生理学に基づいた適切な方法で指導することができるように，口腔機能や嚥下機能についての知識をきちんと身に付けて指導にあたる必要がある．また，予防のための理学療法を指導するうえでは，一般的な運動を指導するだけでなく，対象者自身が自分の状態に合っている方法なのかがわかり，継続性をもって自己管理できるように工夫して教育を行い，一般市民に常識的な知識として浸透するように啓発できたか，さらに誤嚥性肺炎の発症率が低下するという結果につながる取り組みができたかが重要であることを認識したい．

（吉田　剛）

文献
1）介護予防マニュアル改訂委員会編：口腔機能向上マニュアル．介護予防マニュアル改訂版，厚生労働省，2012.

4-⑤ 呼吸機能低下

本項のかなめ

❶ 立位に比べ臥床は，肺気量位が減少して気道が狭くなるうえ，肺内血流量が変化して換気血流比が悪化して，呼吸機能が低下することがある．

❷ 安静臥床により胸郭の可動性や呼吸筋力が低下し換気能力は低下する．

❸ 長時間の背臥位の継続により気道内分泌物が背側肺へ移動し，下側肺障害を引き起こす．

❹ 呼吸器の廃用の一次予防には禁煙，二次予防には早期離床，三次予防にはポジショニングや呼吸筋機能の維持などが重要である．

呼吸機能への安静臥床の影響として，一回換気量，分時換気量の減少，呼吸数の増加が挙げられる．また，気道内分泌物のクリアランスが低下し，無気肺や沈下性肺炎が引き起こされる[1, 2]．これらは臥位そのものが肺に与える影響の他，身体活動が減少することにより胸郭可動性や呼吸筋力が廃用の影響を受けることが原因である．また，長期臥床状態に多い医療・介護関連肺炎（nursing and healthcare–associated pneumonia；NHCAP）[3]，院内肺炎（hospital–acquired pneumonia；HAP）は生命予後の観点からその予防が重要である．

1. 臥床が呼吸機能へ与える影響

1）肺気量位の変化

座位や立位などの upright 姿勢から背臥位に姿勢が変化すると，肺気量位には大きな変化が起こる．背臥位になると内臓の重さにより横隔膜は胸腔へ伸展される．その結果，機能的残気量（functional residual capacity；FRC）は減少する[4]．これは安静換気の呼吸基準位が減少し肺が縮小することを意味する．全肺気量も減少するが，これは肺内血液量の増加により（後述）肺胞が縮小することが原因である．そのため肺活量もわずかに減少する（図1）．

2）血流の再分配

立位では，静水圧的影響により血液は下肢にシフトし，肺内血液量は逆に減少する．しかし臥位では，下肢に分配されていた血液が頭側に移動するため肺内血液量も増加する．このように背臥位では肺実質内の血液量の増加により含気量が減るため，全肺気量も肺活量も減少する．こうした変化は心不全患者には負の影響を及ぼし，左心不全による肺うっ

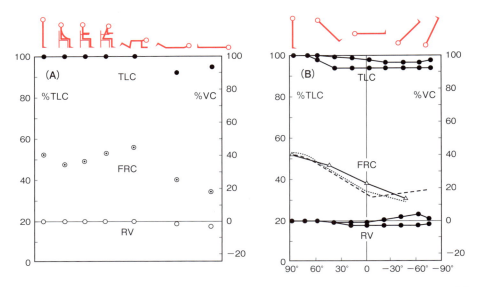

図1　さまざまな姿勢と身体傾斜角度での肺気量　　　　　　　　　　（Agostoni et al, 1964)[4]

図説は筆者）姿勢によって機能的残気量（FRC）が変化するのは主に重力による内臓の重さによるもの，
全肺気量（TLC）の変化は肺への血液配分の変化によるものである．

血を悪化させる．

3）末梢気道の閉塞

　この肺気量位の変化は末梢気道に影響を与える．もともと末梢気道の太さは肺気量に依存し，高い肺気量位（最大吸気位）では肺胞や末梢気道は拡張しているが，低い肺気量まで呼出すると肺胞や気道が縮小しやがて閉塞する（**図2**）．この最大吸気位から呼気位までゆっくり吐き出したときに末梢気道の閉塞が始まる肺気量位を，クロージングボリュームとよぶ[5]．背臥位ではFRCが減少し（立位時よりも呼出状態になる），安静呼気位がクロージングボリュームに近づく．クロージングボリュームは加齢によって増加するため，44歳以上では背臥位になると，65歳以上では立位でもFRCよりクロージングボリュームが高くなる[6]．このような機序により背臥位では末梢気道が閉塞しやすいので，長期臥床状態では無気肺が発生しやすい．

4）肺内血流量の変化

　立位では肺の高さは約30 cmにもなるため，肺尖部と肺底部には背臥位に比べると大きな静水圧的な圧格差が発生する．肺内血流分配はその影響を大きく受ける．肺動脈圧は約15〜30 mmHg（≒20〜40 cmH$_2$O）であるため，肺尖部の血流は減少し血流の多くは肺底部へ分配される．一方，横隔膜に近い肺底部の換気量は肺尖部に比べると大きいため，血流分配と換気の多少が一致し，肺全体としてはガス交換効率がよい（換気血流比一致）．しかし背臥位になると，血流分配は大きく変化する．肺底部は血流があまり変化しないが，肺尖部は大幅に血流が増加し，その結果，頭尾方向には血流分布は均一になる．しかし，肺の腹側よりも背側へ血流が分配され[7]，背臥位では換気量の多い部分と血流量が多い部分の一致が少なくなるためガス交換効率は悪くなる〔換気血流比不均等（**図3**）〕[8]．座位／立位から背臥位に変化させると，肺気量の減少に伴う末梢気道の閉塞も加わり動脈血酸素分圧（arterial oxygen tension；PaO$_2$）は減少する[9]．

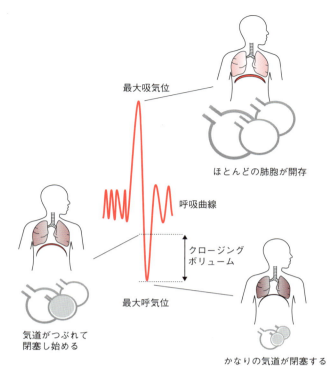

図2　低肺気量位での末梢気道閉塞とクロージングボリューム

最大吸気位

ほとんどの肺胞が開存

呼吸曲線

クロージング
ボリューム

気道がつぶれて
閉塞し始める

最大呼気位

かなりの気道が閉塞する

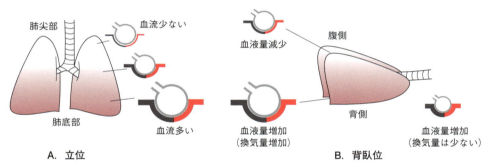

肺尖部

血流少ない

肺底部

血流多い

A．立位

腹側

血液量減少

背側

血液量増加
（換気量増加）

血液量増加
（換気量は少ない）

B．背臥位

図3　肺内血流量の重力による影響
背臥位になると，換気量の少ない肺尖部にも血流が分配される．そのため，肺全体のガス交換効率が悪化する．
さらに腹側より背側に血流が分配されるが，気道内分泌物が背側へ沈下するとガス交換効率はさらに悪化する．

2．安静臥床の呼吸器系への影響

1）胸郭の可動性の低下

　廃用による影響により胸郭の可動性は低下する．四肢の関節同様に，長期臥床により呼吸筋や関節包，靱帯などの短縮により胸郭にも可動域制限が起こる．長期臥床による呼吸器系のコンプライアンス（柔らかさ）の変化を直接測った研究はないため，加齢による胸郭のコンプライアンスの変化から説明する．胸郭のコンプライアンスは加齢とともに減少し，肺気量と胸郭の収縮圧の関係で描出される静的圧－容量曲線は右下にシフトし，緩や

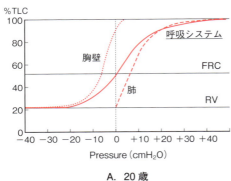
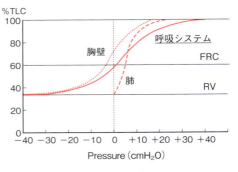

A. 20歳 B. 60歳

(小川, 2011)[10]

図4　若年者および高齢者の圧−容量曲線
図説は筆者）若年者（A. 20歳）および高齢者（B. 60歳）の呼吸器系の圧−容量曲線を示している．横軸は圧（cmH_2O），縦軸は％全肺気量（％TLC）を示している．機能的残気量（FRC）は胸壁の弾性拡張圧と肺の弾性収縮圧が平衡する肺気量位（呼吸器系の圧−容量曲線上，0 cmH_2O）である．若年者に比べ，高齢者では，胸壁はコンプライアンスが減少し，圧−容量曲線は右下へシフトし，肺はコンプライアンスが増加し，圧−容量曲線は左上へシフトする．ただし長期臥床の場合は，肺のうっ血，気道内分泌物の貯留により肺コンプライアンスはむしろ低下する．

かなスロープとなる[10]．そのため最大吸気位と最大呼気位の格差，すなわち肺活量は減少する（**図4**）[10]．

2）呼吸筋弱化

　呼吸筋は四肢の骨格筋と異なり不動になることがないが，それでも臥床状態が続けばその機能は低下する．吸気筋力はおおむね 90 〜 100 cmH_2O 程度，呼気筋力は 70 〜 130 cmH_2O 程度であるが[11]，呼吸器系の弾性収縮圧から換算される吸気時の必要収縮圧は安静換気ならわずか 5 〜 10 cmH_2O であり，最大吸気位でも 40 cmH_2O 程度の呼吸筋収縮力しか動員されない．さらに呼気にいたっては，呼吸器系の弾性収縮圧のみで行えるため呼気筋の活動は不要である．したがって安静換気だけでは呼吸筋力を維持できない．臥床では動員される呼吸筋はさらに少ないため，臥床状態が長期にわたれば呼吸筋弱化が起こりやすい．ただし，長期臥床が呼吸筋力へ与える影響に関する直接的な研究はなく，そのエビデンスは十分ではない．間接的な研究としては術前後の呼吸筋力や肺活量の変化に関する検討がある．それらの研究によれば，術後は廃用に加え疼痛や術後の麻酔の影響で呼吸筋力や肺活量が著しく低下する[12]．

3）肺活量の減少

　肺・胸郭のコンプライアンスや呼吸筋力は肺活量に影響を及ぼす．最大吸気位は肺・胸郭の弾性収縮圧に抗じる吸気筋力，最大呼気位は胸郭の弾性拡張圧に抗じる呼気筋力により決まる．長期臥床により肺・胸郭のコンプライアンスが低下し呼吸筋力が低下すると，肺活量は減少する．長期臥床の研究としては Saltin ら[13] の成果が有名であるが，21 日程度の臥床では肺活量や努力性肺活量などの肺機能には影響がなかった．しかしながら，113 日の長期臥床により肺活量が減少した[14]．一方，手術も肺活量を減少させる．上腹部への手術では術後−60％まで肺活量が減少するが，その回復は 7 日を経過しても続く[15]．これは手術侵襲による疼痛や麻酔の影響で呼吸筋の活動が不十分となることだとも考えられる．

4）咳嗽力の低下

咳嗽（がいそう）は，腹圧（気道内圧）を高めた後に急激に声門を開放して強く速く呼出する運動である．背臥位では吸気筋弱化があると腹部臓器の重さにより咳嗽に必要な吸気量が十分に得られず咳嗽力が低下する[16]．神経筋疾患の検討では呼吸筋力と咳嗽力とには関連があるが[17]，長期臥床により呼吸筋力が低下すれば咳嗽力が低下する．この咳嗽力の低下は気道クリアランスに影響を及ぼす．

5）呼吸パターンの変化

胸郭の可動性が低下すると分時換気量を維持するためには，一回換気量を増加させる必要がある．しかし堅くなった肺・胸郭を拡張させるためには呼吸筋の強い収縮が必要となるため，一回換気量を維持するよりも呼吸数を増やすことで分時換気量を維持するほうがエネルギー効率はよい．そのため長期臥床では浅く速い呼吸パターン（浅速呼吸）になりやすい[18]．

6）下側肺障害

背臥位になると機能的残気量が減少し気道が閉塞しやすくなる．座位，立位になる機会があれば，背臥位によって1度閉塞した気道でも再び開通することができる．しかし臥床が続くとこの気道が開通する機会は失われ，また体動が少なかったり呼吸筋力の低下により咳嗽力が低下したりすると，下側肺に移動した気道内分泌物が末梢の気道を閉塞して無気肺を形成する．

この気道内分泌物は肺炎の発生にも関与する．気道内分泌物は常に生成されており，気管内の絨毛細胞によって口腔へ運ばれる．しかし臥床が続くと，絨毛運動の機能低下や咳嗽力低下も加わり気道内分泌物は重力により下側肺（背臥位の場合は上肺底区や後背底区）へ移動する．この気道内分泌物が貯留すると，細菌が増殖して炎症の原因となることがある（沈下性肺炎）．下側肺は重力の影響で血流分配が多いので，この部分に無気肺や炎症が起こると酸素化が悪化する．これらの病態は下側肺障害ともよばれる[19]．

7）最大換気量の減少

スパイロメトリーで得られる最大の換気能力を最大換気量（maximal voluntary ventilation；MVV）とよぶ．MVV は性別や年齢の他，気道抵抗（気道の太さ），呼吸筋力にも影響を受ける．呼吸筋力弱化は MVV を低下させるため，臥床が続くと MVV は低下する．通常，漸増運動負荷試験において，ピーク時に観測される最大分時換気量は MVV より低いことから，運動制限因子として換気の影響は小さい．しかし臥床によって MVV が大きく低下すれば，換気能力の低下は運動制限因子ともなり得る．

3．呼吸器系合併症の予防と対策

1）一次予防とその対策

呼吸機能障害，特に慢性閉塞性肺疾患（chronic obstructive pulmonary disease；COPD）

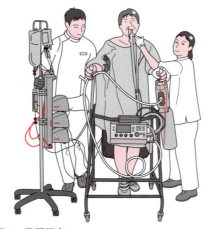

図5　早期離床
人工呼吸器下での歩行練習. 理学療法士が歩行介助を
行い, 看護師が人工呼吸器の管理を行っている.

は喫煙によって引き起こされる. COPD は気道閉塞を反映する一秒量（$FEV_{1.0}$）や一秒率（$FEV_{1.0\%}$）が低下する. $FEV_{1.0}$ は加齢によっても減少するが, 喫煙によりその減少量は大きくなり, たばこの感受性が高いものは気道閉塞による影響が 50 歳代から出現し, COPD へ進展していく. COPD は外科術後の肺合併症や肺炎の強いリスクファクターとなり, 生命予後に大きく影響を及ぼす. 一方, 早期に禁煙をすると $FEV_{1.0}$ の減少率は穏やかになり, 生涯を通して気道閉塞の影響が出現しない[20]. また, 喫煙者であっても外科術前には禁煙が強く勧められる. これは禁煙は慢性的な気道内分泌物を減らし, 術後肺合併症の発生を抑制するからである.

2）二次予防とその対策

　術後や高度な侵襲的治療後に早期に離床（早期離床）を進めていくことを early mobilization とよぶ（図5）. これは単に他動的に関節運動を行うことではなく, 自動的に活動的に身体活動を行い, ベッドから離れることが主たる意味である. Early mobilization には肺合併症の予防の他に, 神経筋の合併症の予防, せん妄の改善, 人工呼吸器からの離脱, QOL 改善の効果がある[21, 22]. 治療的安静が解除されれば, ベッドの背もたれ機構を利用したヘッドアップや端座位から, 立位, 歩行へと活動性を高めていくことが呼吸器系合併症や廃用の予防の観点から重要である. 急性期においても early mobilization は対象者に適切な基準を設けることで安全に実施可能である[23].

　人工呼吸器を用いた換気維持の際には人工呼吸器関連肺炎（ventilator-associated pneumonia；VAP）が問題になることがある. 医学的な理由から臥床を余儀なくされる場合, VAP の予防にはセミファーラー肢位によるヘッドアップ肢位での管理が有用である[24].

　胸部外科術後や長期臥床では気道内分泌物の増加, 咳嗽困難などにより下側肺障害が起こることがある. 座位や立位などの能動的な離床が困難な場合は, まずはポジショニングが必要である（図6）. 気道内分泌物の下側肺への移動や無気肺による下側肺障害においては, 原則障害側肺を上にしたポジショニングがとられる. 下側肺障害がある場合は腹臥位をとることが望ましいが, 肢位の制約がある場合はシムス（Sims）肢位（半腹臥位）

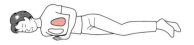
A. 障害肺を上にした肢位

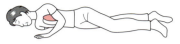
B. シムス肢位

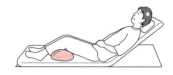
C. セミファーラー肢位

図6　ポジショニング交換の例

が腹臥位の代用として用いられる．これらは急性期のみならず，脳血管障害や遷延性意識障害などにより長期臥床が強いられている慢性期においても有効である．

3）三次予防とその対策

　廃用による胸郭の可動性低下には徒手的な胸郭可動域運動や呼吸筋ストレッチ体操などが有効である．対象者がセルフエクササイズとして行う呼吸筋ストレッチは胸郭の可動性が向上する[25]．

　廃用症候群により呼吸筋機能が低下した場合，呼吸筋トレーニングや咳嗽練習が必要となることもある．換気能力の観点からは吸気筋が，咳嗽力の観点からは呼気筋が呼吸筋トレーニングの対象となる．呼吸筋弱化による換気能力低下を伴う持久性体力の低下に呼吸筋トレーニングが単独に用いられることもある．しかし，多くの場合は換気制限よりも循環や下肢筋機能による運動制限の影響のほうが強いため，まずは歩行やエルゴメータなどによる全身運動を中心に行い，必要に応じて呼吸筋トレーニングも追加する．

（解良武士）

文献

1) Teasell R, Dittmer DK：Complications of immobilization and bed rest. Part 2: Other complications. *Can Fam Physician* **39**：1440-1442, 1445-1446, 1993.
2) 解良武士：第6章廃用症候群の予防．図解 自立支援のための患者ケア技術（潮見泰蔵・他編），医学書院，2003，pp74-87.
3) 小宮山謙一郎，金澤 實：超高齢化社会における肺炎マネージメント．最新医 **69**：895-902, 2014.
4) Agostoni E, Mead J：Statics of the respiratory system. In: Handbook of Physiology, Fenn W, Rahn H（eds），American Physiological Society, Washington DC, 1964, pp387-409.
5) 加藤幸子，高井大哉：クロージングボリューム測定．臨検 **60**(2)：202-209, 2016.
6) Leblanc P et al：Effects of age and body position on "airway closure" in man. *J Appl Physiol* **28**(4)：448-451, 1970.
7) 高橋哲也：姿勢を変えると息が苦しい．考える理学療法 内部障害編（丸山仁司・他編），文光堂，2008，pp188-195.
8) 西野 卓：呼吸生理の基礎と臨床．日臨麻会誌 **28**(5)：711-721, 2008.
9) Ward RJ et al：Effect of posture on normal arterial blood gas tension in the aged. *Survey Anesthesiology* **10**(6)：582, 1966.
10) 小川浩正：エイジングによる呼吸機能の変化．呼吸と循環 **59**(6)：559-564, 2011.
11) 解良武士：呼吸筋力の特性．理療科 **16**(4)：231-238, 2001.
12) Kulkarni SR et al：Pre-operative inspiratory muscle training preserves postoperative inspiratory muscle strength following major abdominal surgery – a randomised pilot study. *Ann R Coll Surg Engl* **92**(8)：700-707, 2010.
13) Saltin B et al：Response to exercise after bed rest and after training. *Circulation* **38**(5 Suppl)：Vii1-78, 1968.

14) Montmerle S et al：Lung function during and after prolonged head-down bed rest. *J Appl Physiol* （1985）**92**(1)：75-83, 2002.

15) Ali J et al：Consequences of postoperative alterations in respiratory mechanics. *Am J Surg* **128** （3）：376-382, 1974.

16) Badr C et al：The effect of body position on maximal expiratory pressure and flow. *Aust J Physiother* **48**(2)：95-102, 2002.

17) Tzani P et al：The value of cough peak flow in the assessment of cough efficacy in neuromuscular patients. A cross sectional study. *Eur J Phys Rehabil Med* **50**(4)：427-432, 2014.

18) 星 孝：慢性臥床例の呼吸機能と理学療法. 理療の歩み **26**(1)：20-28, 2015.

19) 岸川典明：術前・術後の呼吸リハビリテーション. 日呼ケアリハ学誌 **22**(3)：297-301, 2012.

20) Fletcher C, Peto R：The natural history of chronic airflow obstruction. *Br Med J* **1**(6077)：1645-1648, 1977.

21) Needham DM：Mobilizing patients in the intensive care unit: improving neuromuscular weakness and physical function. *JAMA* **300**(14)：1685-1690, 2008.

22) Morris PE：Moving our critically ill patients: mobility barriers and benefits. *Crit Care Clin* **23**(1)：1-20, 2007.

23) Bourdin G et al：The feasibility of early physical activity in intensive care unit patients: a prospective observational one-center study. *Respir Care* **55**(4)：400-407, 2010.

24) Drakulovic MB：Supine body position as a risk factor for nosocomial pneumonia in mechanically ventilated patients: a randomised trial. *Lancet* **354**(9193)：1851-1858, 1999.

25) Ito M et al：Immediate effect of respiratory muscle stretch gymnastics and diaphragmatic breathing on respiratory pattern. *Intern Med* **38**：126-132, 1999.

4-6 心血管機能低下

本項のかなめ

❶ 廃用による心血管機能低下は運動耐容能低下や起立性低血圧の原因であり，これらに起因する日常生活活動低下や身体活動量低下の予防が必要である.

❷ 廃用による心血管機能低下の予防のため，心血管機能ならびに運動耐容能の評価にもとづいたリスク層別化を行い，身体活動の増進や運動療法を実施することが重要である.

❸ 長期臥床を呈する症例では，血管機能低下を介した起立性低血圧のリスクを評価し，運動療法を開始することが勧められる.

1．廃用による心血管機能低下

本項では，廃用ならびに身体活動低下に伴う，心臓ならびに血管系の機能（心血管機能）低下について述べる．安静臥床に伴う廃用により運動耐容能の低下を招く．安静臥床に伴う運動耐容能低下の主要な要因は，毛細血管の減少や骨格筋への血流低下などの末梢機能低下に加えて，心拍数と 1 回拍出量から構成される心拍出量の低下である（**図 1**）．安静臥床による廃用により安静時ならびに最高心拍数は不変もしくは軽度上昇することから，安静臥床に伴う最高心拍出量低下は，主に 1 回拍出量の低下に起因する（**表 1**）．1 回拍出量はスターリングの法則に従い，左室拡張末期圧により規定される（**図 2**）．安静臥床による 1 回拍出量の低下には，循環血液量低下による左室拡張末期圧低下（≒前負荷低下），左室拡張能低下による左室拡張末期容量低下が関与している．一方，左室収縮機能の代表的な指標である左室駆出率は安静臥床により変化しないため[1, 2]，安静臥床によ

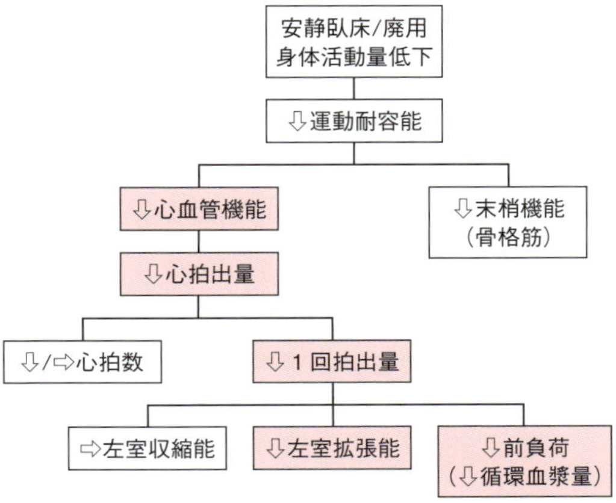

図 1　廃用に伴う心血管機能低下を介した運動耐容能低下の機序

表1　安静臥床による心血管機能の変化

	安静時	最大下運動負荷	最大運動負荷
心拍数 (heart rate：HR)	不変／上昇	上昇	不変
1回拍出量 (stroke volume：SV)	低下	低下	低下
心拍出量 (cardiac output：CO)	不変／低下	低下	低下
左室拡張末期容積 (left ventricular end- diastolic volume：LVEDV)	低下	低下	低下
酸素摂取量 ($\dot{V}O_2$)	不変	－	低下

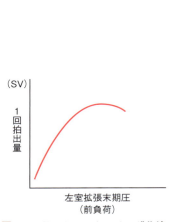

図2　フランク・スターリング曲線

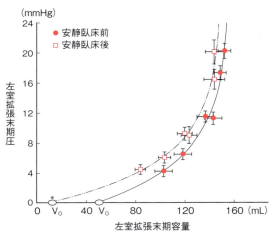

図3　左室圧容積曲線に対する安静臥床の影響

(Levine et al, 1997)[2]

　る1回拍出量低下には左室収縮機能の低下は関与していない．数日間の安静臥床により循環血漿量は15％程度の低下，2週間の安静臥床により左室末期拡張容積は14％程度の低下を認める[3]．同様にLevineらは，安静臥床による左心室の圧容積曲線の左方シフトを報告しており（図3），安静臥床による左室拡張機能低下を示唆している[2]．

　一方，低身体活動を呈する地域在住高齢者も同様に運動耐容能の低下を呈する．運動耐容能低下には，低身体活動に伴う筋肉量や筋力低下をはじめとする末梢機能の低下に加えて，左室拡張機能低下をはじめとする心血管機能低下の関連が示されている[4, 5]．また，長期間の安静臥床に伴う廃用により，起立時に末梢血管抵抗を上昇させる圧受容器反射の機能低下が生じる．そのため，廃用に伴う末梢血管機能の低下は，循環血液量低下と同様に，起立性低血圧の主要な要因となる[6]．廃用に伴う起立性低血圧は，安静臥床開始後3〜4日から出現することが示されており，高齢者や心血管疾患患者ではより早期から出現する[7]．高齢者では，廃用による心血管機能低下を介した起立性低血圧は，筋力低下やバランス機能低下と同様に転倒の危険因子となる．

2. 廃用による心血管機能低下を予防する理由

　廃用ならびに身体活動低下に伴う心血管機能低下は，運動耐容能ならびに起立性低血圧の主な機序である．そのため，廃用に伴う心血管機能低下を介した，運動耐容能低下や起立性低血圧，さらには，これらに起因する日常生活活動や身体活動量の低下を予防することはきわめて大切である．また，安静臥床に伴う起立性低血圧は，廃用による身体機能や日常生活活動の再獲得に向けた早期からの離床を阻害するため，廃用による心血管機能低下の予防は重要である．廃用による心血管機能低下を介した運動耐容能低下は，安静臥床後1カ月間は最も急激に進行する（−0.8〜0.9%／日）[1]．そのため，長期臥床が予想される症例においては，なるべく全身状態が安定した早期より心血管機能低下を介した運動耐容能低下の予防を目的としたリハが，早期自宅復帰もしくは早期社会復帰のためにも望まれる．同様に，地域在住高齢者においても低身体活動は心血管機能低下を介した運動耐容能低下ならびに心血管疾患発症率の上昇を招くことから，心血管機能低下予防を目的とした身体活動量の増進が重要となる[8]．

3. 心血管機能の評価

1）運動耐容能低下に関与する心血管機能の評価

（1）1回拍出量の評価（ドプラ法）
　血流量は血管の断面積と平均流速の積より求めることができる．左心室の左室流出路はほぼ円形なため，心臓エコーの断層像において流出路の直径を計測することで，左室流出路断面積が求められる．また，心臓エコーのパルスドプラ法により左室流出路における駆出血流波形から血流の平均流速が求められる．この左室流速路断面積と平均流速の積により1回拍出量が評価でき，得られた1回拍出量と心拍数の積より心拍出量が推定できる．

（2）循環血液量の評価
　循環血液量は，前負荷の主要な決定要因であるため，前負荷は循環血液量の評価として活用できる．中心静脈圧（右心房圧）は右心室から肺循環に対する前負荷，肺動脈楔入圧（左心房圧）は左心室から体循環に対する前負荷となる．中心静脈圧（2〜6 mmHg）は，カテーテルを右心房近傍の胸腔内大静脈へ挿入し測定する．また，肺動脈楔入圧（4〜12 mmHg）は，スワンガンツカテーテルによりバルーンを肺動脈内に膨らませたときに得られる圧より評価する．いずれの指標も集中治療室などで循環動態をモニタリングする際に得られる指標であり，一般病棟や自宅での評価は困難である．一方，心臓エコーにより下大静脈径と呼吸性変動からおおよそ中心静脈圧を推定し，非侵襲的に循環血液量の推移を評価することができる（表2）．

2）起立性低血圧の評価

　臥位より座位や立位へ姿勢を変化させると，静脈灌流量が低下することで心拍出量が低下する．通常は，この姿勢変化に伴う心拍出量の低下に対して，末梢血管抵抗の上昇ならびに心拍数の上昇が生じる．一方，長期間の安静臥床を余儀なくされた症例では，廃用に

表2　下大静脈（IVC）径と中心静脈圧（CVP）

IVC 径（mm）	呼吸性変動	CVP（mmHg）
< 15	> 50%	0〜5
15〜25	> 50%	5〜10
15〜25	< 50%	10〜15
> 25	呼吸性変動（−）	15〜20

伴う末梢血管機能低下のため，起立性低血圧，しばしば心拍数の急激な上昇を認める．一般に，臥位もしくは座位から立位への体位変換後3分以内に，①収縮期血圧20mmHg以上の低下，②収縮期血圧90mmHg未満に低下，または③拡張期血圧10mmHg以上低下が認められた際に起立性低血圧と診断される[9]．

4．心血管機能低下予防のための理学療法

　安静臥床ならびに低身体活動に伴う心血管機能低下予防に運動療法や身体活動増進は有用であり[10-13]，運動耐容能の低下予防，起立性低血圧の発症遷延もしくは予防効果が示されている[1, 7, 14]．

　運動様式としては，臥位での自転車エルゴメータ運動，大筋群や小筋群の等尺性運動などが報告されている．Shibataらは，75%最高酸素摂取量の運動強度における臥位での自転車エルゴメータ運動を毎日90分以上実施することにより，安静臥床に伴う心萎縮の予防ならびに左室コンプライアンスならびに左室拡張機能の維持，スターリング曲線の維持に有用であることを示している[12]．また，Dorfmanらも臥位でのトレッドミル運動により左室重量低下ならびに左室圧容量曲線の左方シフト抑制することを報告している[13]．これらのことから，運動様式にかかわらず，臥位での運動療法自体が，安静臥床に伴う心血管機能低下を介した運動耐容能低下の予防に有用と考えられている．しかしながら，いずれも健常成人が対象であり，長期間集中治療を要する重症ケア症例や低身体活動を呈する地域在住高齢者などを対象とした報告は皆無である．また，廃用や低身体活動に伴う心血管機能低下を介した運動耐容能低下を呈する症例では，身体機能や日常生活活動の改善を目的としたリハ，身体活動の促進ならびにQOL向上のため，運動耐容能の向上を目的とした有酸素運動やレジスタンストレーニングなどの運動療法が重要となる．

　運動療法単独では，運動耐容能の改善は認めるものの，廃用に伴う起立性低血圧の改善を認めない[12]．一方，血漿補充療法に加えて，臥位での運動療法を併用することにより，廃用に伴う起立性低血圧の予防に有用であることが報告されている[12]．また，廃用に伴う心血管機能低下を呈する症例に対して運動療法を実施する際には，特に起立性低血圧に留意する必要がある．急激な姿勢変換を避け，血圧低下，心拍数上昇などの他覚的な所見に加えて，意識レベルや気分不快などの自覚的な所見に著しい変化がないか否かをモニタリングしながら実施する必要がある．

（齊藤正和）

文献

1） Convertino VA：Cardiovascular consequences of bed rest: effect on maximal oxygen uptake. *Med Sci Sports Exerc* **29**：191-196, 1997.

2） Levine BD et al：Cardiac atrophy after bed-rest deconditioning: a nonneural mechanism for orthostatic intolerance. *Circulation* **96**：517-525, 1997.

3） Lee SM et al：Aerobic exercise deconditioning and countermeasures during bed rest. *Aviat Space Environ Med* **81**(1)：52-63, 2010.

4） Grewal J et al：Left ventricular function and exercise capacity. *JAMA* **301**(3)：286-294, 2009.

5） Boman K et al：Exercise and cardiovascular outcomes in hypertensive patients in relation to structure and function of left ventricular hypertrophy：the LIFE study. *Eur J Cardiovasc Prev Rehabil* **16**(2)：242-248, 2009.

6） Krasnoff J et al：The physiological consequences of bed rest and inactivity. *Adv Ren Replace Ther* **6**(2)：124-132, 1999.

7） Topp R et al：The effect of bed rest and potential of prehabilitation on patients in the intensive care unit. *AACN Clin Issues* **13**(2)：263-276, 2002.

8） Hegde SM et al：Cardiac structure and function and leisure-time physical activity in the elderly：The Atherosclerosis Risk in Communities Study. *Eur Heart J* **37**(32)：2544-2551, 2016.

9） 井上 博・他：失神の診断・治療ガイドライン（2012 年改訂版）．循環器病の診断と治療に関するガイドライン：http://www.j-circ.or.jp/guideline/index.htm.

10） Convertino VA et al：Restoration of plasma volume after 16 days of head-down tilt induced by a single bout of maximal exercise. *Am J Physiol* **270**：R3-R10, 1996.

11） Greenleaf JE et al：Work capacity during 30 days of bed rest with isotonic and isokinetic exercise training. *J Appl Physiol* **67**：1820-1826, 1989.

12） Shibata S et al：Supine cycling plus volume loading prevent cardiovascular deconditioning during bed rest. *J Appl Physiol* **108**：1177-1186, 2010.

13） Dorfman TA et al：Cardiac atrophy in women following bed rest. *J Appl Physiol* **103**：8-16, 2007.

14） Opdenacker J et al：A 2-year follow-up of a lifestyle physical activity versus a structured exercise intervention in older adults. *J Am Geriatr Soc* **59**(9)：1602-1611, 2011.

4 ⑦ 抑うつ

本項のかなめ

❶ 気分障害とは，躁うつ病，気分循環症，気分変調症など感情の変化を主徴とする精神障害の総称であり，気分あるいは感情の変化を基本障害とする疾患である．

❷ うつ病は，抑うつ気分，興味の喪失，思考や行動の抑制，不安・焦燥感，意欲の低下などの感情・気分の障害や，疲労・倦怠感，睡眠障害，疼痛などの不快な身体症状を含む多様な症状を呈し，職務や学業遂行困難，新たな試みに取りかかる意欲の減退により社会生活に重大な支障をきたしている病態である．

❸ うつ病患者の対応，援助は，個々の精神症状の評価，社会環境，個人の社会的成長，ストレスとその対処などきめ細かな対応が求められてきている．

❹ 理学療法実施場面における対応は，ストレスや気分を悪化させないように，時間的，精神的余裕を十分保ち，受容的，支持的態度で接する．自殺念慮にも配慮する．

1．気分障害

　気分障害とは，躁うつ病，気分循環症，気分変調症など感情の変化を主徴とする精神障害の総称であり，気分あるいは感情の変化を基本障害とし，抑うつへ変化したり，高揚へ変化したりする．意識，知能，記憶の障害はみられない．経過上，躁状態とうつ状態を示すものが躁うつ病（双極性気分障害），うつ状態のみを示すものがうつ病（反復性抑うつ障害，抑うつ性障害，大うつ病）であり，身体的および認知的な変化も伴って，全般的な活動レベルの変化が生じ，社会生活に重大な影響を及ぼす．

　うつ状態と躁状態の臨床症状を**表1**に示す．

　気分障害の発症は，遺伝的素因に，病前性格，状況因，身体因が複雑に関与しつつ，脳に生物学的変化が生じるためと考えられている．

　有病率は，12カ月有病率約7%，男女比1：1.5〜3で，18〜29歳：60歳代以上1：3である．双極Ⅰ型障害は，12カ月有病率0.6%，男女比1：1.11である．双極Ⅱ型障害は，12カ月有病率0.3%である[2]．

　米国精神医学会の精神疾患の診断・統計マニュアル第5版（DSM-5）では躁うつ病とうつ病は全く異なる精神疾患/障害とされ，「双極性障害および関連群」と「抑うつ障害群」と異なる分類に位置付けられた[2]．

表1 うつ状態と躁状態の比較

| | 思 考 | | 感 情 | | | 意欲（行動） | 身体面 |
	形式面	内容面	気分	自我感情	身体感情		
うつ状態	思考抑制 仮性認知症	微小妄想 取越苦労 後悔 自責	憂うつ 悲哀感 さびしさ 不安 焦燥 日内変動 自殺企図	低下 劣等感 悲観的 絶望	不調 不健康感	思考制止 寡言・寡動 興味関心の低下 うつ病性昏迷	早朝覚醒 頭痛，頭重 食欲低下 口渇，便秘 痩せ 性欲減退 月経不順
躁状態	観念奔逸	誇大妄想	爽快 易刺激 易怒性	高揚 自信過剰	健康感	多弁・多動 行為心拍 浪費 性的逸脱 精神運動興奮	衰弱 体重減少 早朝覚醒 性欲亢進

（太田・他，2014，文献1を参考に作成）

表2 うつ病の診断基準（DSM-5）
以下の症状のうち5つ以上が2週間の間に1日中ほとんど毎日存在，①または②は必須.

①抑うつ気分
②興味または喜びの著しい減退
③体重の増加または減少，食欲減退または増加
④不眠または過眠
⑤精神運動焦燥または制止
⑥疲労感，または気力の減退
⑦無価値観，罪責感
⑧思考力や集中力の減退
⑨自殺念慮，または自殺企図

（American Psychiatric Association，2014）[2]

2．うつ病（反復性抑うつ障害，抑うつ性障害，大うつ病）

　抑うつ気分，興味の喪失，思考や行動の抑制，不安・焦燥感，意欲の低下などの感情・気分の障害や，疲労・倦怠感，睡眠障害，疼痛などの不快な身体症状を含む多様な症状を呈し，職務や学業遂行困難，新たな試みに取りかかる意欲の減退により社会生活に重大な支障をきたしている病態である．これらの症状は一般に朝に症状が重く，昼から夕方にかけて徐々に改善する日内変動がみられる．また，幻覚や微小妄想（罪業妄想，貧困妄想，心気妄想）の出現する症例があり，精神病性うつ病とか妄想性うつ病とよばれることがある．さらに，60〜70%が自殺を考え，そのうち約1割強が自殺をする．

　DSM-5によるうつ病の診断基準を表2に示す[2].

　教科書的には，うつ病相のみを示し，発症には遺伝的要因が推測されるものの，原因が不明とされる内因性精神疾患/障害である．しかし，DSM-5では，症状の成因は区別されておらず，明らかな器質的な原因が認められる外因性，いわゆる「反応性（神経症性）うつ病」とよばれる病前性格や環境が強く関与し不適応を起こす心因性も区別なく「うつ病」と記述されている．外因性は，脳血管障害で起こる脳卒中後うつ状態（post stroke depression；PSE）など神経疾患，糖尿病など内分泌疾患，循環器系疾患，呼吸器疾患，自己免疫疾患，がんなどが列挙されている．内因性の環境要因として，職場，家庭，学校などストレスフルな環境，進学，就職，結婚，妊娠・出産，転職，退職，介護，更年期，死別などのライフイベント，犯罪，震災に遭遇するなどが挙げられる．

表3　身体疾患のうつ病有病率（%）

がん	20〜38	血液透析	6.5
慢性疲労症候群	17〜46	HIV 感染	30
慢性疼痛	21〜32	ハンチントン舞踏病	41
冠動脈疾患	16〜19	甲状腺機能亢進症	31
クッシング症候群	67	多発性硬化症	6〜57
認知症	11〜40	パーキンソン病	28〜51
糖尿病	24	脳卒中	27
てんかん	55		

(Wise et al, 2002)[4]

　伝統的な診断と現代の操作的診断，あるいは治療的観点から，うつ病の概念が異なる点があり，学術的，臨床においても注意を払う必要がある．現代の精神医学は広く治療の対象としてうつ病患者に対応してきた．特に21世紀に入ってからは，気分障害患者の増加，第2世代といわれる SSRI，SNRI，NaSSA の抗うつ薬が次々と上市されている．

　罹患率は人口の3〜5%で女性が男性の2倍多い．発病年齢のピークは20歳代と40〜50歳代の2峰性であり，自殺者の多くはうつ病によるとみられている[3]．わが国における有病率は，12カ月有病率2.2%，生涯有病率は6.5ないし7.5%で，これまでにうつ病を経験した人は約15人に1人，過去12カ月間にうつ病経験者は約50人に1人となっている[3]．身体疾患におけるうつ病の有病率を表3[4] に示す．

　経過は，5人に2人は発症後3カ月以内に回復し始め，5人に4人が1年以内に回復する．初発のうつ病患者は約50%が再発し，2回のエピソードを経験している場合は約70%，3回のエピソードを経験している場合は約90%が再発する．

　うつ病患者は，種々の疾患を罹患しやすく，また，併存する他疾患に対する，治癒の遅延，入院期間の延長や予後の悪化する報告が出てきている．

3．女性の気分障害

　ウイメンズヘルスの視点から女性特有の気分障害について紹介する．

　月経前不快気分障害（premenstrual dysphoric disorder；PMDD）は，月経前10日〜数日前から頭痛，腰痛，腹痛，乳房痛，むくみなどの身体症状や自律神経症状が出現する．また，抑うつ，不安，イライラ感などの精神症状が出現し，月経開始とともに症状が消える月経前症候群の重症型である．

　マタニティーブルーは，出産後3〜4日目に約50%に起こる軽度の気分障害で，涙もろい，易刺激性，気分が不安定などの症状が，特に初産婦によくみられる．数日のうちに自然回復する．

　産後うつ病は，産後6週間前後（多くは2〜5週）までに，約10〜15%に発症する．

　更年期うつ病は，閉経を控えた40歳半ばの月経周期期におけるうつ病である．

『心の健康度自己評価票』

年　　月　　日

最近のあなたのご様子についてお伺いします．次の質問を読んで，「はい」「いいえ」のうち，あてはまる方に○印をつけてください．

1. 毎日の生活が充実していますか　　　　　　　　　1．はい　　2．いいえ

2. これまで楽しんでやれていたことが，
   いまも楽しんでできていますか　　　　　　　　　1．はい　　2．いいえ

3. 以前は楽にできていたことが，
   今ではおっくうに感じられますか　　　　　　　　1．はい　　2．いいえ

4. 自分は役に立つ人間だと
   考えることができますか　　　　　　　　　　　　1．はい　　2．いいえ

5. わけもなく疲れたような感じがしますか　　　　　1．はい　　2．いいえ

6. 死について何度も考えることがありますか　　　　1．はい　　2．いいえ

7. 気分がひどく落ち込んで，
   自殺について考えることがありますか　　　　　　1．はい　　2．いいえ

8. 最近ひどく困ったことや
   つらいと思ったことがありますか　　　　　1．はい　2．いいえ

「はい」と答えた方は，さしつかえなければ，どういうことがあったのか，ご記入ください．

図　心の健康度自己評価票　　　　　　　　　（厚生労働省地域におけるうつ病対策検討会，2004）[3]

4．抑うつのスクリーニング評価

　うつ病のスクリーニング評価としてさまざまな自己記入式評価尺度が開発されている．Center for Epidemiologic Studies Depression Scale（CES–D），Beck Depression Inventory（BDI），Zung Self–Rating Depression Scale（SDS），高齢者うつ病尺度（GDS；Geriatric Depression Scale）などが代表的で世界中で使用されている．面接と行動観察により重症度を測定する際に最も広く用いられている，ハミルトンうつ病評価尺度（Hamilton Depression Rating Scale；HAM–D）もある．

　厚生労働省の地域におけるうつ対策検討会において，「心の健康度自己評価票」を作成している（図）．評価は問1～5で2項目以上，あるいは問6，7で1項目以上の場合，または，問8の記載内容で危険性が高いと判断された人に，面接による二次スクリーニングを実施するものである．

表4 抑うつ症状の訴え

1）憂うつ感 　　憂うつだ 　　気が滅入る 　　気持ちが落ち込む 2）悲哀感 　　何となく悲しい 　　わけもなく泣けてくる 3）孤独感，孤立感，無援感 　　自分だけ世の中から取り残されたような 　　ひとりぼっちの感じがしてさびしい 　　一人でどうにもならない 4）愉しみ感の喪失 　　何をしても楽しくない 　　好きなテレビを見ても面白くない 　　子どもの相手をしても楽しいという気がしない 5）寂寥感 　　さびしい 　　心細い	6）希望の喪失 　　生きていく何の希望もない 　　どうしたいという望みがない 7）厭世感 　　生きていてもつまらない 　　世の中がつまらない 　　生きていく張り合いがない 　　楽に死ねるなら死にたい 8）絶望感 　　もうだめだ 　　何もかもおしまいだ 　　いいことは何もない 9）自殺願望 　　死にたい 　　もう死んだほうがましだ

5．抑うつの精神症状・観察（表4）

　うつ病では，周囲からみてわかる変化もある．たとえば，口数が少なくなる，遅刻・早退・欠勤が増える，好きなことに興味を示さない，表情が暗い，涙もろい，反応が遅い，落ち着きがない，飲酒量が増えるなどがみられたら，うつ状態を疑ってみる必要がある．また，食欲がない，体がだるい，疲れやすい，性欲がない，頭痛や肩こり，動悸がする，胃の不快感，便秘がち，めまい，口が渇くなど，身体症状が出現することも少なくない．これらの症状の日内変動（朝に症状が重く，午後や夜に軽減），日差変動（休み明けに体調が悪いなど）の経時的変化も評価する．

　抑うつ気分は，憂うつ，気分が重い，気持ちが落ち込んでいる，寂寥感，悲哀感，孤独感，孤立感，無援感などさまざまに表現される．

　興味または喜びの著しい減退は，これまで楽しんでできていた趣味や活動に興味を感じられなくなり，何かをしようという気持ちも起こらなくなっている状態である．

　体重の減少や食欲減退は，食欲がなくなり，何を食べても砂を噛んでいるようだとか，食べないといけないから無理やり押し込んでいるなどと訴える．

　睡眠障害は高頻度にみられ，寝付きが悪い入眠障害，夜中に何回も覚醒する睡眠持続困難や朝早く目覚めてしまう早朝覚醒がある．

　精神運動制止は，明らかに身体の動きが遅くなっている，口数が少ない，声が小さい状態である．精神運動興奮は，じっとしていることができない，イライラして足踏みをしたり，何かにせき立てられているようで落ち着かないことが観察できる．焦燥感が強いときは辛さを何とか克服したいと周囲の人間に，思い詰めたように絶え間なく話しかけ続けることがあり，活動的や元気だという誤った解釈をしないように注意する．

　易疲労感はほとんど身体を動かしていないのにも関わらず，ひどく疲れたり，身体が重く感じられる状態である．

　気力の減退は，食事をする，洋服の着脱，トイレに行くなど日常的に繰り返す動作をすることが億劫になり，何もする気になれなくなる．

表5　援助と療養指導

・十分な休息・休養が必要.
・発症や増悪にはストレスが関係している.
・脳の病気であり原因を追求しすぎない.
・抗うつ薬の服用が必要.
・安心して療養できる環境の確保.
・心配しすぎない.
・励ましや活動を促さない.
・自殺しないことを約束する.
・重大な決定は先延ばしにする.
・ストレスの除去や緩和に努める.
・飲酒は控える.
・休息や治療で楽になる可能性が高い.
・運動や活動への任意参加.
・ほどよい心理的距離を保つ.

　自分の存在価値を否定し不必要な存在だと卑下する無価値観，自分を責めたり，些細な出来事を思い悩んだり，取り返しの付かないことをしてしまったという罪責感も訴える．思考力や集中力の低下は，注意が散漫になって，間違いが多くなり，そのため仕事が進まない，時間が多くかかったり，学業成績が目立って落ちたりすることもある．決断力が落ちて，些細なことでも決められなくなる．

　自殺念慮，または自殺企図は，気持ちが沈み大変辛いため死んだほうがましだと考えるようになってくる．この状態のときは自分の気持ちを抑えることが弱くなっているため，実際に行動を取ることが多くなる．

6．うつ病患者への一般的な対応

　一次予防は健康増進と疾病の予防，二次予防は早期発見，早期治療によって，病気の進行や障害への移行を予防し，三次予防は，病気によって残った障害を最小限にし，その制約のもとで充実した生き方ができるように支援するのが，理学療法士を含め医療職に求められていることである．地域在宅，医療福祉機関，教育現場のいずれにおいても，基本的な対応をできるようにしておかなければならない．

　うつ病患者の対応，援助は**表5**が一般的である．従来からの内因性によるうつ病，外因性，心因性のうつ病と原因別による対応，家庭，学校，職場，業務内容など社会環境生活状況，個人の社会的成長面へも考慮する必要など，各個人に応じたきめ細かな対応が求められてきている．

7．抑うつに対する予防理学療法

　精神面への対応，身体障害への介入，リスク管理，高齢者への対応を以下に述べる[5,6]．

1）精神面への対応

　うつ状態の患者は，セラピストはじめ他者とよい関係を築こうと努力し，与えられた課題，理学療法に真面目にきちんと取り組んでくれる．また，周りにとても気を遣い，自分

は受け入れられていない，周りに理解されていないと敏感に察知する患者も少なくない．自分の能力や存在を低く考えるため，以下のことに留意して受容的，支持的態度で実施していかなければならない．

　会話や行動はスローペースで展開する．セラピストは，イライラすることなく，時間を十分取り（少なくとも通常の3倍程度）進めていくとよい．発話や返事，思考，行動の開始が遅れるため，セラピストはこちらの言ったことを聞いていない，やってもらえないと早合点しない．また，注意力は低下していないため，細かな指示にも従えるが，患者は自信がもてないため慎重になっており，課題ができないという言動が多くなる．精神症状が悪いときも見当識，知能や記憶障害はないので，不用意な言動は慎まなければならない．

　本人の自己決定権を尊重することは重要であるが，一度に多くの情報を与え，選択肢が多いと混乱してしまう．本人が一度に適応できる情報量，情報の与え方を工夫し，説明の際は十分な時間をかけ，何日かに分け，1つのことが解決したら次の情報を与えるなどの配慮が必要である．安易なアドバイス，セラピストの意見を絡めた質問（誘導），軽率な元気づけ，患者の言うことのオウム返しや質問を多発することがないようにする．性急な展開は，過大なストレスが生じてしまい，適切な対応ができなくなり精神症状の悪化をきたす．

　自分の存在価値を過小に評価するため，自分を卑下する言葉，絶望的，悲観的な言葉を繰り返す．安易な返事は自分は何をやっても駄目だ，気が利かない人間だととらえてしまうし，励ましは自分はまだまだ努力が足りないんだという認知の歪みを高め，絶望感を生じさせる．安易な励ましは避けるべきだが，治療プログラムがうまくいって結果が出た達成感，こちらも嬉しい気分でいるという素直な気持ちは伝えていく．

2）身体障害への介入

　理学療法のプログラム，目標は，基本的には精神障害の有無に限らず身体障害に応じたものとする．自分を過小評価し，物事がうまくいかないのが当たり前だという認識を植え付けないようにするため，課題を小さなステップに分け，成功を積み重ねることができるプログラムの工夫がいる．運動は抑うつ症状に対して抗うつ薬と同等の効果があるが，本人の自由意志による身体活動にしなければならず，促したり努力させてはならない．

3）リスク管理

　医療者側は往々にして自殺について質問することを躊躇してしまう．「この世から消えてしまいたいですか」，「自分はこの世にいないほうがいいと思っていますか」などと質問を切り出し肯定するようであれば，死にたいと思っているか，どのような方法を用いるのかなど具体的に単刀直入に聞くのがいい．逆に，あえて話に出さないと，自分のことを真剣に考えてくれていないのではないかと戸惑う患者もいる．いつもと違う様子や自殺について言及がある場合，自殺をしないよう約束を取り付け，直ちに医師と病棟に連絡を入れなければならない．その際は病棟との行き帰りにも注意を払う必要がある．

4）高齢者への対応

　高齢者の抑うつ，うつ病については以上述べてきた内容に加えて，加齢の影響による症状，主要臓器の機能低下や障害に伴う合併症の症状，認知症との関連として抑うつ症状に

配慮しなければならない．高齢者の特徴として，食欲不振，便秘や下痢，さまざまな部位の疼痛など消化器症状，呼吸循環器症状，泌尿器の不振，持病の悪化など身体的な不調が持続し，うつ状態であることを見極めにくい状況を呈することがしばしば出現する（仮面うつ病）．あるいは，不調を訴えない場合もある．

　うつ病は認知症やがんのような重篤な疾患の初発症状，認知症のどの時期においても合併するので，高齢者にうつ状態が認められたときは，身体合併症の視点から直ちに対応することが重要である．

　一次予防については健康寿命を伸ばすために，全般的な身体活動の増進，健康な生活を送るための規則正しい生活習慣はもとより，健全な精神活動，心の安寧も健康には不可欠なものであり，心身両面を常に意識した取り組みや啓発活動が重要である．二次予防として，ロコモティブシンドローム，メタボリックシンドロームやさまざまな身体疾患が精神的変調をきたし，抑うつ症状発現の要因となるため，身体活動，日常生活活動能力の向上とともに検査値のチェック，身体合併症の治療を促さなければならない．さらに，三次予防として，生物学的，心理学的，社会的すべての面での状況の悪化をきたしている可能性が高いため，直ちに医療機関への受診と治療を促し，健康の不安を取り除き，安心をもたらす生活を確立する取り組みが必要である．

（仙波浩幸）

文献
1）太田保之，上野武治編：学生のための精神医学，第3版，医歯薬出版，2014.
2）American Psychiatric Association：DSM-5 精神疾患の診断・統計マニュアル（日本精神神経学会監修），医学書院，2014.
3）厚生労働省地域におけるうつ病対策検討会：うつ対策マニュアル─保健医療従事者のために，2004.
4）Wise MG, Rundell JR: Textbook of consultation-liaison psychiatry: Psychiatry in the medically ill, 2nd ed, Washington DC, American Psychiatric Press, 2002.
5）先崎　章：精神医学・心理学的対応リハビリテーション，医歯薬出版，2011.
6）平川淳一・他：精神科・身体合併症のリハビリテーション，協同医書出版社，2015.

4 ⑧ 骨盤底機能低下

本項のかなめ

❶ 骨盤底とは，「骨盤の底」全体を指し，内骨盤筋膜，骨盤隔膜，尿生殖隔膜の三層構造からなる．この中の骨盤隔膜は肛門挙筋，尾骨筋から構成され，これらの筋を総称して骨盤底筋群とよんでいる．

❷ 骨盤底機能低下が起こるとさまざまな下部尿路症状（蓄尿症状，排尿症状，排尿後症状）が引き起こされる．

❸ 骨盤底機能は姿勢や呼吸に左右されるため，全身的アライメントや呼吸状態など骨盤底を活性化させるための身体評価とアプローチが重要である．

❹ 骨盤底トレーニングとは，骨盤底筋群の随意収縮と弛緩を繰り返す運動のことであり，骨盤底機能低下の予防のためにはこのトレーニングが必須である．これは，対象者本人が視覚的に運動を確認できないという特徴があるため，理学療法士は視診，触診で正しい運動ができているかどうか確認しながら進めなければならない．

❺ 骨盤底トレーニングのみならず，骨盤底機能低下を引き起こす要因となるような努責のかけ方，体重管理，生活習慣を評価し適切な指導を行う．

1. 骨盤底とは

　骨盤底とはまさに「骨盤の底」全体を指し，上部から内骨盤筋膜，骨盤隔膜，尿生殖隔膜の三層構造になっている．骨盤隔膜は肛門挙筋（恥骨尾骨筋，恥骨直腸筋，腸骨尾骨筋），尾骨筋から構成され，これらの筋を総称して骨盤底筋群（pelvic floor muscles；PFM）とよんでいる（図1）．骨盤隔膜の内側には尿生殖裂孔とよばれる開口部があり，尿道，腟が通る．その他，外尿道括約筋，深会陰横筋，尿の排出や性機能に関わる坐骨海綿体筋，球海綿体筋，浅会陰横筋，肛門管を閉じて便禁制（便漏れをしないようにする）に関わる外肛門括約筋が含まれる．腟と肛門の間は骨盤底支持の"要"となる重要な部分で，会陰体または会陰腱中心とよばれる．骨盤底の神経支配は腰仙骨神経叢 S2-4 からの陰部神経で，肛門挙筋や尾骨筋に這うように走行している．

　PFM は遅筋線維が約 70%，速筋線維が約 30%[1] で，無意識下で持続性に緊張し骨盤内臓器の支持をしているが，随意的に収縮・弛緩させることが可能である．持続的に尿道，肛門を閉鎖し臓器を支持するために必要とされるのが主に遅筋線維であり，咳やくしゃみなどで瞬間的に腹圧がかかる場合に必要とされるのが主に速筋線維である．

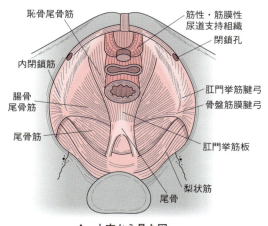

恥骨尾骨筋
筋性・筋膜性尿道支持組織
閉鎖孔
内閉鎖筋
腸骨尾骨筋
肛門挙筋腱弓
骨盤筋膜腱弓
尾骨筋
肛門挙筋板
梨状筋
尾骨

A. 上方から見た図

梨状筋
寛骨臼
肛門挙筋腱弓
尾骨筋
肛門挙筋
会陰膜
直腸
尿道
浅会陰横筋
腟

B. 側方から見た図

図1　骨盤底の解剖
注）尿道と腟の遠位端は会陰膜に支持されている.

2．なぜ骨盤底機能低下の予防が必要か

　骨盤底機能低下が起こるとさまざまな下部尿路症状（lower urinary tract symptoms；LUTS，ラッツ）が引き起こされるため，予防的対策は非常に重要である．LUTS は，国際禁制学会（International Continence Society；ICS）により尿が溜められない「蓄尿症状」と尿が排出できない「排尿症状」，「排尿後症状」の3種類に大別されている（**表**）．以下，代表的な女性の LUTS について概説する．

1）腹圧性尿失禁

　咳やくしゃみ，重い物を持ち上げたとき，運動時など腹圧がかかったときに不随意に尿が漏れるという愁訴である．出産や加齢，体重増加などで骨盤底の結合組織や PFM が脆弱化したりゆるんだりすると，腹圧性尿失禁が起こる（尿道過可動）．また，尿道の括約筋機構自体が弱くなるものを尿道括約筋不全とよぶ．

2）切迫性尿失禁

　尿意切迫感と同時または尿意切迫感の直後に，不随意に尿が漏れるという愁訴である．尿意切迫感とは，急に起こる，抑えられないような強い尿意で，我慢することが困難な症状である．また，尿意切迫感を主症状とし，通常は頻尿や夜間頻尿を伴い，ときに切迫性尿失禁を伴う症状症候群を過活動膀胱（overactive bladder；OAB）とよぶ．OAB は脳血管障害やパーキンソン病などの神経疾患に起因する神経因性と，明らかな神経疾患が見いだせない非神経因性とに大別されるが，非神経因性が80％を占める[2]．

3）混合性尿失禁

　腹圧性尿失禁と切迫性尿失禁の両方を併せ持つ愁訴である．

4）骨盤臓器脱

　骨盤臓器脱（pelvic organ prolapse；POP）とは，尿道瘤，膀胱瘤，子宮脱，直腸瘤，

表　国際禁制学会による下部尿路症状の分類

1.　蓄尿症状（Storage symptoms）	5.　骨盤臓器脱に伴う症状
昼間頻尿（Increased daytime frequency） 夜間頻尿（Nocturia） 尿意切迫感（Urgency） 尿失禁（Urinary incontinence） 　腹圧性尿失禁（Stress urinary incontinence） 　切迫性尿失禁（Urgency urinary incontinence） 　混合性尿失禁（Mixed urinary incontinence） 　夜尿症（Nocturnal enuresis） 　持続性尿失禁（Continuous urinary incontinence） 　その他の尿失禁（Other type of urinary incontinence） 膀胱知覚（Bladder sensation） 　正常（Normal） 　亢進（Increased） 　低下（Reduced） 　欠如（Absent） 　非特異的（Non-specific）	異物感（何かが下りてくるような感じ），腰痛，重い感じ，引っ張られる感じ，排便や排尿のために指で脱を整復させる必要があるなど
	6.　生殖器痛・下部尿路痛
	膀胱痛（Bladder pain） 尿道痛（Urethral pain） 外陰部痛（Vulval pain） 腟痛（Vaginal pain） 会陰痛（Perineal pain） 骨盤痛（Pelvic pain）
	7.　生殖器・尿路痛症候群および LUTD* を示唆する症状症候群
2.　排尿症状（Voiding symptoms）	生殖器・尿路痛症候群（Genito-urinary pain syndromes） 　膀胱痛症候群（Painful bladder syndrome） 　尿道痛症候群（Urethral pain syndrome） 　外陰痛症候群（Vulval pain syndrome） 　腟痛症候群（Vaginal pain syndrome） 　会陰痛症候群（Perineal pain syndrome） 　骨盤痛症候群（Pelvic pain syndrome） 下部尿路機能障害を示唆する症状症候群（Symptom syndromes suggestive of lower urinary tract dysfunction） 　過活動膀胱症候群（Overactive bladder syndrome），尿意切迫症候群（Urge syndrome）または尿意切迫-頻尿症候群（Urgency-frequency syndrome） 　下部尿路閉塞を示唆する下部尿路症状（Lower urinary tract symptoms suggestive of bladder outlet obstruction）
尿勢低下（Slow stream） 尿線分割，尿線散乱（Splitting or spraying） 尿線途絶〔Intermittent stream（Intermittency）〕 排尿遅延（Hesitancy） 腹圧排尿（Straining） 終末滴下（Terminal dribble）	
3.　排尿後症状（Post micturition symptoms）	
残尿感（Feeling of incomplete emptying） 排尿後尿滴下（Post micturition dribble）	
4.　性交に伴う症状	
性交痛，腟乾燥，尿失禁	*LUTD：lower urinary tract dysfunction（下部尿路機能障害）.

（女性下部尿路症状診療ガイドライン作成委員会：女性下部尿路症状ガイドライン，リッチヒルメディカル，2013，pp8，9を一部改変）

小腸瘤などの総称であり，これらの骨盤内臓器が腟に下垂あるいは腟から脱出する女性特有の症状である（図2，3）. 出産などの機械的ストレスによる組織虚血や組織壊死，陰部神経の過度な伸展による神経損傷，PFM の断裂などが骨盤底を脆弱化させ，尿生殖裂孔が開大して骨盤内臓器の支持を困難にするために起こる.

5）女性性機能障害

　女性性機能障害（female sexual dysfunction；FSD）は，性的関心 / 性的興奮障害，オルガズム障害，性器・骨盤痛 / 挿入障害，物質・薬剤誘発性，その他の性機能障害に分類される. LUTS を有する女性の約半数が FSD を有しており健康な女性と比べると高率であるとの報告もある[3].

3．予防のための骨盤底機能評価および理学療法

1）実施時の環境的配慮

　骨盤底および LUTS に関する問題は非常にデリケートな分野であるため，評価および

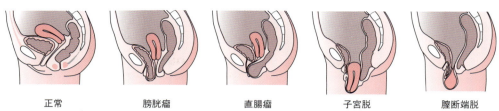

| 正常 | 膀胱瘤 | 直腸瘤 | 子宮脱 | 膣断端脱 |

図2 骨盤臓器脱の種類

(五十嵐智博・他：手術の適応になる尿失禁・骨盤臓器脱とは？ 泌ケア **19**(11)：13，2014 より)

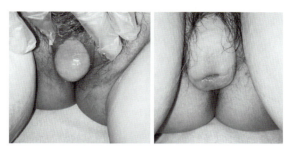

図3 膀胱瘤（左）と子宮脱（右）

介入する際には対象者のプライバシーを守って羞恥心に配慮し，安心して臨める環境設定が大事である．

2）問診

　LUTS に関して，どのような症状がいつから始まり，どのように経過してきたか，さらに，その症状によってどの程度の困窮度なのかを聴取する．しかし，羞恥心から口頭での問診では十分な情報が得られない場合もあるため，各問診票を利用するとよい．日本語版の妥当性が評価されている疾患特異的質問票として，尿失禁については International Consultation on Incontinence Questionnaire–short form (ICIQ–SF)[4]，King's Health Questionnaire (KHQ)[5]，OAB に つ い て は Overactive Bladder Symptom Score (OABSS)[6]，骨盤臓器脱については Prolapse Quality of Life Questionnaire (P–QOL)[7] などがある．

3）骨盤底を活性化させるための身体評価とアプローチ

　骨盤底機能は姿勢に左右されるため，骨盤底トレーニング (Pelvic Floor Muscles Training；PFMT) を行う前に姿勢を評価する．骨盤後傾位では，体幹が短縮して骨盤底部に圧力がかかりやすく（**図4**），腰椎前弯減少（骨盤後傾位）と骨盤臓器脱は相関がある[8]．このため，骨盤後傾位のいわゆる仙骨座りを修正し，骨盤はニュートラルポジション（中間位），体幹は伸展，両坐骨で体重を支持し良姿勢になるよう指導する[9]．

　横隔膜と PFM の連動は重要で，呼気（息を吐く）で PFM を収縮させ，吸気（息を吸う）で弛緩させるように呼吸運動と連動させて PFM の運動感覚を促通する（**図5**）．また，上前腸骨棘の内側約 2 cm で腹横筋を触知し，PFM の収縮（呼気）と腹横筋収縮，PFM の弛緩（吸気）と腹横筋弛緩が適切に連動しているか確認しながらトレーニングを進める．このとき，胸郭が過剰に下制したり，腹部を過剰に膨隆させたりせずに，PFM の選択的な収縮を自覚させることが重要である[10]．

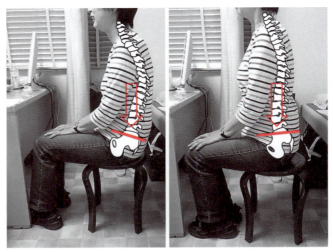

A. 骨盤後傾位（腰椎前弯減少）　　　B. 骨盤中間位

図4　骨盤の位置による骨盤底にかかる負荷の違い

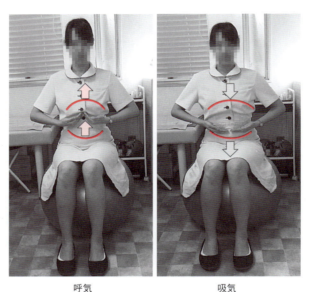

呼気　　　　　　　　　　　吸気

図5　呼吸による骨盤底と横隔膜の連動
横隔膜と骨盤底は呼気時に挙上し，吸気時に下制する．

4）骨盤底の評価とアプローチ

（1）外陰部からの評価とアプローチ

　PFMTとは，骨盤底筋群の随意収縮と弛緩を繰り返す運動のことであり，骨盤底機能低下の予防のためにはPFMTが必須である．PFMを収縮させる際には，「尿を途中で止めるような感じ」「腟と肛門をおへそに向かって引き込むような感じ（女性）」「睾丸を引き上げるような感じ（男性）」など，具体的にイメージが湧くような指示を与える．PFMの各筋が収束する部位である会陰腱中心（会陰体）を触診しながらPFMのみを選択的に収縮するように指示すると，正常では会陰腱中心が頭側方向に挙上する．収縮できずにい

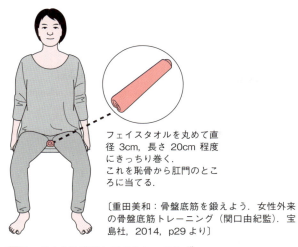

フェイスタオルを丸めて直径3cm，長さ20cm程度にきっちり巻く．これを恥骨から肛門のところに当てる．

〔重田美和：骨盤底筋を鍛えよう．女性外来の骨盤底筋トレーニング（関口由紀監）．宝島社，2014，p29より〕

図6　タオルを使用してのトレーニング

きみとなる場合は，会陰腱中心が外側（尾側方向）に押し出されてしまう．触診で骨盤底の固有受容感覚を刺激して正しい方向に促通（刺激を加えて動きを促していくこと）し，運動学習させる．このとき，腹筋群や股関節内転筋群，大殿筋の収縮などによる代償運動が起こらないよう注意する．PFMの感覚が掴みにくい場合は，陰部に丸めたタオルなどを挟み，これを掴み取るようなイメージで収縮させると自覚しやすくなる（**図6**）.

（2）経腟触診による評価とアプローチ

　腟からのPFMの触診を経腟触診とよんでいる．経腟触診によってより詳細にPFMの機能を評価することができる．示指のみまたは示指と第3指の2本を腟内に挿入し，恥骨から尾骨方向の運動，尾骨から恥骨方向の運動，表層筋（主に恥骨直腸筋），深層筋（主に恥骨尾骨筋，腸骨尾骨筋），腟の引き込み運動（主に恥骨直腸筋，恥骨尾骨筋）に分別して機能を評価する．経腟的な徒手筋力評価法にはさまざまなものがあるが，PFM筋力を0～5の6段階で評価するOxford Grading Scaleは信頼性，妥当性が検証されており世界的に汎用されている．しかし，わが国の理学療法士が経腟触診を行うにはさまざまな問題があり実際に実施するには困難な場合が多い．

（3）骨盤底緊張亢進タイプに対するアプローチ

　尿失禁やPOPは骨盤底弛緩（hypotonia）がほとんどであるが，FSDの性交疼痛症や便秘症などは骨盤底緊張亢進（hypertonia）が多い．骨盤底緊張亢進に対しては，骨盤底のストレッチングやリラクセーションテクニックなどを用いて筋緊張を軽減し，筋力が発揮しやすい状態にしたうえで血流改善や疼痛軽減を図る．

（4）PFMTプログラムについて

　PFMTの方法や回数について統一されたエビデンスはないが，基本的に①遅筋トレーニングと②速筋トレーニングを組み合わせて行う．以下に当院での一例を挙げる．

①遅筋トレーニング

　25～30% MVC*程度で，（5秒収縮＋5秒弛緩）×5回．

　これを3セット1回分として，1日に3～5回以上行う．

＊MVC（maximum voluntary contraction）
　最大随意収縮．

②速筋トレーニング

40〜60％ MVC 程度で，（2 秒収縮＋2 秒弛緩）×3 回．
これを 3 セット 1 回分として，1 日に 3〜5 回以上行う．

4．骨盤底機能低下を予防するために重要な生活指導

便秘による排便時の努責（いきみ）や体重増加，ボディスーツやガードル，骨盤ベルトなどによる身体の締め付け等は骨盤底の負荷となり骨盤底機能低下を引き起こす要因になるため，これらに対する適切な指導を行う．咳，くしゃみ，重い物を持ち上げるなどの腹圧がかかるときは，必ず PFM の引き込みを意識するよう指導する．

5．骨盤底機能低下の予防理学療法を行う際の留意点

骨盤底が他の運動器と異なる大きな特徴は，視覚的に運動が確認できないという点にある．このため，骨盤内の模型や図を用いて骨盤底がどの部分にあって，どのような役割を果たしているのか，理学療法開始前に骨盤底の解剖と機能を対象者に教育することが非常に重要である．骨盤底の深部感覚が低下している者は正しい方向に収縮できず，押し出す方向にいきみをかけて症状を悪化させてしまう場合もあるため，理学療法士は必ず視診，触診で正しい骨盤底の運動ができているかどうかを確認しながら進めなければならない．

（重田美和）

文献
1) Gilpin SA et al: The pathogenesis of genitourinary prolapse and stress incontinence of urine. *Br J Obstet Gynecol* **96**(1)：15-23，1989.
2) 日本排尿機能学会過活動膀胱ガイドライン作成委員会：過活動膀胱診療ガイドライン，ブラックウェルパブリッシング，2015.
3) Salomoa A et al: Sexual dysfunction is common in women with lower urinary tract symptoms and urinary incontinence: results of a cross-sectional study. *Eur Urol* **45**：642-648，2004.
4) 後藤百万・他：尿失禁の症状・QOL 質問票：スコア化 ICIQ-SF．日神因性膀胱会誌 **12**：227-231，2001.
5) 本間之夫・他：尿失禁 QOL 質問票の日本語版の作成．日神因性膀胱会誌 **10**：225-236，1999.
6) 本間之夫・他：過活動膀胱症状質問票（overactive bladder symptom score：OABSS）の開発と妥当性の検討．日泌会誌 **96**：182，2005.
7) Digesu GA et al: P-QOL: a validated questionnaire to assess the symptoms and quality of life of women with urogenital prolapse. *Int Urogynecol J Pelvic Floor Dysfunct* **16**：176-181，2005.
8) Nguyen JK et al: Lumbosacral spine and pelvic inlet changes associated with pelvic organ prolapse. *Obstet Gynecol* **95**：332-336，2000.
9) 重田美和：女性泌尿器科における理学療法士の役割．日臨泌 **69**(3)：303-309，2015.
10) 重田美和：尿失禁・骨盤臓器脱を予防する！ 泌尿器ケア **19**(11)：35-41，2014.

5 認知症の予防

5-① 認知症予防

本項のかなめ

① 活動量の低下は認知症の危険因子であり，運動や身体活動と認知機能や脳の健康との関連は明らかである．
② ただし，軽度認知障害を有する高齢者に対する運動効果は，十分に明らかとなっていない．
③ 複合的な介入の実施が軽度認知障害を有する高齢者に対して有効である可能性が示唆されている．
④ 今後は，身体活動による認知症発症遅延の効果を検証するとともに，適切な運動期間，頻度，強度を検討する必要がある．

1. 生活習慣の観点からみた認知症の危険因子

　行動・社会科学的側面からアルツハイマー病および認知症の危険因子に関するレビュー[1]を参考に，認知症の危険因子と保護因子をまとめると**図1**のようになる．若年期においては遺伝的あるいは社会・経済的な危険因子が存在し，教育を受ける機会が減少

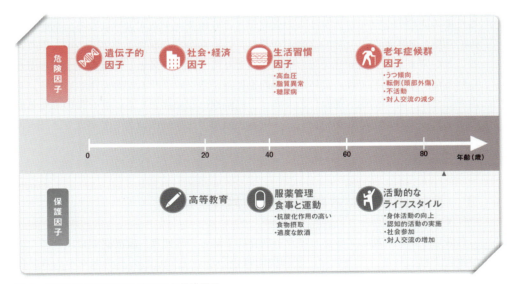

図1　年代別の認知症の危険因子と保護因子
（国立長寿医療研究センター：http://www.ncgg.go.jp/cgss/department/cre/documents/cogni.pdf）

すると認知的予備力を十分に蓄えることができないなどの要因が，将来の認知症の発症に関連すると考えられている．成人期においては，高血圧，脂質異常症，糖尿病などの生活習慣病に関連した危険因子が現れる．これらは脳血管性認知症のみではなくアルツハイマー病の危険因子でもあり，将来の認知症を予防するためには，服薬管理と食事療法を実践することが重要となる．

また高齢期には，老年症候群が重要な認知症の危険因子となる．たとえば，転倒等による頭部外傷は将来のアルツハイマー病発症の危険因子となり，社会参加，知的活動，生産活動への参加，社会的ネットワークが，認知症発症の保護的因子として認められている（図1）．これらの知見は，高齢期における活動的なライフスタイルの確立が，認知症予防のために重要であることを示唆するものである．

2．アルツハイマー病の経過と予防戦略

認知症の中で最も多いのはアルツハイマー病によるものであり，全体の 50 〜 75 ％を占めると考えられている．アルツハイマー病は，その原因物質である β アミロイドの蓄積が発症の 20 年程度前から始まっていることが明らかとなり，まだ症状のない preclinical Alzheimer's disease（プレクリニカル AD）や軽度認知障害（mild cognitive impairment；MCI）の段階から予防の取り組みを実施する必要性が示唆されている．

この長期にわたる予防戦略を検討する際には，各年代に応じた危険因子に対する効果的な予防策を検討する必要があるだろう．中年期からの認知症予防や障害予防対策について，2015（平成 27）年に報告された NICE（National Institute for Health and Care Excellence）ガイドラインでは，①禁煙，②活動の向上，③アルコール摂取の減少，④食事バランスの改善，⑤必要に応じた体重調整が推奨されている[2]．そして，これらの行動変容を阻害する要因と促進する要因の検討がなされ，これらに対する対処が必要性とされた（**表**）．

高齢期においては，中年期からの予防対策を継続するとともに，老年症候群等を予防するための活動的なライフスタイルの確立が，より重要性を増すようになる．活動には，身体的活動，知的活動，社会的活動が含まれ，これらがバランスよく生活の中に取り込まれることが望ましい．認知症予防の取り組みとして，行政事業としては介護予防事業が挙げられるが，この事業では，身体活動の向上に対するプログラムが多く用いられる．その理由としては，身体活動（運動）の実施は，高齢期に認知症とともに要介護の主たる原因であるフレイルの予防にも効果を有し，実施が簡便で比較的低コストで実施でき，習慣化も目指しやすいことなどが考えられる．

3．身体活動による認知症予防対策

有酸素運動の実施とアルツハイマー病発症予防との関連は，縦断研究により多くの知見が報告されている．たとえば，認知機能障害のない 1,740 名の高齢者を平均 6.2 年間追跡調査した研究では，調査期間中に 158 名が認知症を発症し，これらの高齢者に共通した特徴が分析された．その結果，週 3 回以上の運動習慣をもっていた高齢者は，3 回未満

表　健康行動の阻害要因と促進要因

	身体活動	食事バランス	禁煙	アルコール摂取	健康行動
社会文化的	阻害要因 1. 時間がない 2. 知識がない 3. 自己意識や社会的関心 4. 社会経済的状態 促進要因 1. サポート 2. 良好な役割モデル	阻害要因 1. 食に関する社会環境 2. 外食 3. 優先事項の競合 4. 時間がない 5. 社会経済的状態 6. 買い物が計画的でない 7. 飲酒 8. 他の不健康行動 促進要因 1. サポート 2. 食に関する社会環境	阻害要因 1. 社会的な容認 2. 利益に関する認識の違い 3. リラックスや集中に対する効果 促進要因 1. サポート 2. 仕事 3. 現在の実施状況	阻害要因 1. 社会経済的状態 2. 近隣環境や犯罪	阻害要因 1. アルコール摂取 2. 時間がない 促進要因 1. 精神状況 2. 教育 3. 子どもが家にいること
物理的環境	阻害要因 1. 近隣の安全環境 2. 自動車運転 3. 天候		阻害要因 1. 容易に入手可能	阻害要因 1. 広告やメディア 2. 入手可能性	阻害要因 1. 距離因子
アクセス	阻害要因 1. 費用が高い 2. 移動しにくい 3. 利用しにくい 促進要因 1. 早いこと 2. 簡単なウェブサイト	阻害要因 1. 費用が高い 2. 利用しにくい 促進要因 1. アクセスしやすさ 2. 早いこと 3. 簡単なウェブサイト	阻害要因 1. 費用が安い 促進要因 1. 情報		
心理的要因	阻害要因 1. 意欲の欠如 2. 自己効力感の低下 3. 変わることのない習慣への態度や行動	阻害要因 1. 意欲の欠如 2. 個性 3. 自己効力感の低下 4. 現在の習慣的な食行動	阻害要因 1. 意欲の欠如		促進要因 1. 自己効力感
健康や QOL	促進要因 1. 喜び 2. 健康の知覚 3. 疾病予防 4. 全般的な健康への利得 5. 以前の健康障害の経験 6. 短期間での効果 7. 体重減少 8. ライフスタイルへの活動の取り込み	促進要因 1. 健康への関心 2. 以前の健康障害の経験 3. 食物の交換 4. 体重減少	促進要因 1. 以前の健康障害の経験 2. 健康診断 3. 身体活動 4. 服薬		促進要因 1. 健康診断 2. 知識 3. 身体活動 4. 以前の健康障害の経験

しか運動していなかった高齢者に対して，認知症になる危険がハザード比で 0.62（95%信頼区間 0.44 ～ 0.86）に減少した[3]．さらに，運動機能で 3 グループ（低い，中等度，高い）に分けた場合，運動機能が低い高齢者ほど，認知症の予防に対する運動習慣の重要度が高い，すなわち運動習慣がなければ認知症になりやすいことも報告されている．また，認知機能に問題のない 4,615 名の高齢者を 5 年間追跡調査した研究では，ウォーキングよりも強度の高い運動を週 3 回以上行っていた高齢者は，運動習慣のない高齢者より認知症の発症リスクが低かった[4]．

　介入研究による知見からは，有酸素運動が記憶ならびに海馬にどのような影響を及ぼすかについて，ランダム化比較試験を用いて検討した報告では，120 名の健常高齢者を対象にしたランダム化比較試験結果より，週 3 回の有酸素運動トレーニングに 1 年間参加した介入群が対照群（ストレッチの実施）に比べ，記憶が有意に改善した[5]．有酸素運動以外にも，筋力増強トレーニングを中心としたプログラムの効果も報告がなされている．たとえば，Liu-Ambrose ら[6]の報告では，筋力増強トレーニングの認知機能への効果を検証するために，155 名の対象者を以下の 3 群にランダムに割り付け比較した（週 2 回の頻度で運動する群，週に 1 回の頻度で運動する群，筋力増強トレーニングではなくバランストレーニングを行う対照群）．その結果，週に 1 回または 2 回の筋力増強トレーニングを行った群では，対照群に比べて，注意や抑制などの遂行機能を中心とした認知機能に効果をもたらした．さらに，近年では介入内容を運動だけでなく，認知的課題の要素をプログラムに導入し，より効果的な介入方法の開発が試みられている．

　中でも，認知トレーニング（cognitive simulation）を取り入れて運動と複合的に実施する介入や同時課題（dual-task）の要素を取り入れた介入の効果が期待されている[9]．健常高齢者を対象に dual-task の要素を取り入れた介入を用いた検証研究で遂行機能や記憶に効果がみられ，前頭葉における活性効率（Neural Efficiency）の上昇が fMRI により認められた[7]．

　一方，MCI 高齢者に対する介入研究の知見においては，有酸素運動ないし身体活動促進を実施した研究では，全体的な認知機能，言語機能，記憶[8,9]，遂行機能に効果を報告したものがある一方で，限局的な効果もしくは効果を認めなかった報告もある．MCI を有する高齢者に対する運動の効果を検討したシステマティックレビューによると，言語流暢性検査においては，運動による有意な効果が確認されたが，実行機能，認知処理速度，記憶については有意な効果が認められていない[10]．筆者ら[8,11]の研究グループでは，有酸素運動，dual-task を用いた運動（コグニサイズ）（図 2）に加え，運動の習慣化を取り入れた複合的運動プログラムの効果検証を，MCI 高齢者 100 名を対象に実施した（介入頻度：2 回 / 週，時間：90 分 / 回）．その結果，全体的な認知機能や言語流暢性に加え，他の研究ではほとんど有効性が確認されていない記憶への効果，脳萎縮に対する維持，改善効果が認められた[8,11]．

4．身体活動による認知機能向上のメカニズム

　運動が認知機能に対して良好な影響を及ぼすメカニズムは複雑である．運動は生物学的，行動学的，社会心理学的レベルの各階層において影響を及ぼし，これらの総体として認知機能向上効果が発揮されると考えられる（図 3）．生物学的レベルでは，インスリン

運動課題：足踏みからはじめて，慣れてきたら V ステップやボックスステップに挑戦する．

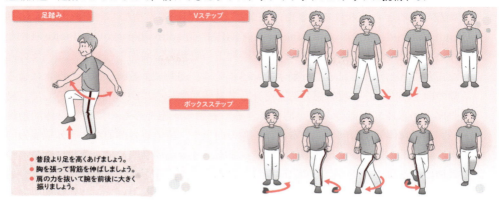

認知課題：手を動かすルールを決めて足踏みをしながらリズムよく手を動かす．ルールを覚えてうまくできるようになったら次の課題に変える．

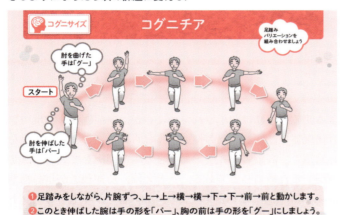

図2　コグニサイズの例

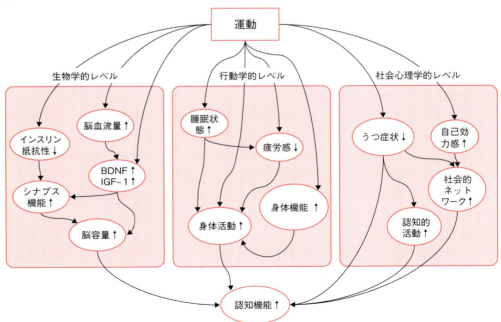

図3　運動による認知機能向上のメカニズム

抵抗性の改善からシナプス機能の向上，脳容量の増加へとつながり，それが認知機能の向上に寄与すると考えられる．また，運動により脳血流量が増加し，それとともに BDNF（Brain derived neurotrophic factor）や IGF-1（insulin-like growth factor-1）などの神経栄養因子の増加によるシナプス機能の向上や脳容量の増加を介して認知機能の向上がもたらされると考えられる．行動学的レベルでは，運動による睡眠状態の向上による身体活動の向上，もしくは疲労感の低下を介して身体活動レベルが向上する．そして，身体活動の向上から認知機能の改善が期待できる．運動の実施そのものによる身体活動量の向上，および身体機能の向上による身体活動の向上や，疲労感の解消から認知機能の向上に資する刺激量が担保されると考えられる．また，社会心理学的には，運動によるうつ症状の緩和による認知機能の向上効果が期待できる．また，うつ症状の緩和により社会的ネットワークの再構築が期待でき，その社会的ネットワークの向上による認知機能の向上効果が認められる．さらに，うつ症状の緩和により認知的活動性が向上し，それが認知機能向上に寄与する．また，運動による自己効力感の向上から社会的ネットワークの構築が促進され，認知機能向上につながると考えられる（**図 3**）．

5．今後の課題

　現在，認知症を予防できる明確な方法は明示されていないが，発症遅延を実現できる可能性のある介入として，身体機能や認知的活動の促進が挙げられる．これらの活動を担保する社会的ネットワークを構築し，高齢者が社会参加できる場を創出していくことが，継続した認知症予防活動を実現するために必要である．たとえば，認知機能が年齢標準より軽度低下した高齢者 1,260 名（60 〜 77 歳）をランダムに介入群（631 名）とコントロール群（629 名）に割り付け，介入群は定期的な食事指導，血管リスクのモニタリング，積極的な運動と認知トレーニングを実施した研究が報告された[12]．運動は理学療法士がジムにて個別指導を実施し，筋力トレーニングは週 1 〜 3 回，有酸素運動は週 2 〜 5 回実施している．認知トレーニングは 10 回のグループセッションと，パーソナルコンピュータプログラムを用いた 72 回の個別セッションを実施した．これらの介入を 2 年間実施した結果，神経心理学的検査バッテリーの総合点の変化に有意差が認められ，多面的介入の効果が示されている[12]．

　食事指導に関しては，ビタミン C や E，n-3 多価不飽和脂肪酸といった抗酸化物の不足が認知症の危険因子として明らかにされており[13]，これらを多く含んだ緑黄色野菜，果物，魚類を含む食事指導が必要である．また，最近の研究では，単に栄養成分のみでなく，食品摂取の多様性が認知機能と関連することが明らかとされた[14]．食品摂取の多様性が高い人は低い人に比べ，たんぱく質や脂質，ビタミン類，微量栄養素などの摂取量が高く，これらが脳の機能維持によい結果をもたらしたとされ，いろいろな食品を食べる指導も必要と考えられる．

　また，今後は介入内容のみではなく，介入期間，頻度，強度，介入方法の組み合わせなど，実際に活動処方するために必要な知見を集積する必要がある．研究として，十分な介入期間と量を担保して効果があったとする結果を出しても，実際に社会実装される際に短期間，かつ頻度も不十分な状態で予防対策が行われれば効果的な取り組みになるとは考えにくい．費用対効果を含めた長期的な分析をすることで，研究成果と社会実装との乖離を

解消していく必要がある.

(島田裕之)

文献

1) Fratiglioni L et al：An active and socially integrated lifestyle in late life might protect against dementia. *Lancet Neurol* **3**(6)：343-353, 2004.

2) NICE guideline：Dementia, disability and frailty in later life-mid-life approaches to delay or prevent onset. 2015：https://www.nice.org.uk/guidance/ng16

3) Larson EB et al：Exercise is associated with reduced risk for incident dementia among persons 65 years of age and older. *Ann Intern Med* **144**(2)：73-81, 2006.

4) Laurin D et al：Physical activity and risk of cognitive impairment and dementia in elderly persons. *Arch Neurol* **58**(3)：498-504, 2001.

5) Erickson KI et al：Exercise training increases size of hippocampus and improves memory. *Proc Natl Acad Sci U S A* **108**(7)：3017-3022, 2011.

6) Liu-Ambrose T et al：Resistance training and executive functions: a 12-month randomized controlled trial. *Arch Intern Med* **170**(2)：170-178, 2010.

7) Nishiguchi S et al：A 12-Week Physical and Cognitive Exercise Program Can Improve Cognitive Function and Neural Efficiency in Community-Dwelling Older Adults: A Randomized Controlled Trial. *J Am Geriatr Soc* **63**(7)：1355-1363, 2015.

8) Suzuki T et al：A randomized controlled trial of multicomponent exercise in older adults with mild cognitive impairment. *PLoS One* **8**(4)：e61483, 2013.

9) Lautenschlager NT et al：Effect of physical activity on cognitive function in older adults at risk for Alzheimer disease: a randomized trial. *JAMA* **300**(9)：1027-1037, 2008.

10) Gates N et al：The effect of exercise training on cognitive function in older adults with mild cognitive impairment: a meta-analysis of randomized controlled trials. *Am J Geriatr Psychiatry* **21**(11)：1086-1097, 2013.

11) Suzuki T et al：Effects of multicomponent exercise on cognitive function in older adults with amnestic mild cognitive impairment: a randomized controlled trial. *BMC Neurol* **12**：128, 2012.

12) Ngandu T et al：A 2 year multidomain intervention of diet, exercise, cognitive training, and vascular risk monitoring versus control to prevent cognitive decline in at-risk elderly people（FINGER）: a randomised controlled trial. *Lancet* **385**(9984)：2255-2263, 2015.

13) Li FJ et al：Dietary intakes of vitamin E, vitamin C, and β-carotene and risk of Alzheimer's disease: a meta-analysis. *J Alzheimers Dis* **31**(2)：253-258, 2012.

14) Otsuka R et al：Dietary diversity decreases the risk of cognitive decline among Japanese older adults. *Geriatr Gerontol Int*, doi: 10. 1111/ggi. 12817, 2016.

5② 認知症の周辺症状予防

本項のかなめ

❶ アルツハイマー病，脳血管性認知症などの原疾患の種類によって，認知機能低下の把握には，本人の認識の仕方に違いがある．

❷ 認知機能が低下したとき，家族や専門職の大きな声や，やや強制的な誘導によって不安や混乱を増強することがあり，それが症状悪化の原因になりうる．

❸ 専門職が，認知機能低下者の置かれた状況や実践的なアプローチ方法の説明について，家族や地域住民に伝え実践してもらうことで，家庭での混乱を軽減することにつながる．

❹ 家族のアプローチ方法の改善によって認知機能低下者の混乱が軽減した場合，その家族が近隣の住民に具体的に伝えることができれば，社会全体の認知機能低下者への理解促進とアプローチ方法の改善を実現することができると考えられる．

1. 認知機能が低下したときの多重の苦悩

高齢者の認知機能を低下させないために日々の生活の中で予防的活動に取り組むことは，心身の活性のためにも重要である．しかし，加齢に伴って認知機能が低下し，アルツハイマー病などの疾患に特有な脳病変が加わると認知症を発症する[1]．

脳血管障害の場合は，そのイベントをきっかけに急激に認知機能が低下する．そのため家族など周囲の人と本人が，同時期に認知機能の低下に気づきやすい．脳血管性認知症の場合は比較的晩期まで病識が保たれやすく，本人も認知機能の低下を認識していることが多い[2]．しかし，アルツハイマー病においては，徐々に進行するうえ，病識が保たれていないため[2]，本人と周囲の人の認識が一致しにくい．周りの人は認知症を疑っていても，本人は全く問題ないと思い込んでいるため，周囲の人たちの助言を受け入れにくいのである．徐々に生活に支障が出る段階にさしかかっても，「もしかして」と思いながらも直面するのを恐れて，気付くのが遅れてしまうこともある．

認知機能の低下を引き起こす原疾患によって，気付く段階や経過は異なるものの，徐々に日常生活を送ることが困難になっていく．本人が，できないことやわからなくなっていくことに直面したときに，本人の苦悩が始まると考えられるが，実はその苦悩を周りの人たちが増強することもある．

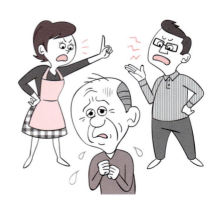

家族から，「きちんと手を洗って」，「缶は燃えるゴミには一緒に入れないで」などと日常生活上のこまごまとした過ごし方について注意を受け，「どうしたの？　しっかりしてよ！」と叱咤激励されることは，実は認知機能が低下した人にとってはつらい状況となる．自分ではきちんとしているつもりでも，認知機能の低下に伴い，きちんとできないことが増える．周囲の人から注意や叱責を受けるからこそ，さらに頑張ろうとするのだが，その努力は報われず，さらにひどい状況をつくり出し，周囲の者を怒らせてしまう．小澤[3]は，認知症の人の表現（症状）を，自分が抱える不自由を一生懸命乗り越えようと努力している姿であり，その努力の多くは空回りをして，かえって不安，混乱，諦め，そして絶望を生むと描写している．認知機能の低下した人が混乱しているときに，注意，叱責，叱咤激励してしまうと，彼らの混乱はさらに強まるうえに，最終的には生きることに対して絶望することを意味すると考えられる．

　また，少しでもできる状態を保とうとすることに固執するのは家族だけではない．自立支援を重視するケアの現場では，あらゆる専門職が「体を動かさないと動けなくなりますよ！」などと叱咤激励することで，認知症の人たちのできることを維持しようと奮闘している．家族や専門職がこぞって注意したり，叱咤激励することについて，認知機能の低下した人たちはどのように感じるのだろうか？　「何を言われているかはわからないけれども，いろいろな人から怒られることが増えた」と感じ，いよいよ苦しい立場に追いつめられるのではないだろうか．われわれは専門職として，認知機能の低下した人たちに対する従来の関わり方について，本人の目線で見直す必要性がある．

2. 認知機能低下者の拒否的な態度の意味

　他者とコミュニケーションをとるとき，われわれはさまざまな表現の仕方をもつ．言語がその多くを占めるが，行動や態度，表情や血圧上昇などの身体的表現もある．実は，認知機能が低下した人にとって，最も扱いにくいものが言語であるにもかかわらず，専門職は言語に頼って説明しようとする現状がある[5, 6]．

　具体的な例をあげると，「右手を伸ばしてください」と伝えたとき，相手に反応が見られなければ，さらに大きな声を出して理解を促す．ところが，実際には認知機能が低下した人にとって，大声での声かけは攻撃的な雰囲気をもつため理解促進にはつながりにくい[4]．言葉そのものの意味はわからないものの，怒られているような印象を受けるのである．なぜ怒られているのかがわからないまま動かないでいると，何度も大声で怒鳴られる．いよいよ我慢できなくなったときに，「うるさいよ！　何で手を伸ばさなきゃならないんだよ！」と拒否的な態度を示すようになる．これに対して専門職は，（何度も言葉で説明しても理解できないのであれば，手伝うしかない）といった心持ちで相手の手を握り，力を入れて相手の腕を伸ばそうとする．すると，認知機能が低下した人は，急に腕を握られ引っ張られたと感じて，驚いて腕を自分に近づけるように曲げる．専門職は「伸ばすんですよ！」と大声で言いな

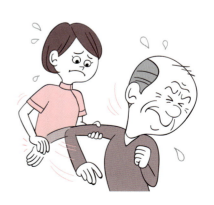

がらさらに力を入れ，認知機能が低下した人は，苛立ちと恐怖から逆に腕を曲げるという構図となる．こうした場面は病院や介護施設においてあらゆる職種によってつくり出されていることが観察調査から把握されている[5]．

　このように，"できること"を重視して短絡的に言語，特に大声で伝えたり，やや強制的に介助しようとすることがかえって拒否的な態度を引き出しがちである．認知機能低下者が拒否的な態度を示しているとき，その原因が認知機能低下によるコミュニケーションの不成立にあると考えるようでは，改善の糸口はみつかりにくい．専門職の言葉や触れ方が威圧感を与え，恐怖心を抱かせていないかを検討する必要がある．

　認知機能が保たれている人と同じように言語で伝えようと考えるのではなく，次項で示すように専門職の行動や態度で伝える必要がある．

3．認知機能の低下を把握したアプローチ

　認知機能がかなり低下している状態であっても，「嫌」と言ったり，動かなかったり，目を力強く閉じたりして，"やりたくない"ことは表現できる．言葉や態度で一生懸命にやりたくないことを訴えているのに，専門職は業務を遂行しなければならないため「動かないと体が硬くなりますよ！」などと半ば強制的にアプローチする．"今行うのが嫌なのであれば，他の人の対応を先にして後で戻って行う"などの臨機応変な対応ができれば，認知機能が低下した人が追い詰められずに済むのだが，たいていは，"今，この人にやってもらわないと困る"という姿勢でアプローチしてしまう．つまり，認知機能が低下した人の"やりたくない"という意思は医療的介入の中では尊重してもらえていないということになる．

　この状況を改善するためには，"この人が言っていることはよくわからないけれども，いい人に違いないから合わせてみよう"と認知機能が低下した人に思ってもらえるようなコミュニケーション能力が必要となる．たとえば，認知機能が低下すると，いろいろなことに対して同時に注意を向けることが難しくなる．そのため，相手がテレビを見ていたり，一点を凝視しているような状況で話しかけても言葉は伝わりにくい．注意が自分に向けられていることを確認してから話しかける必要がある．また，わが国の医療関係者は，「痛くないですか？」，「少し我慢してください」などと，どちらかというとネガティブなイメージをもつ言葉を用いやすい．認知機能が低下している人たちは，理解できた単語からこれからなされることを推測すると考えられるため，「ゆっくりやりますよ」，「この後はきっと楽になりますよ」などとポジティブな単語を用いるとよい．同時に，嫌なイメージを抱かせないために，相手の腕や足首を掴まずに下から支えるようにして触れるようにすると，安心して身を任せてくれたり，自発的に動こうとする意欲を引き出すことにつながる[7]．

　このように，認知機能が低下している人たちの情報の取り入れ方や発信の仕方を理解したうえで，アプローチ方法を選択することによって，認知機能が低下していても安心して過ごすことが可能になり，混乱に伴う暴言や暴力，拒否的な態度の出現を減少させることができる．認知機能低下者の"嫌"という表現を受け止め，なぜ嫌がるのか原因を探ると同時に，"嫌"という気持ちを尊重していったん退くといった対応方法を検討することが，認知機能低下者の混乱の低減，症状の軽減につながると考える．

　医療・福祉の専門職が，認知機能低下者の混乱を減らし，症状を軽減することができて

初めて，家族や地域住民に具体的な考え方と関わり方を伝えることができる．

4．組織・地域で取り組む必要性

　パーソンセンタードケア[8]の普及に伴い，認知症に関する概念的なとらえ方は広がりつつある．しかし，認知機能低下に伴って混乱状況に陥りやすい人に対して，どのように接すると彼らが落ち着きを取り戻すのかを具体的な言語と実践で家族に説明できる専門職は実は少ないのかもしれない．そのため，認知機能低下者への対応方法に卓越した組織づくりや，地域への普及が実現できていないのではないだろうか．

　ノーマライゼーションとは，何らかの障害をもつ人と健常者が平等に分け隔てなく共存できる社会がノーマルな状態であるという理念を目指すための，個人的な活動から施策の制定など幅広い活動を含んでいる．本項の "認知機能低下者のノーマライゼーション" というタイトルは，実は，認知機能低下者は健常者と平等に分け隔てなく共存できているとは言えない現状を示している．この現状を改善するためには，認知機能低下者が感じていることの理解と具体的なケア方法の地域への普及が重要である．

　そのためには，先述したような具体的な関わり方（話しかけるときには相手が自分に注意を向けていることを確認する，大声で誘導しない，ポジティブな言語を用いるなど）を行うことによって認知機能低下者が不安を感じにくくなり，ゆえに混乱した態度を軽減できることを説明，実践できる専門職を増やすことが求められる．

　ところが認知機能の低下した人が何らかの医療的介入を拒否するときに，いったん引き下がって再度アプローチするなど，認知機能低下者の気持ちを重視した対応をすることは，実は，個人で取り組むには限界がある．なぜなら，すべての専門職が多忙な業務を抱え，複数の高齢者の治療，処置，ケアを実施しなければならない状況において，臨機応変な対応を独自に行ってしまうと，他の職員の業務の進め方との整合性が取れない事態に陥るためである．独自の判断で治療，処置，ケアの行い方や実施時間を変更することは，同僚や他職種から批判を受けやすくなる．

　そこで認知機能低下者は，専門職のスケジュール通りに誘導しようとすると，かえって拒否的な態度を示しやすいことを職員全体で理解し，「後でもう一度声をかけます」といった発言と対応が認められる職員間の合意が必要である．

　認知機能の低下に合わせたアプローチ方法を選択する必要性を，抽象的な解釈にとどまらず，実践的，具体的に言語化，共有化することが求められている．

　現在実施されている認知症サポーター養成講座などの行政主導の認知症理解推進事業に加え，専門職から身近な人のケアの仕方を学んだ家族や地域住民が，周囲の人たちに自らの学びと経験を伝えることができるようになれば，認知機能低下者に適したアプローチが社会に広がるであろう．

　"身内が認知症になったら大変" という言葉が聞かれる現在の社会では，認知機能低下者は生きづらいと考えられる．多くの国民が行政の事業や専門職から具体的なアプローチ方法を学ぶ機会を得ることによって，認知機能が低下した人たちの不安や混乱，アプローチ方法が家庭や地域で当たり前のように語られ，ケア技法が改善されることが，認知機能低下者のノーマライゼーションの実現につながると考える．

（伊東美緒）

文献

1) 山口晴保編：認知症の正しい理解と包括的医療・ケアのポイント，第3版，共同医書出版，2016，pp22-24.
2) 山口晴保編：認知症の正しい理解と包括的医療・ケアのポイント，第3版，共同医書出版，2016，pp128-129.
3) 小澤 勲，土本亜理子：物語としての痴呆ケア，三輪書店，2004，pp96-97.
4) 本田美和子・他：ユマニチュード入門，医学書院，2014，pp54-57.
5) 伊東美緒・他：不同意メッセージへの気づき―介護職員とのかかわりの中で出現する認知症の行動・心理症状の回避に向けたケア．老年看 **15**(1)：5-12，2011.
6) Ito M et al: Heeding the behavioral message of elders with dementia in day care. *Holist Nurs Pract* **21**(1)：12-18，2007.
7) 本田美和子・他：ユマニチュード入門，医学書院，2014，pp42-73.
8) トム・キットウッド：認知症のパーソンセンタードケア，筒井書房，2006.

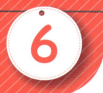

6 労働災害（腰痛）の予防

本項のかなめ

❶ 労働災害とは，労働者の業務上または通勤途上の負傷，疾病，障害，死亡のことをいい，およそ 7,000 件／年間の発生数に対して災害性腰痛は 60% を占める．

❷ 災害性腰痛の多い業種は，保健衛生業，商業・金融・広告業，製造業，運輸交通業であり，保健衛生業は腰痛発生件数が年々増加していることから，特に予防対策が必要である．

❸ 災害性腰痛予防のため，理学療法士による多面的調査，介入とフォローアップまでの PDCA サイクルを活用する．

❹ 産業保健分野における予防理学療法（いわゆる産業理学療法）では，企業の労働安全衛生スタッフと連携して，腰痛予防をはじめ，VDT 障害やメタボリックシンドローム，転倒事故，メンタルヘルス不調などの包括的予防対策に果たす役割は大きい．

1. 労働災害とは

　労働災害とは，労働者の業務上または通勤途上の負傷・疾病・障害・死亡のことをいい，業務災害と通勤災害に分けられる．労働者に故意や重大な過失があった場合を除き，業務中の転倒等による負傷や医学的評価が確立している疾病（業務上疾病）など，業務と労働者の負傷・疾病・障害・死亡との間に因果関係があると判断された場合に，所轄の労働基準監督署長が労働災害と認定する．

2. 労働衛生管理

　労働災害予防，労働者の健康保持・増進の基本となるのが労働衛生管理である．労働衛生管理とは，作業環境管理，作業管理，健康管理のいわゆる三管理とよばれるものを指すが，これらを有機的に連携させるための労働衛生教育を含めた労働衛生管理体制の確立が重要である．労働衛生管理は，労働者 50 人以上の事業場においては安全管理者，衛生管理者，産業医，作業環境測定士などが中心となって進められ，50 人未満の事業場においては安全衛生推進者，衛生推進者，事業者や職場の責任者などが主体となる．加えて，労働衛生コンサルタント，保健師，看護師，その他労働衛生業務に携わる者との連携強化が望まれている[1]．

　また，労働安全衛生法により定められた「事業場における労働者の健康保持増進のための指針」（厚生労働省）に基づき，産業医による「健康測定」や十分な知識・技能を有す

る専門分野スタッフによる「運動指導」,「メンタルヘルスケア」,「栄養指導」,「保健指導」の内容で構成される「心とからだの健康づくり (Total Health promotion Plan ; THP)」が推進されている.

　理学療法士は,現時点において医療機関や介護保険施設等を中心に身体に障害のある方を対象として医師の指示に基づき理学療法を実施しているが,2013（平成25）年11月に発表された厚生労働省医政局「理学療法士の名称の使用等について（通知）」[2] に基づき,労働災害予防や労働者の健康保持増進のために医療分野における理学療法士の知識や技術を産業保健分野にいかすことが重要と考える.

3. 労働災害（腰痛）予防対策が必要とされる理由

　厚生労働省の業務上疾病発生状況等調査[3] が示すように,年間の業務上疾病発生数がおよそ7,000件であるのに対して4日以上休業しなければならないほどの災害性腰痛がおよそ4,500件（60%）を占めており,2004年から2015年までこの発生割合は減少し

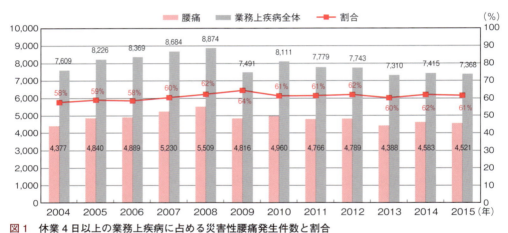

図1　休業4日以上の業務上疾病に占める災害性腰痛発生件数と割合

（厚生労働省：平成16～27年の業務上疾病発生状況等調査より作成）

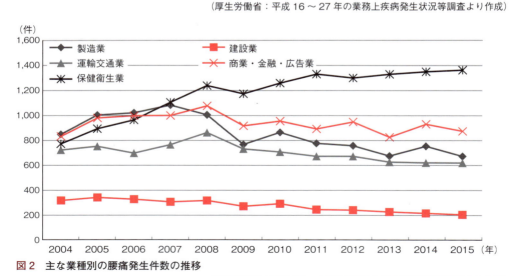

図2　主な業種別の腰痛発生件数の推移

（厚生労働省：平成16～27年の業務上疾病発生状況等調査より作成）

ていない（**図1**）．とりわけ，災害性腰痛が最も多かった業種は，医療・福祉にあたる保健衛生業で，次に商業・金融・広告業，製造業，運輸交通業と続き，保健衛生業においては腰痛発生件数が年々増加している（**図2**）．

4．業種別腰痛発生要因と予防対策の推進

　厚生労働省「職場における腰痛予防対策指針」（平成 25 年 6 月改訂）[4] では，腰痛発生に影響する要因を「動作要因」，「環境要因」，「個人的要因」，「心理・社会的要因」に分類している（**表1**）．以下に，腰痛発生頻度が高い保健衛生業，商業・金融・広告業，運輸交通業における腰痛発生要因と予防対策について述べる．

1）保健衛生業

　保健衛生業に含まれる社会福祉施設では，作業姿勢や抱え上げ動作といった「動作要因」に加えて，対象者の自立度，作業環境，心理・社会的要因といったさまざまな要因が関与している．腰痛予防のポイントとして，対象者の残存機能の把握とリフトなどの福祉用具の活用が推奨されている [4]．しかし，実態調査 [5] においては高齢者介護施設における福祉用具の導入数は少なく，リフトは作業手順が増えて時間や手間がかかる，落下の危険性を感じるなどの理由から，その使用割合は床走行式リフト 14.8％，天井走行式リフト 16.0％，スライディングボード 23.5％といった状況である．また，職員の使用経験についてはリフト使用経験 32％，スライディングボード使用経験 35％程度との報告 [6] がある．このように，実際の施設においては時間や手間の問題，使用経験不足による不安，トイレや狭い室内での使用困難感，導入コストや保管場所の問題など作業管理上の課題がある．

　労働衛生教育の観点では，職員の腰痛予防に対する意識の啓発と予防知識を深める教育活動が重要である．たとえば，持続的な前屈姿勢や捻り動作を避ける方略，人間工学に基づく腰部負担の少ない移乗・介助動作の習得，適度な休息や腰痛予防体操の実施などである．

　「介護作業者の腰痛予防対策チェックリスト」[4] 等を用いて，介助作業を分類し，作業姿勢や負荷量からリスクを見積もり，改善に向けた PDCA サイクル［P：Plan（計画），D：Do（計画実行），C：Check（評価），A：Act（改善）］を繰り返し実施していくマネジメントシステムの導入も重要である．

表1　職場における腰痛の発生要因

動作要因	重量物の取扱い，人力による人の抱上げ作業，長時間の静的作業姿勢，不自然な姿勢，急激または不用意な動作
環境要因	振動，温度等，床面の状態，照明，作業空間・設備の配置，勤務条件等
個人的要因	年齢，性，体格，筋力等，既往症および基礎疾患
心理・社会的要因	仕事への満足感，上司や同僚からの支援不足，職場での対人トラブル，仕事上の対象者とのトラブル等

〔厚生労働省：職場における腰痛予防対策指針及び解説（平成 25 年改訂版）より〕

2) 商業・金融・広告業

保健衛生業の次に腰痛の発生件数の多い業種が商業・金融・広告業である．2012（平成24）年の労働者健康状況調査[7]（表2）において，9,283事業場全体のうち金融業・保険業では，労働者の健康管理対策としてメンタルヘルスケアへの取り組みが87.6％と高いことから，「心理・社会的要因」と腰痛が関連している可能性が考えられる．

腰痛発生要因の中で心理・社会的要因と腰痛との関係性を示唆する報告として，松平ら[8]は，多業種の労働者を対象とした腰痛の危険因子のうち，「働きがいが低い」，「自覚的な身体的負担度が高い」，「疲労感が強い」といった心理・社会的要因（ストレス要因）が有意であったと報告している．また，ストレスによるネガティブな情動は脳内の神経伝達物質であるドーパミンや内因性のオピオイドの分泌を低下させることから痛みを抑制するシステムが働きにくくなり，抑うつや自律神経系のバランスを崩す可能性が示唆されている[9]．

重量物の取り扱いや振動曝露など，直接的な身体影響が少ない業種であるにも関わらず商業・金融・広告業における腰痛発生件数が多く，また，金融業・保険業でメンタルヘルスケア対策への取り組みが高いことから，心理・社会的要因への対応も腰痛予防対策として考慮する必要がある．具体的介入では，職業性ストレスチェック（Job Content Questionnaire；JCQ，NIOSH職業性ストレス調査票，職業性ストレス簡易調査票など），生活習慣（特に食習慣，運動習慣，喫煙習慣），肥満度（BMI）の聴取・確認を行い，スト

表2　事業場の健康管理対策における腰痛予防対策とメンタルヘルスケアの取り組み状況

	腰痛予防対策に取り組んでいる	取り組み内容（複数回答）							メンタルヘルスケアに取り組んでいる
		重量物の取扱い作業の自動化・省力化	休憩設備の確保・改善	作業環境の改善	作業方法等の改善	健康診断の実施	腰痛予防体操の実施	その他	
事業場全体（9,283件）	40.6	26.3	23.5	31.7	51.7	48.5	18.3	6.1	47.2
農業，林業（林業に限る）	26.8	16.7	13.6	25.5	44.5	49.3	15.3	6.5	30.2
鉱業，採石業，砂利採取業	36.3	36.3	17.7	34.4	49.9	46.5	13.1	1.7	35.4
建設業	39.6	33.3	7.6	24.4	49.7	47.6	17.7	5.7	42.4
製造業	51.6	47.6	24.0	41.1	61.1	30.6	15.9	5.5	42.2
電気・ガス・熱供給・水道業	53.1	11.7	23.1	34.9	48.7	36.0	35.6	15.8	90.2
情報通信業	19.6	6.0	11.9	18.2	28.7	63.8	6.1	2.6	53.9
運輸業，郵便業	63.3	24.3	27.7	30.7	41.7	57.5	43.5	3.8	58.5
卸売業，小売業	41.1	25.1	28.4	34.1	60.8	53.9	9.9	1.9	46.3
金融業，保険業	20.1	2.1	19.8	6.8	12.3	64.5	15.3	22.4	87.6
不動産業，物品賃貸業	22.1	4.8	12.6	35.1	34.8	42.8	33.8	1.7	49.9
学術研究，専門・技術サービス業	25.9	14.9	20.8	23.0	27.4	42.1	24.2	14.8	50.2
宿泊業，飲食サービス業	26.6	18.5	30.0	37.2	54.1	50.8	1.3	4.9	36.5
生活関連サービス業，娯楽業	43.0	28.6	7.9	28.2	58.4	50.5	11.6	0.2	36.7
教育，学習支援業	14.1	4.0	14.8	8.9	20.1	47.2	10.8	26.6	42.3
医療福祉	54.4	16.2	28.1	29.8	46.2	47.2	29.8	12.3	45.5
複合サービス事業	18.9	1.0	14.2	22.3	18.0	77.3	7.8	5.9	76.9
サービス業（他に分類されないもの）	41.5	18.2	16.5	21.6	42.9	54.6	20.9	13.9	54.4

（厚生労働省，2014，文献7より作成）

レスの認識，生活習慣の振り返り，運動不足解消に向けた生活活動量の増加に向けて助言を行う．

3）運輸交通業

　運輸交通業は，製造業と同等の腰痛の発生件数を示しているが，**表2**のように「運輸業・郵便業」は事業場の63.3％が腰痛予防対策に取り組んでおり，しかも腰痛予防体操の実施率は43.5％と他の業種と比較して最も高い実施率を示している[7]．この背景には，腰痛に悩む労働者が多いことが推察される．タクシー運転手の腰痛有訴率は他の職業運転手と同様に46％と高く，「座面」の人間工学的問題と「全身振動」，「職務ストレス」，「車両の延べ走行距離」が腰痛発生に関与するとの報告[10]がある．長時間労働や静的姿勢保持が強いられる運転業務では精神的緊張も伴うため，身体と精神の両側面で腰痛予防体操が有効であり導入されていることが推察される．

5．労働災害（腰痛）予防のための理学療法の実践例

1）取り組みの手順

　理学療法士による予防対策は以下の順序で進めていく[11, 12]．

【取り組みの手順】

1．**実態調査：**
　自身の周りにどのような職場が多いか，どのような障害が多いかを調査する．そこでどのような理学療法のサービスを提供できるか，どのくらいの利益が生まれるか，理学療法と競合するものがあるか，その競合先と差別化できる理学療法の強みは何かを明らかにさせておく．そして，どのような周知をして，どのように介入していくのかをあらかじめ計画しておく．

2．**コンテンツの開発：**
　実態調査の結果から腰痛，肩こり，転倒，メタボリックシンドローム，メンタルヘルスなどの中から予防理学療法として介入できるものについて講習会や運動指導，個別指導などの指導形態でいくつか準備する．

3．**企業への周知：**
　準備したものをホームページなど企業の担当者の目に触れる形で周知する．

4．**関係者との打ち合わせ：**
　問い合わせがあれば，面談して状況と方針，コストを確認する．

5．**介入部署，内容の決定：**
　まずは小さく始める．その部署での改善が認められたら，他へ展開していく．

6．**アンケート調査：**
　腰痛の恐怖回避思考を含め，腰痛の状況を評価する．

7．**身体機能評価：**
　作業内容を確認し，その作業に耐えられる身体機能があるかを評価する．

---

8. 職場巡視：

　作業姿勢，作業方法，作業環境を評価する．

　作業姿勢の負担度と改善要求度を4段階で判定するOWAS法（Ovako Working Posture Analysing System），座位作業の評価で使われるRULA（Rapid Upper Limb Assessment），多様な姿勢での作業評価のREBA（Rapid Entire Body Assessment），重量物取り扱い作業者の腰痛予防で利用されるNIOSH（National Institute for Occupational Safety and Health）が有名である[13]．理学療法士ならば三次元解析や筋電計も利用できる．予防理学療法として重要で効果的な作業環境の評価は "5S" である．5Sとは，整理，整頓，清潔，清掃，しつけの日本語の頭文字のSをとったものであり，すでに世界基準となっている[14]．

　人間工学の一番の原則は，「人に機械や環境を合わせる」ということである．

　身体のサイズにだけでなく，動きや考え方・感じ方にも合わせれば，安全・快適に，しかも効率よく仕事ができるようになる．また，1人ひとり違うことを前提として，対象者に合ったものを選択し，調整できることも重要である．

9. 調査結果の報告と提案：

　6〜8の調査・評価から得られた客観的なデータを安全衛生委員会に示し，理学療法の介入をすることで期待される効果について具体的に数値を交えて提案する．腰痛者数が減少すること，それによって診療費が減ること，個人の生産性が上がることから企業の生産性に好影響を与えることを伝える．

10. 介入：

　多面的な評価に基づき，講習会形式，個別指導形式，パンフレット配布などを行う．同時に体操，ストレッチ，筋力トレーニング，有酸素運動，作業姿勢，作業方法などについてワークショップを行い，行動変容を促す．前述の手法のうち，パンフレット配布の効果は大きくない．産業保健分野で求められるのは，1人の能力を100%に近づけるよりも100人の能力を10%でも上げることである．

　作業方法や作業環境の改善にあたって，女性の場合は「楽になったと実感する」ほうが，男性の場合は「客観的な数値の変化を示す」ほうが行動変容がなされやすいようにこれまでの経験から感じている．

11. フォローアップ：

　指導しても実践されなければ無駄に終わる．月に1〜2回フォローアップして，実践状況，腰痛の状況，生産性への影響を調査する．

12. 見える化：

　見える化とは，たとえば，工場の入口にホワイトボードを置き，職場における腰痛予防のための改善策の実施やその進捗状況などを示し，従業員に認識させる手段である．見える化により，現在，何の目的で，何をしていて，どのくらい改善されているのかを皆が認識でき，当事者意識が生まれやすく，全体としての動機づけ（モラール）が向上し，ドロップアウトが減る．

13. 再評価：

　ケースによって異なるが，月ごと，四半期ごと，年ごとに実施事項，腰痛者の割合，腰痛の程度，作業効率などを再評価する．

14. PDCAサイクル：

　事業活動における生産管理や品質管理などの管理業務を円滑に進める手法の1つ

で，腰痛予防としても活用できる．Plan（計画）→ Do（実行）→ Check（評価）→ Act（改善）の４段階を繰り返すことによって，腰痛を継続的に改善する．

再評価後，関係者が参加して，再度，その部署で改善を進める．

また，改善が他へ応用できるのならば，他の部署へ展開させる[13, 15]．

2）事例紹介

製造業が多い地域を対象に，腰痛予防プログラムを作成し，ホームページ上で紹介した．その後，ある企業から工場での腰痛予防の依頼があり，介入期間を６カ月間と定めて契約した．本項では，腰痛の原因に対する包括的で継続的な介入（腰痛対策）を試みた結果を紹介する[16]．

[対象]：製造業の男性 12 名（39.9 歳 ±11.7）
[期間]：2014 年４月〜，６カ月間のアンケート調査（介入前後に調査し，変化を評価する）
[評価項目]：作業評価，腰痛程度（10 段階），体幹機能テスト，指床間距離（finger floor distance；FFD），恐怖回避思考質問票（Fear Avoidance Beliefs Questionnaire；FABQ），筋電図（electromyography；EMG）
[第 1 評価指標]：腰痛程度
[第 2 評価指標]：体幹機能テスト，FFD，FABQ の各平均点

多面的評価により，身体的要因による腰痛が多いと判断し，職場巡視を行い，問題作業を特定し，EMG の分析によって作業方法の提案を行った．同時に単一姿勢による作業が多いことから，コンディショニングの重要性があると判断された．

介入① 作業評価と指導

理学療法士による職場巡視において同一姿勢の作業として問題となり，アンケート結果でも最も負担が大きいと訴えのあった "ハツリ作業（重い電動ハンマーを抱えて耐火レンガを砕く）" において，作業方法の違いによる腰背部筋の負荷を EMG にて評価した結果を示し，作業姿勢改善の行動変容を促した．（図 3）．

介入② 講習会

腰痛とストレス，柔軟性，筋力との関係，改善方法を説明し，EMG 結果をもとに作業姿勢，作業環境と腰痛との関係について説明した．

介入③ 個別評価と指導

作業姿勢の不良や体幹機能の低下を認識させ，有酸素運動，ストレッチ，筋力トレーニングを促した．

介入④ 動機づけ

見える化として，工場の入口にホワイトボードを設置し，実施計画と進捗状況を掲示し，従業員のモラール（仕事に向かう意欲，士気）を維持向上させた（図 4）．またイントラネットで社内広報した．

介入⑤ フォローアップ

介入してから３カ月間，月１回の頻度で，理学療法士と保健師そして安全衛生管理者が現場訪問して実践状況の調査と勧奨，従業員からの意見収集を実施した（図 5）．

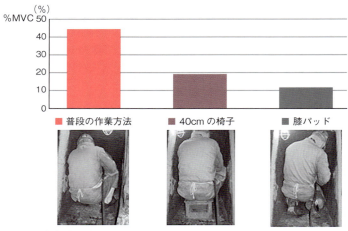

図3　作業方法の違いによる腰背部負荷を EMG にて評価した結果

注）EMG 解析は，L4 部位の脊柱起立筋における最大筋力発生時の EMG を 100%として，各作業姿勢での同部位における 10 秒間の EMG の最大値を比較した.

（高野，2015，文献 16 より作成）

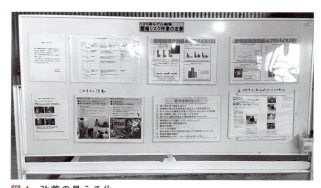

図4　改善の見える化

見える化による改善の周知でモラールが上がる.

（高野，2015，文献 16 より作成）

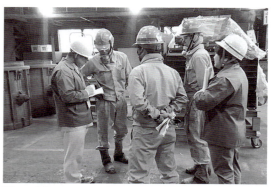

図5　定期的なフォローアップ

腰痛の多い職場を見て，聞いて，感じる.

（高野，2015，文献 16 より）

[結果とその後の状況]（図6，7）

　介入（前／後）で筋力（体幹機能検査：31.6±6.24/35.7±4.54，p=0.01）が有意に改善し，柔軟性（FED：−3.0±12.66/1.9±5.78，p=0.091）が改善傾向を示した．作業姿勢にも改善が認められた．腰痛の程度は有意に改善し，主観的評価では，仕事が楽になり，はかどるようになったとの意見が得られた．これらの改善を通じて，現在，作業に合わせた体操の作成と実践，電動ハンマーの吊り下げ，レンガサイズを大きくして機械化するなど作業環境の改善が進んでいる．

　慣れた作業方法を変えさせることは容易ではない．作業方法の改善でどれだけ腰の負担が減弱するかということを EMG による客観的な資料で理解させ，体感させることにより作業方法を変えることができたのではないかと考える．ストレッチや体操の励行も同様であり，介入後すぐに変化の現れるストレッチを指導し，実践の動機づけとした[17]．また，作業方法は変えることができてもそれが続かなくては無駄な介入となってしまう．続けさせる工夫として，保健師，安全衛生管理者とともに月ごとに介入して現場の意見を聴き，少しずつ改善を加えていくことで腰痛予防の意識付けを

	介入前	介入後	有意確率
腰痛程度	7.3±2.61	6.3±2.77	0.032
FABQ	18.2±5.77	20.2±4.84	0.091

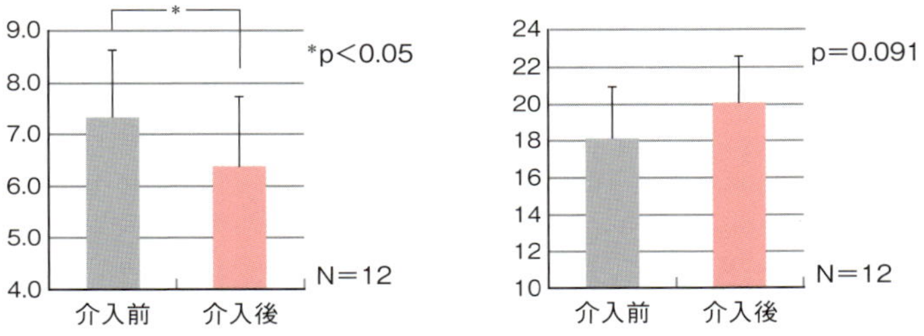

腰痛程度は有意に改善したが，腰痛の恐怖回避思考に変化がなかった．

図6　腰痛予防における包括的な産業理学療法の結果（腰痛の程度・FABQ）

（高野，2015，文献16より作成）

	介入前	介入後	有意確率
体幹機能	31.6±6.24	35.7±4.54	0.011
FFD	−3.0±12.66	1.9±5.78	0.120

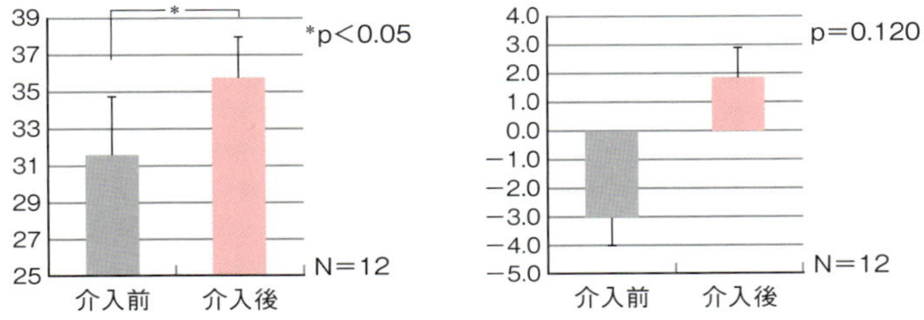

体幹機能は有意に改善したが，指床間距離に有意差はなかった．

図7　腰痛予防における包括的な産業理学療法の結果（体幹機能・FFD）

（高野，2015，文献16より作成）

高めることができたと考えている．また，「見える化」として工場の入口のボードに貼られた各種データや進捗状況を示す表も改善の継続を促す一助になったと思われる．

FABQ が介入後に増えた理由として，腰痛の恐怖回避思向が高まったというよりも，むしろ作業方法や作業環境に問題があると認識されたためと推察している．近年，腰痛とストレスとの関係がクローズアップされており，種々の介入研究で FABQ の改善が認められているが，わが国の製造業には身体を酷使する作業がまだ多いようである．ストレス対策のみならず身体能力の強化，作業方法・作業環境の改善などの包括的腰痛予防の継続が必要と考えられる．

予防理学療法における多面的アプローチとして，IT を活用した個別指導対応[18]，年間に費やした健康保険組合の腰痛にかかる支出の変化，プレゼンティーズムの変化と企業の生産性の関連などを示していくことも産業保健分野の発展にとって欠かせない重要事項である．

労働災害の 6 割以上を占める腰痛を例に挙げ，産業保健分野における予防理学療法（いわゆる産業理学療法）について解説した．腰痛による欠勤，生産効率やサービスの低下は，さまざまな業種で生産性を損ねる大きな問題となっている．予防理学療法では，企業の労働安全衛生スタッフと連携して，労働衛生の三管理を考慮した包括的な腰痛予防を進めていくことができるであろう．他にも VDT（visual display terminal）障害，メタボリックシンドローム，転倒事故，メンタルヘルス不調などの予防対策に果たす役割は大きい．

（廣滋恵一，高野賢一郎）

文献
1）厚生労働省安全衛生部労働衛生課編：職場における腰痛予防対策マニュアル，中央労働災害防止協会，2004．
2）厚生労働省：理学療法士の名称の使用等について（通知）：http://www.mhlw.go.jp/file/05-Shingikai-10801000-Iseikyoku-Soumuka/0000060414.pdf（2016 年 8 月 10 日閲覧）
3）厚生労働省：安全衛生関係統計等一覧．業務上疾病発生状況等調査：http://www.mhlw.go.jp/bunya/roudoukijun/anzeneisei11/（2016 年 8 月 10 日閲覧）
4）厚生労働省：職場における腰痛予防対策指針及び解説：http://www.mhlw.go.jp/stf/houdou/2 r98520000034 et4-att/2 r98520000034 mtc_1.pdf（2016 年 8 月 10 日閲覧）
5）岩切一幸・他：高齢者介護施設における介護機器の使用状況とその問題点．産衛誌 **49**：12-20，2007．
6）朝倉弘美・他：介護老人保健施設職員の移乗関連用具に対する認識及び腰痛との関連．理療科 **28**：329-334，2013．
7）厚生労働省：平成 24 年「労働安全衛生特別調査（労働者健康状況調査）」の概況，2014：http://www.mhlw.go.jp/toukei/list/dl/h24-46-50_05.pdf（2016 年 8 月 10 日閲覧）
8）松平　浩・他：仕事に支障を きたす非特異的腰痛の危険因子の検討．日職災医誌 **57**：5-10，2009．
9）松平　浩：職場での腰痛には心理・社会的要因も関与している．産業医ジャーナル **33**（1）：60-66，2010．
10）舟越光彦・他：タクシー運転手の腰痛に関連する要因の研究．産衛誌 **45**：235-247，2003．
11）高野賢一郎：産業理学療法の展開．総合リハ **43**（6）：527-534，2015．
12）高野賢一郎：日本のこれからと理学療法 企業で働く理学療法士．理学療法学 **42**（4）：365-369，2015．
13）神代雅晴編：職場改善—産業保健人間工学の知恵と妙技，日科技連，2008．
14）澤田善次郎監，名古屋 QS 研究会編：現場の管理と改善講座 5 S，日本規格協会，2013．
15）中央労働災害防止協会：実践から学ぶ衛生管理，日本制作センター，2012．
16）高野賢一郎：企業における包括的腰痛予防対策．産衛誌 **57** 臨増：346，2015．
17）Takano K：Effect of Stretching for the Preventions of the Shoulder Stiffness and Back Pain in Different Jobs．*JJOMT* **62**：32-37，2014．
18）Takano K：Physical Counseling for Low Back Pain Using Internet．*JJOMT* **64**：101-106，2016．

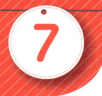

7 再発予防

7 ① 脳卒中

本項のかなめ

❶ 脳卒中は再発率が高く，再発すると死亡率や障害の重症度がさらに高くなる．
❷ 急性期での再発予防はリスク管理が重要である．
❸ 慢性期での再発予防は生活習慣管理が重要で活動性の増大が必要である．
❹ 多職種や多施設間での情報共有による包括的ケアシステムを構築する必要がある．

1. 脳卒中の再発

　脳卒中は再発率の高い疾病である．欧米では初発脳卒中患者の約30％に再発するとされている．わが国の福岡県久山町で行われた疫学調査によると，脳卒中発症者410人のうち10年間で26％，108人（26.5/1,000人年）に再発がみられた．累積再発率では，発症後1年間で12.8％，5年間で35.3％，10年間で51.3％の再発率であった．タイプ別にみた10年間の累計再発率は，クモ膜下出血で70.0％，脳出血で55.6％，脳梗塞で49.7％であった．脳梗塞は経過年数に比例して増加し，脳出血では1年以内，クモ膜下出血では3カ月以内での再発が多かったことが報告されている[1]．

2. 再発予防を必要とする理由

　脳卒中の再発による影響は，高い死亡率と障害の重症化である．再発脳卒中患者の18％が致死的とされている[3]．障害の重症化は，再発により脳細胞の破壊が拡大することで麻痺や認知機能が悪化し，活動制限が拡大することである．

　脳卒中再発のリスク要因は初発リスクと同じである．脳血管状態を悪化させる基礎疾患，すなわち，高血圧症，脂質異常症（脂質代謝異常症），糖尿病，心房細動（不整脈），冠動脈疾患を有するとリスクが高まる．これら既存疾患の状態を左右するのが生活習慣であり，喫煙やアルコール摂取，それに肥満は悪化の要因となる．さらに運動不足は重大な問題である．脳卒中者はもともと運動習慣が乏しいこともあるが，脳卒中発症後は運動障害，認知機能障害，全身状態の悪化により活動性がさらに低下し，運動機会が損なわれることで再発リスクが高まる．

（1）脳卒中再発予防の医学的管理

　わが国および欧米の脳卒中ガイドライン[2, 4, 5]によれば，医学的リスク，生活習慣リスクをコントロールすることにより再発を大きく予防することができるとされている．再発予防策としては，①初発の原因となった病気の治療（エビデンスレベルB），②薬物療法（レベルA），③手術療法（レベルB），④生活習慣の改善（レベルB），が挙げられている．医学的管理は薬物療法が主体となるが，これには急性期における抗血栓療法と，慢性期における血圧コントロールや厳格なコレステロール低下療法といった原因疾患の管理を含んでいる．

（2）急性期における再発予防のための理学療法

　発症急性期における脳卒中の再発予防は，梗塞巣や出血巣の拡大と，初発病巣に関連する新たな梗塞や出血を防ぐことが目的となる．急性期脳梗塞における再発率は1週間で5%，1カ月で20%とされている．脳梗塞も脳出血も脳の虚血部位では血流の自動調節能が破綻しており，血圧低下がすぐに脳血流低下に結び付き，虚血病巣が拡大する危険性がある．発症後3日～2週間における梗塞巣や出血巣での浮腫増大は，周辺神経組織を圧排し血流を低下させる．発症後48時間以内と2～4週間では，脆弱した閉塞血管に血流が再開することにより出血性梗塞が生じる可能性がある．クモ膜下出血の場合，未破裂動脈瘤からの新たな出血が発症6時間以内に多くみられる．

　急性期での医学的対応は血圧のコントロールが中心となるが，患者の病態に従い個々の症例で決定されるため，医師と相談し目標とする血圧を個別に設定する必要がある．理学療法では脳卒中発症後は運動機能の回復のため早期に離床を図ることが重要ではあるが，医学的な血圧管理と矛盾しないように進めなければならない．また，心原性脳塞栓症や一過性脳虚血発作，腎機能障害，肝機能障害，血管炎（ANCA*関連血管炎，好酸球性多発血管炎性肉芽腫症），消化管出血などは，潜在的に高い再発リスクを有しており，さらに緻密な管理が必要となる．

　したがって脳卒中急性期の再発予防における予防理学療法ではリスク管理が重要となる．脳卒中に対する運動療法の実施基準は多数報告されているが，個々の症例の状態に合わせて柔軟に対応しなければならない．臨床において重要なのは，急激な運動および過度な疲労を回避することである．過負荷な運動は血圧を上昇させ脳出血のリスクを高め，運動後には反射性に血圧低下を引き起こし脳虚血リスクが高まる．臥床が長引けば起立時の低血圧と臥床直後の血圧上昇，運動耐容能の低下を起こすリスクが高まる．疲労は，中枢神経システムの障害による全身性疲労と，脳自体の炎症，神経再構築におけるエネルギー使用による疲労があり，いずれも無理な運動や認知課題が脳に損傷を与えてしまう可能性がある．

　そのうえで，活動性低下による起立性低血圧や肺炎，抑うつ症状の合併などのディコン

---

* ANCA
anti-neutrophil cytoplasmic antibody：抗好中球細胞質抗体.

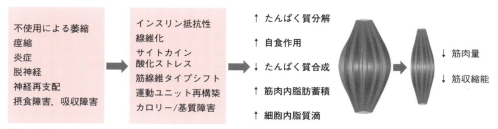

図　脳卒中関連サルコペニアにおける筋消耗のメカニズムと流れ

（Scherbakov et al, 2013, 文献 7 を改変）

ディショニングを防ぐために，関節可動域運動，座位や立位でのバランス練習，歩行練習を，Borg の自覚的運動強度（rating of perceived exertion; PRE）で 11 以下に抑えながら間欠的に行っていく（**表**）．

（3）慢性期における再発予防のための理学療法

　慢性期における脳卒中の再発予防について，米国のガイドライン[3] によれば，血圧やコレステロールの管理，体重のコントロール，週 3 ～ 4 回の中等度強度の運動が推奨されている．また，個々の患者の健康状態に合わせてアスピリン投与などの薬物治療を行うほか，生活習慣の改善が重要であると示唆している．

　米国心臓協会（American Heart Association；AHA）と米国脳卒中協会（American Stroke Association；ASA）は [3]，脳卒中再発予防として運動習慣を確保することが最も大切であると推奨している（エビデンスレベル C）．脳卒中後の患者は最大酸素摂取量が有意に低下し，筋破壊の進行と全身性の炎症，グルコース耐性の低下がみられる（**図**）．これらの因子は運動によるエネルギーコストを増大させ，疲労による活動性低下を引き起こす．転倒リスクが増大し，さらなる活動性の低下は健康状態を悪化させ脳卒中再発の危険性を増す．こうした悪循環を断ち切るには運動習慣による活動性向上が必須である[3]．慢性期に行う運動には，有酸素運動，筋力増強・筋持久性運動，柔軟性改善運動，神経筋促通法が推奨されている．特に有酸素運動は運動耐容能の改善のほか，血管状態や認知機能の改善を目的とし，大筋群を使いながら中等度の運動強度で 1 回 20 ～ 60 分，週 3 ～ 5 回行うことが推奨されている．

　身体活動性の向上には心理的要因や環境要因が潜在的な障壁となる．心理的要因には，運動への関心やモチベーションの欠如，運動しても障害や健康状態の改善を実感できない自己効力感（セルフエフィカシー）の欠如，転倒や不慮のイベントの発生に対する恐怖感，が挙げられる．環境要因には，家族や社会サポートの欠如，利用可能なフィットネス資源の欠如，移動手段の欠如，適切なフィットネスサービスについての知識の欠如，費用的な問題，が挙げられる．こうした問題は，たとえ高い身体活動レベルに到達する能力を有していてもそれを高めることができる機会を奪われることを示唆している．患者の潜在的身体活動能力の評価，環境整備，多様なプログラムの提供が重要である．

（4）再発リスク要因の改善に対する運動の効果

　運動は，代謝の促進，血圧の低下，精神的安定に効果的で，特に有酸素運動が有効とされている[6]．AHA と ASA は脳卒中患者に対して推奨されるトレーニング内容を示している（**表**）．

表　AHA/ASA が推奨する脳卒中患者のトレーニング

	運動の場所 / 種類	目標 / 目的	処方ガイドライン（頻度 / 強度 / 時間）
入院と初期療養（急性期）	・低強度歩行，セルフケア活動 ・間欠的座位または立位 ・ROM 運動，運動実践	・ディコンディショニング，沈下性肺炎，起立性低血圧，抑うつの予防 ・認知障害と運動障害の評価 ・バランスと協調性の刺激	・安静時心拍数を 10〜20 bpm 増加：RPE＊11 以下：頻度や時間は耐性範囲で，インターバルまたはワークレスト・アプローチ
有酸素運動	・大きな筋の活動（歩行，段階的歩行，自転車エルゴメータ，上肢エルゴメータ，座位機能活動）	・歩行速度と歩行効力の増大 ・運動耐容能の改善 ・ADL 自立度の増大 ・運動障害と認知機能の改善 ・血管状態の改善と他の心保護的効果の向上（血管運動反応，リスク軽減）	・酸素摂取予備または心拍数予備の 40〜70％：最大心拍数の 55〜80％：RPE 11〜14 ・3〜5 日 / 週 ・20〜60 分 / 回（または 10 分ずつ数回） ・5〜10 分のウォームアップとクールダウン ・活動性増大を促すため万歩計の使用
筋力増強，筋持久性	・上下肢抵抗運動，体幹負荷トレーニング，荷重トレーニング，弾性バンド，スプリング，プーリー ・サーキットトレーニング ・機能的運動	・筋力と筋持久性の増強 ・余暇活動，職業，ADL の能力増大 ・筋力増強による荷物運搬時の心要求の軽減	・大筋群を含む 8〜10 種類の筋トレ（50〜80％ 強度，10〜15 回 ×1〜3 セット） ・2〜3 日 / 週 ・耐性範囲で抵抗漸増
柔軟性	・ストレッチ（体幹，上下肢）	・ROM の拡大 ・拘縮予防 ・外傷リスクの軽減 ・ADL の増大	・静的ストレッチ（10〜30 秒保持） ・2〜3 日 / 週（持久トレーニングや筋力トレーニングの前後）
神経筋	・バランス運動，協調運動 ・太極拳 ・ヨガ ・目と手の協調によるレクリエーション（パドル，スポーツボール） ・アクティブプレイビデオゲーム，インタラクティブコンピューターゲーム	・バランス，スキル，QOL，運動の改善 ・転倒恐怖感の軽減 ・ADL 上の安全レベルの改善	・持久性，筋トレ，筋持久性，ストレッチの各トレーニングを補足するものとして ・2〜3 日 / 週

＊ RPE：自覚的運動強度，ratings of perceived exertion.　　　　　　　　　　　　　　(Billinger et al, 2014)[3]

　特に強調されているのは，運動の強度と種類の選択である．個々の患者の運動耐容能で中等度負荷とし，休息を取りながら十分な量を確保することである．中等度の負荷を一定時間以上行うようにするには，患者の運動耐容能を適切に評価することが必要である．また運動種類の選択も，たとえエルゴメータなどの器具がなくても中等度の強度で一定量行える方法を工夫しなければならない．また十分な運動量を確保するには日常の生活時間でも 1 人で行いやすいウォーキングや体操といった運動を指導する必要がある．

(5) 運動による再発予防効果のエビデンス

　Kono ら[8] は，非心原性軽症脳梗塞患者に対する運動，減塩，栄養指導を組み合わせたライフスタイル介入を行い，平均 2.9 年追跡での血管イベントの発生が対照群で 12/35 名であったのに対し，ライフスタイル介入群では 1/35 名だけであったことを報告してい

る．また Kono ら[9]は別の研究で，発症後3カ月以内の軽症脳梗塞患者の日々の歩数を4年間追跡調査したところ，血管イベントを生じた群は，生じなかった群と比べて日々の歩数が少なく，1日あたり 6,025 歩を境に成績が分かれたことを報告した［Cox 比例ハザードモデル（ハザード比：0.84，95％ CZ：0.72 - 0.97，P=0.038），カプランマイヤー生存曲線（ロングランク検定：13.8，P=0.002）］.

4．包括的ケア

　慢性期の再発予防では，そもそも不活発な生活習慣にあることを理解し，自立性の最大化をもたらすのはもちろんであるが，社会的役割や適応力を向上させることも重要である．そのためには，患者や家族に対しての動機づけが重要であり，現状に関する客観的な情報の提供と具体的な解決手段の提案と実践への促しを十分に行う必要がある．また，理学療法士以外で関連する医療介護従事者とも情報共有しながら問題解決を協働して行い，生活全体での活動性の拡大や，栄養を含めた健康状態の改善を図ることが必要である．さらには，急性期，回復期，生活期と別々に関わる医療者の間でも再発予防を目指して情報を共有することで，ライフスパンでの脳卒中再発予防の支援を行う必要がある．こうした包括的ケアをシステム的に整備しつつ，個々のケースに対応することが重要である．

（渡辺 学）

引用文献

1) Hata J et al: Ten year recurrence after first ever stroke in a Japanese community：the Hisayama study. *J Neurol Neurosurg Psychiatry* **76**（3）：368-372, 2005.
2) Furie KL et al: Guidelines for the prevention of stroke in patients with stroke or transient ischemic attack：a guideline for healthcare professionals from the American Heart Association/American Stroke Association. *Stroke* **42**：227-276, 2011.
3) Billinger SA et al: Physical activity and exercise recommendations for stroke survivors: a statement for healthcare professionals from the American Heart Association/American Stroke Association. *Stroke* **45**（8）：2532-2553, 2014.
4) 日本脳卒中学会脳卒中ガイドライン委員会編：脳卒中治療ガイドライン 2015, 共和企画, 2015.
5) European Stroke Organisation（ESO）Executive Committee；ESO Writing Committee：Guidelines for management of ischaemic stroke and transient ischaemic attack 2008. *Cerebrovasc Dis* **25**（5）：457-507, 2008.
6) World Health Organization：Global recommendations on physical activity for health, Geneva, WHO Press, 2010.
7) Scherbakov N et al: Stroke induced Sarcopenia: muscle wasting and disability after stroke. *Int J Cardiol* **170**（2）：89-94, 2013.
8) Kono Y et al: Secondary prevention of new vascular events with lifestyle intervention in patients with mild ischemic stroke: a single-center randomized controlled trial. *Cerebrovasc Dis* **36**：88-97, 2013.
9) Kono Y et al: Predictive impact of daily physical activity new vascular events in patients with mild ischemic stroke. *Int J Stroke* **10**：219-223, 2015.

7₂ 心疾患

本項のかなめ

❶ 心疾患患者は死亡や再入院リスクが高く，特に心不全患者では 1 年間に約 25% の患者の再入院が必要になるため，常に疾患の増悪徴候がないかをモニタリングしながら介入する必要がある．

❷ 患者教育や運動療法を行う際には，心疾患患者の再発リスクが高い患者の特徴を理解したうえで施行する．

❸ 包括的な心臓リハビリテーションには再入院予防や生命予後改善のエビデンスがあり，心疾患の重要な治療の 1 つとして日，米，欧のガイドラインで行うことが強く推奨されている．

1. 心疾患の再発率

1) 冠動脈疾患

わが国の代表的なコホート研究の結果では，冠動脈疾患を有する患者の再発率は，安定した冠動脈疾患患者で 15.1 ～ 17.5/1,000 人年，急性冠症候群患者で 30 ～ 40/1,000 人年程度で[1]，血行再建を行った急性心筋梗塞患者の 3 年間の再発率は女性 21.0%，男性 13.9% と報告されている[2]．

2) 心不全

心不全の増悪によって入院した患者の 1 年以内の再入院率は左室駆出率が低下した患者では 23.7%，左室駆出率が保持された患者では 25.7%，全死亡率はそれぞれ 8.9%，11.6% と報告されている[3]．特に，退院後 3 ～ 4 カ月の間は再増悪のリスクが高い．

2. 再発リスクの評価

1) 冠動脈疾患

図 1 に日本動脈硬化学会による動脈硬化性疾患予防のためのリスク評価および包括的リスク管理チャートを示した[1]．すでに冠動脈疾患や心筋梗塞の既往がある患者においては，二次予防の管理目標値を目安に治療および生活習慣の是正を行う．また，表 1[1, 4, 5] に示す因子を保有している冠動脈疾患患者では，再発リスクが高い患者群として，より厳

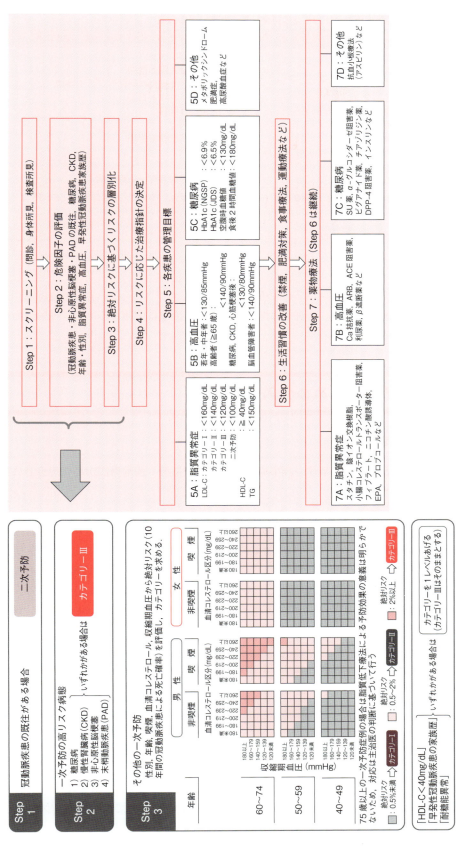

図1 動脈硬化性疾患予防のための包括的リスク管理チャート

（日本動脈硬化学会，2012）[1]

筆者注）本図における［二次予防］は本書における二次予防の定義とは異なる。

表1 冠動脈疾患および心不全の再発リスクが高い患者病態

A. 冠動脈疾患の再発リスクが高い患者病態	B. 心不全の再発リスクが高い患者病態
・急性冠症候群 ・喫煙の継続 ・２型糖尿病 ・メタボリックシンドローム ・非心原性脳梗塞・末梢動脈疾患 ・慢性腎臓病 ・主要危険因子の重複	・高齢 ・心不全入院の既往 ・B 型ナトリウム利尿ペプチド高値 ・低ナトリウム血症 ・慢性腎臓病 ・糖尿病 ・慢性閉塞性肺疾患 ・貧血 ・高尿酸血症 ・低運動耐容能・運動機能

（A は，日本動脈硬化学会，2012[1] より．B は日本循環器学会，2010[4]，神谷健太郎，2016[5] より）

格な治療や指導が必要となる．

２）心不全

　表1 に心不全の再発リスクが高い患者病態を示した[1,4,5]．心不全の予後規定因子には主に心臓に関連するもの，合併症に関連するもの，治療に関連するもの，運動能力や認知機能に関連するものがある．

3．再発予防のための介入

1）患者教育・指導

　非薬物療法としては，禁煙，食事療法，疾病管理指導，運動療法が心疾患患者に共通する重要な介入である．

（1）禁煙

　喫煙は，冠動脈疾患だけでなく動脈硬化性疾患の強い危険因子であり，禁煙はすべての患者に強く推奨される[4,6-8]．わが国で行われた心筋梗塞患者におけるコホート研究においても，心筋梗塞発症後に喫煙を継続した場合の総死亡リスクは，生涯非喫煙者の 2.3 倍だったが，禁煙した場合には総死亡リスクが生涯非喫煙者と同程度まで低くなり，喫煙継続者に比較して総死亡リスクが約 60％有意に低下することが示されている[9]．具体的な禁煙支援として 5 A アプローチが推奨される（表2）[10]．

（2）食事療法

　食事療法の基本は，摂取カロリーおよび摂取栄養素配分を適正化することである．身体活動量および標準体重より算出した適正カロリーの摂取にて，可能な限り標準体重を目指し，また栄養素に関しては，脂肪エネルギー比を 20 〜 25％，炭水化物エネルギー比を 50 〜 60％とする．コレステロールの摂取制限に関しては，2013（平成 25）年に米国の循環器関連学会が生活改善のためのガイドラインを発表し，その中で「コレステロール摂取量を減らして血中コレステロール値が低下するかどうか判定する証拠が数字として出せないことからコレステロールの摂取制限を設けない」との見解が出された[11]．わが国の「2015 年日本人の食事摂取基準」においても，健常者において食事中コレステロールの摂取量と血中コレステロール値の間の相関を示すエビデンスが十分ではないことから，コ

表2 禁煙支援の5Aアプローチ

項目	内容	具体的な内容
Ask	面会，受診のたびに喫煙状況を確認する	・面会，受診のたびにすべての患者に喫煙に関し質問し，記録するシステムを構築する． ・喫煙状況を示すステッカーや表示を診療録に明示する．
Advise	すべての喫煙者に禁煙を強く，個別的に忠告する	・はっきりと強く，「禁煙が必要です．お手伝いします」と伝える．
Assess	禁煙への関心度を評価する	・すべての喫煙者に30日以内に禁煙する意思があるかを尋ねる． ・意思があれば支援をする．なければ動機付けを行う．
Assist	患者の禁煙計画を支援する	・禁煙開始日を設定する（2週間以内）． ・家族，友人，同僚に禁煙を宣言し，理解とサポートを求める． ・自分の周りからタバコを処分する．
Assist	カウンセリングを行う	・禁煙開始日以降は1本も吸わないことが重要． ・過去の禁煙に際し，何が障害になったかを振り返る． ・アルコールは喫煙再開の引き金となるので，禁煙中は節酒あるいは禁酒する． ・家庭内に喫煙者がいる場合は，一緒に禁煙するか他の場所で吸うように求める．
Assist	ソーシャルサポートを提供する 周りのサポートを利用できるように支援する	・「私やスタッフはいつでもお手伝いします」と伝える． ・「禁煙に対して，周囲の人たちの支援を求めてください」と伝える．
Assist	薬物療法の使用を勧める	・効果的な薬物療法の使用を勧める．薬がなぜ禁煙成功率を高め，離脱症状を緩和するかを説明する．
Assist	補助教材を提供する	・禁煙のための教材や資料を提供する．
Arrange	フォローアップ計画を立案する	・禁煙開始日の直後（1週間以内）にフォローアップをする ・2回目のフォローアップも1カ月以内とする． ・フォローアップ内容：禁煙成功を賞賛する．再喫煙がある場合は，その引き金や要因について質問し，今後予想される問題を特定する． ・薬物療法の使用と問題点を評価し，さらに強力な治療を検討する．

（中村，2002，文献10を参考に作成）

レステロール制限は推奨されていない[12]．ただし，これらのことが高LDLコレステロール血症患者にも当てはまるわけではないことを日本動脈硬化学会は注意喚起している．「動脈硬化性疾患予防ガイドライン2012年版」においては，リスク評価と包括的な生活習慣の改善を強調したうえで，具体的な食事療法として，塩分制限に配慮した伝統的な日本食（The Japan Diet）を推奨している[1]．また，肥満，メタボリックシンドローム，2型糖尿病，高中性脂肪血症では摂取エネルギーの制限を，高LDLコレステロール血症ではより飽和脂肪酸やコレステロールの摂取量に注意する必要がある．また脂質を減らすだけでなく，包括的な食事内容の改善を試みること，例として食物繊維を多く含む大豆製品，海藻，野菜類を増やすことなどが推奨されている．また，高齢患者においてはサルコペニアを合併するリスクが高いため，たんぱく質とビタミンD摂取を心がけるようにすることも重要である．

　高血圧，虚血性心疾患，心不全患者においては減塩によるナトリウム制限が推奨され，特に，心不全患者では塩分の過剰摂取により心不全が増悪することに注意が必要である．1日の食塩量は通常の心不全患者で7g以下，重症心不全では3g以下が推奨される[4]．心不全患者における塩分制限に関する介入研究のエビデンスは十分でないが，現在のとこ

ろ多くの専門家の一致した見解であり，ガイドラインでも推奨されている．高齢者においては過度の塩分制限により栄養不良となる可能性があるため，患者に応じて適宜調節が必要である．水分摂取については，虚血性心疾患，軽症の慢性心不全では特に制限を設けな

表3　心不全患者の疾病管理の要点

Class Ⅰ

（エビデンスから通常適応され，常に容認される）
- 多職種による自己管理能力を高めるための教育，相談支援：患者および家族，介護者に対して
- 体重測定と増悪症状のモニタリング
- 薬物治療の継続および副作用のモニタリング
- 禁煙
- 症状安定時の適度な運動

Class Ⅱa

（エビデンスから有用であることが支持される）
- 1日7g程度のナトリウム制限食
- 節酒
- 感染予防のためのワクチン接種
- 精神症状のモニタリングと専門的治療：抑うつ，不安などに対して
- 心不全増悪のハイリスク患者への支援と社会資源の活用：独居者，高齢者，認知症合併者などに対して

〔日本循環器学会：循環器疾患の診断と治療に関するガイドライン（2009年度合同研究班報告）慢性心不全治療ガイドライン（2010年改訂版），文献4を参考に作成〕

心不全信号と対処方法

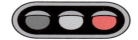

赤信号：緊急性の高い状態

◆ 息切れや，胸苦しいなどの理由で，平らになって寝るのがつらくなってくる．

 対処：
できるだけ早く病院を受診しましょう．
危険な状態だと判断したら救急車を呼びましょう．

黄信号：心不全増悪の疑い

◆ 起床後の体重が短期間で急激に増える（3日で2kg程度）.
◆ 両足のむくみが増えてくる（むくみがなくても心不全のことがある）.
◆ いつもと同じ動作で息切れが強くなる.
◆ いつも休まずに歩けていた距離が，休まないと歩けなくなる.
◆ 安静時の脈が増えてくる（寝ていても脈100拍/分を超える）.

 対処：
塩分・運動制限，処方された薬の確実な内服を心がけ，症状や体重の変化を確認しましょう．

心不全信号が黄色の状態が続く場合は，下記の電話に相談をするか，早期に病院を受診することをお勧めします．

連絡先：
平日昼間　8：30〜13：00　内科外来：○○○-○○○-○○○○
夜間・日曜・祝日　救急外来：○○○-○○○-○○○○

図2　心不全信号を用いた指導の例

い．希釈性の低ナトリウム血症を呈するような重症心不全では水分制限が必要である．

（3）心不全患者に対する疾病管理指導

　心不全ガイドラインで推奨されている疾病管理の内容は**表3**の通りである．

　心不全患者の体液管理指標の基本は早朝排尿後の体重であり，毎日測定し記録するよう指導する．早期に受診をすれば利尿剤の増量などで入院を防げる場合もあるため，心不全増悪徴候を十分に伝えておくことが重要である．そして，心不全の増悪を疑った場合にどのように対処をするのかについての具体的な行動指針を示しておくことも重要である（**図2**）．

2）運動療法

（1）エビデンス

　冠動脈疾患や慢性心不全に対する運動療法は，日本循環器学会，ヨーロッパ心臓病学会，アメリカ心臓協会における診断および治療のガイドラインにおいて，治療推奨度 Class I（エビデンスから通常適応され，常に容認される）に位置づけられている．その効果として，心不全においては，4,740名を対象に含む33の無作為化比較対象試験のメタ解析で[13]，運動療法が，すべての原因による再入院のリスクを25%（95%信頼区間：8〜38%），心不全による再入院を39%（95%信頼区間：20〜44%）低下させること，14,486名の冠動脈疾患患者を含むメタ解析においても[14]，心血管死亡のリスクを26%（95%信頼区間：14〜36%），再入院を18%（95%信頼区間：4〜30%）減少させることが明らかとなっている．

（2）運動負荷試験および運動療法におけるリスク層別化

　表4に運動負荷試験および運動療法の禁忌および高リスク患者の基準を示した[15]．臨

表4　運動負荷試験および運動療法の禁忌および高リスク患者

＜運動負荷試験および運動療法の禁忌＞
1. 急性冠症候群（急性心筋梗塞および不安定狭心症）の発症2日以内
2. 未治療の致死性不整脈
3. 血行動態が不安定な急性心不全
4. コントロール不良の高血圧
5. 高度房室ブロック
6. 急性心筋炎および心膜炎
7. 重度の閉塞型肥大型心筋症
8. 他の急性疾患
9. 心内血栓
＜運動療法の禁忌＞
1. 最近3〜5日以内の運動耐容能や安静時呼吸困難の悪化
2. 低強度（＜2 METs，＜50 W）の運動負荷で誘発される心筋虚血
3. コントロール不良の糖尿病
4. 最近の塞栓症
5. Thrombophlebitis（血栓性静脈炎）
6. 新たに発生した心房細動・粗動
＜運動療法に伴うリスクが高い患者＞
1. 最近1〜3日間の>1.8 kg の体重増加
2. 最近の持続的または間欠的ドブタミン投与
3. 運動負荷に伴う収縮期血圧の低下
4. NYHA 心機能分類 class Ⅳ
5. 安静時および労作に伴う complex ventricular 不整脈
6. 安静臥位で心拍数>100拍/分
7. 運動耐容能を低下させる合併症の存在

（Piepoli et al, 2011, 文献15を元に作成）

床ではこれらの基準を目安として，対象者の運動による利益がリスクよりも大きいと考えられる場合に運動療法が適応となる．高齢者においては，中強度の持続的な有酸素運動やレジスタンストレーニングの適応にはならなくても，日常生活活動の指導や局所的な骨格筋トレーニング，バランストレーニングなどは適応となる可能性がある．

（3）運動処方

　運動療法は，運動負荷試験によるリスク評価と運動処方に基づき，嫌気性代謝閾値（anaerobic threshold；AT）レベル，最高酸素摂取量（peak $\dot{V}O_2$）の40〜60％またはBorg指数11〜13相当の運動強度が日本循環器学会のガイドラインで推奨されている[16]．心不全患者に新たに運動療法を開始する場合は，より慎重に進め，心不全再増悪の有無を日々モニタリングしながら漸増していく必要がある．具体的には，開始初期には1回5〜10分程度の軽い有酸素運動から開始し，1カ月程度かけて1日合計30〜60分，週3〜5日程度を安定期では目標とする．低強度のレジスタンストレーニングを週2〜3日施行することも推奨される．

（神谷健太郎）

文献

1）日本動脈硬化学会編：動脈硬化性疾患予防ガイドライン2012年版．日本動脈硬化学会，2012．
2）Toyota T et al：Sex-based differences in clinical practice and outcomes for Japanese patients with acute myocardial infarction undergoing primary percutaneous coronary intervention. *Circ J* **77**：1508-1517, 2013.
3）Tsuchihashi-Makaya M et al：Characteristics and outcomes of hospitalized patients with heart failure and reduced vs preserved ejection fraction. Report from the Japanese Cardiac Registry of Heart Failure in Cardiology（JCARE-CARD）. *Circ J* **73**：1893-1900, 2009.
4）日本循環器学会：循環器疾患の診断と治療に関するガイドライン（2009年度合同研究班報告）慢性心不全治療ガイドライン（2010年改訂版）：http://www.j-circ.or.jp/guideline/pdf/JCS2010_matsuzaki_h.pdf（2016年9月閲覧）
5）神谷健太郎：慢性心不全に対する運動療法の最前線．理学療法学 **43**：342-348, 2016．
6）日本循環器学会：禁煙ガイドライン．Circulation Journal 69（Suppl Ⅳ）：1005-1103, 2005.
7）日本循環器学会：心筋梗塞二次予防に関するガイドライン（2011年改訂版）：http://www.j-circ.or.jp/guideline/pdf/JCS2011_ogawah_h.pdf（2016年12月閲覧）
8）日本動脈硬化学会編：動脈硬化性疾患予防ガイドライン2012年版，杏林舎，2012．
9）Kinjo K et al：Osaka Acute Coronary Insufficiency Study（OACIS）Group. Impact of smoking status on long-term mortality in patients with acute myocardial infarction, *Circ J* **69**：7-12, 2005.
10）中村正和：効果的な禁煙指導—医療機関（禁煙外来を含む）での指導の実際．日医会誌 **127**：1025-1030, 2002．
11）Eckel RH et al：2013 AHA/ACC guideline on lifestyle management to reduce cardiovascular risk. *Circulation* **129**（25 Suppl 2）：S76-99, 2014.
12）厚生労働省：「日本人の食事摂取基準（2015年版）策定検討会」報告書，2014：http://www.mhlw.go.jp/stf/shingi/0000041824.html
13）Taylor RS et al：Exercise-based rehabilitation for heart failure. *Cochrane Database Syst Rev* **4**：CD003331, 2014.
14）Anderson L et al：Exercise-Based Cardiac Rehabilitation for Coronary Heart Disease：Cochrane Systematic Review and Meta-Analysis. *J Am Coll Cardiol* **67**（1）：1-12, 2016.
15）Piepoli MF et al：Exercise training in heart failure：from theory to practice. A consensus document of the Heart Failure Association and the European Association for Cardiovascular Prevention and Rehabilitation. *Eur J Heart Fail* **13**：347-357, 2011.
16）日本循環器学会：心血管疾患におけるリハビリテーションに関するガイドライン（2012年改訂版）（班長：野原隆司）：http://www.jacr.jp/web/pdf/RH_JCS2012_nohara_h_2015.01.14.pdf

7③ 呼吸器疾患

❶ 慢性呼吸器疾患患者の息切れを理解し，基本となる呼吸法の習得を正しく指導する．

❷ 身体活動の維持・向上のために，息切れを軽減した日常生活活動を獲得させる．

❸ 1日の目標歩数の決定は，現状を把握することから開始し，患者とともに決定する．

❹ 療養日誌の記録は，実施状況や達成度の評価および医療連携における情報共有に有効である．

1. 慢性呼吸器疾患における息切れと身体活動の低下

　慢性呼吸器疾患患者の訴えの多くは，"息切れ"である．「自分の周囲から酸素がなくなったかと思った」，「階段を上ると苦しくて休んでしまう」，「前かがみになると苦しい」など訴えはさまざまであり，息切れは日常生活活動（ADL）を制限させる主たる要因であることが多い．最初は階段や坂道を上ったときに息切れが出現し，次第に平地を歩いても息苦しくなる．そのために徐々にそれらの動作を避けるようになる．息切れへの不安や恐怖感などからますます動くことを避けるようになると廃用が進行し，全身の身体機能の失調を招き，それに伴って息切れもさらに強くなっていく．このような呼吸困難と身体機能の低下を繰り返す息切れの悪循環に陥ると，当然，ADLが低下し，仕事や趣味など，やりたいことができない，行きたいところへも出かけられないなど，社会的孤立，抑うつなども影響し，生活の質（QOL）の低下につながる．

　呼吸リハは，これまで慢性閉塞性肺疾患（chronic obstructive pulmonary disease；COPD）を主な対象として多くの有用性のあるエビデンスが集積されてきた[1]．「COPD診断と治療のためのガイドライン 第4版」でもStage I以上で不可欠の非薬物療法として位置づけられる（**図1**）[2]．近年，COPDを中心に身体活動の低下（physical inactivity；PI）が報告され[3]，身体活動の低下は廃用性変化をきたし全身性炎症に影響し全身状態の悪化をもたらす[4]．身体活動（physical activity；PA）はCOPDの重要な生命予後因子であり[5]，身体活動が低いと入院回数が多く，増悪による再入院が増加することが明らかにされた[6]．

2. 慢性呼吸器疾患安定期における予防を必要とする理由

　「呼吸リハビリテーションマニュアル－運動療法 第2版」では，安定期呼吸リハの最終的な目標の1つは身体活動の向上であるとし，身体活動の低下に対する治療は薬物療

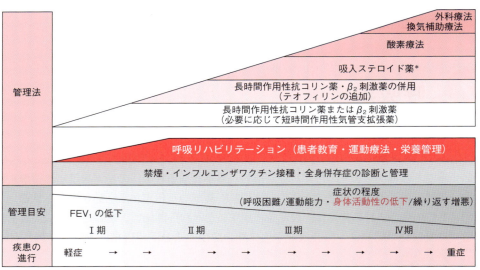

図中:
外科療法
換気補助療法
酸素療法
吸入ステロイド薬*
長時間作用性抗コリン薬・β₂刺激薬の併用
（テオフィリンの追加）
長時間作用性抗コリン薬または β₂ 刺激薬
（必要に応じて短時間作用性気管支拡張薬）

呼吸リハビリテーション（患者教育・運動療法・栄養管理）
禁煙・インフルエンザワクチン接種・全身併存症の診断と管理

管理法

症状の程度
（呼吸困難/運動能力・身体活動性の低下/繰り返す増悪）
管理目安　FEV₁ の低下
Ⅰ期　　　　　Ⅱ期　　　　　Ⅲ期　　　　　Ⅳ期

疾患の進行　軽症　→　→　→　→　→　→　→　重症

*増悪を繰り返す症例には，長時間作用性気管支拡張薬に加えて吸入ステロイド薬や喀痰調整薬の追加を考慮する．

図1　安定期 COPD の管理

（日本呼吸器学会 COPD ガイドライン第4版作成委員会，2013，文献2，p64）

法だけでは限界があり，非薬物療法である呼吸リハ，特にその中核である運動療法の継続が重要視されている[7]．息切れを軽減させ，身体活動を低下させず，増悪による入院を繰り返さないように安定した日常生活を送り，健康関連 QOL を高めていくことが重要である．したがって呼吸リハの開始は，増悪による入院時や酸素療法導入時ではなく，予防的に早期から開始することが肝要である．呼吸困難があっても運動療法を中心とした呼吸リハを行っていくことは，世界的なスタンダードで[8]あり，「息苦しいから，無理をせずに安静に」という指導は誤りであり，患者の身体活動を低下させ，ADL，QOL の低下につながる．薬物療法と併用し，予防的に早期から開始し継続することが大切である．

3．予防のための評価

　呼吸リハに必要な評価項目を**表**[7]に示す．「呼吸リハビリテーションマニュアル—運動療法　第2版」[7]では，必須の評価，行うことが望ましい評価，可能であれば行う評価という分類になっているが，施設の状況などに応じて必要な評価項目を選択する．

1）身体活動評価

　どれだけ動くことができるかという能力を評価している運動耐容能と違い，身体活動とは生活習慣そのものであり，エネルギー消費を必要とする身体活動すべてである．したがって評価は，ライフスタイルに関するカウンセリングや，身体活動量計や歩数計を装着し測定する方法が広く用いられている．研究などで身体活動のデータを集積して分析していくのであれば精度の高い機器を使うべきであるが，臨床では患者が扱いやすいもの，興味のもてるものがよい．携帯電話に搭載されている歩数計や歩数関連アプリなども含めると，その選択肢は非常に多い．

表　呼吸リハビリテーションに必要な評価項目

必須の評価	フィジカルアセスメント，スパイロメトリー，胸部単純 X 線写真，心電図，呼吸困難（安静時，労作時），経皮的酸素飽和度（SpO₂），フィールド歩行試験（6 分間歩行試験，シャトルウォーキング試験），握力
行うことが望ましい評価	ADL，上肢筋力，下肢筋力，健康関連 QOL 評価（一般的，疾患特異的），日常生活動作における SpO₂ モニタリング，栄養評価（BMI など）
可能であれば行う評価	心肺運動負荷試験，呼吸筋力，動脈血ガス分析，心理社会的評価，身体活動量，心臓超音波検査

（日本呼吸ケア・リハビリテーション学会呼吸リハビリテーション委員会，2012）[7]

2）ADL 評価

　起居，移動，食事，排泄，整容，更衣，入浴動作などの基本的な ADL 評価については，機能的自立度評価表（Functional Independence Measure；FIM）あるいは Barthel Index（バーセル・インデックス；BI）などが一般的であるが，呼吸困難度や酸素投与の有無などは反映されない．FIM や BI は，基本的 ADL 動作ができるかできないかを判断するものであり，息切れが強く，動作にどんなに時間がかかっても行うことが可能であれば得点につながるため，高得点になりやすい．

　呼吸器疾患については，NRADL（Nagasaki University Respiratory Activities of Daily Living Questionnaire）[7] や P-ADL（Pulmonary ADL）[7] などの疾患特異的評価表を使用することを推奨したい．いずれも息切れの度合いや動作速度，酸素投与について加味されたものになっている．できる，できないという観点だけでなく，動作方法や速さ，手順などを評価し，息切れや疲労感，SpO₂（経皮的酸素飽和度）値や脈拍の変動などにも留意する．

　ADL 評価は患者の状況を実際に見ることが基本であるが，1 日の生活パターンや家屋状況などの環境についても聴取し，家族や介護者からの情報収集も患者の生活を知るうえで大切である．

3）息切れの評価と経皮的酸素飽和度（SpO₂）

　Borg CR-10（Category-Ratio 10）スケール（修正ボルグスケール）（図 2）[9] は，0〜10 の比例的分類尺度で息切れの程度を定量的に評価する．慢性呼吸器疾患患者に問診をすると，呼吸補助筋群を動員し努力性の呼吸を呈する状態であっても息切れを自覚していない場合がある．微細な変化に患者自身が気付き，自己評価を行うことは増悪予防につながる．

　さらに Borg CR-10 と併せて，SpO₂ の数値をパルスオキシメータでモニタリングをする．たとえば，患者が平行棒内歩行を行った前後で SpO₂ 値が 98％から 91％へ低下を認めたとする．その際の息切れの自覚が BorgCR-10 で 0 から 4 に増強した場合，息切れが 4 になったら止まって深呼吸をして休憩するように指導する．患者が強い息切れを自覚していなくても SpO₂ 値の低下を認めることがあるので同様に休憩を促す．パルスオキシメータを装着せずとも息切れの自覚で低酸素血症を予防できるようにトレーニングを行う．

0	感じない
0.5	非常に弱い
1	やや弱い
2	弱い
3	
4	多少強い
5	強い
6	
7	とても強い
8	
9	
10	非常に強い

(Borg, 1982)[9]

図2 Borg CR-10（Category-Ratio 10）スケール（修正ボルグスケール）

4．予防のための理学療法

　慢性呼吸器疾患の多くは進行性であり，特に COPD は呼吸機能検査で正常に復すことのない気流閉塞を示す肺の炎症性疾患とされている[2]．したがって，安定期の治療の変更あるいは追加が必要な状態は「再発」ではなく，「増悪」という．増悪回数が多いと生存率が低下することがわかっており[10]，身体活動の低下を最小限にし，維持，向上させることは増悪予防につながる．

1）口すぼめ呼吸

　COPD は閉塞性換気障害や横隔膜平低化などの呼吸筋によるエネルギーの力学的なロスによって，安静時呼吸に費やすエネルギーは重症例ほど大きい．また，運動時には換気をさらに増大させなくてはならず，労作によって容易に息切れが生じやすい．動的肺過膨張は身体活動を制限する主要な因子である．したがって，呼気流速を減少させ，空気を肺から能率よく呼出させ，末梢気道の開存性を高めて動的肺過膨張を防ぎ，呼吸困難を緩和させることが期待される口すぼめ呼吸は，COPD 患者において息切れなく ADL を行うために，また運動療法を安全かつ効果的に実施するために必須の呼吸法である．COPD 以外の気管支喘息や拘束性障害患者においても，呼吸困難時に吸気努力をせず，十分な呼気を獲得するために口すぼめ呼吸を実施することは有益である．

　口すぼめ呼吸は呼気時のテクニックであり，鼻から吸って，口を細めて，ゆっくりと細く吐かせる．鼻腔が閉塞していないか確認するのは当然であるが，もともと吸気・呼気ともに鼻で行う呼吸を行っていると，口から吐くことが困難であったり，逆に吸気・呼気ともに口で行っていると鼻で吸うことができなかったりする場合があるため，口すぼめ呼吸を指導する前の呼吸状態を視診し，評価することから開始する．呼吸補助筋群を過度に緊張させず，努力性の不自然な呼吸にならないように，楽な口すぼめ呼吸を獲得できるように指導することが大切である．安静時の口すぼめ呼吸が楽に継続可能となったら，動作と同調できるように練習する．

2）ADL トレーニング

ADL は，いろいろな動作の複合と連続であり，息切れが生じている動作も単一で起こっているよりは，いくつかの原因が複合してますます呼吸困難を増悪させていることがある．動作と呼吸を同調させながらゆっくりと時間をかけて行ったり，細かく休憩を入れて動作を分割して行ったりすることは労作時の息切れを緩和する．また，上肢の挙上や反復動作，息こらえ，前傾姿勢など，日常生活の中で息切れを起こしやすいとされる動作そのものを回避することも重要である．生活習慣の行動パターンを変えることは容易ではない．パルスオキシメータで SpO_2 の数値を確認し，うまくいっていることを患者にもわかるように配慮する．在宅における環境整備も含めた指導がより実際的で効果的である．

3）歩行練習

身体活動レベルを高める最も身近で簡単な運動は歩行である．一方的に目標数値（何分歩く，何歩歩くなど）を提示するのではなく，まずは 1 日にどれぐらい歩いているのか現状を把握し，具体的な目標を患者とともに検討する．

息切れや低酸素血症を予防し安全に歩くために，呼吸同調歩行を習得する．呼吸同調歩行とは，たとえば，鼻から吸いながら 2 歩歩き，口すぼめ呼吸で吐きながら 4 歩歩く，というように呼吸と歩行のリズムを合わせる歩き方である．適切な息を吸う歩数，吐く歩数は個々で違う．安静時で習得した口すぼめ呼吸を行いながら自由歩行を行い，次に呼吸同調歩行へと進める．歩行時に動的肺過膨脹を生じやすい COPD 患者では，口すぼめ呼吸を行うだけでも息切れや SpO_2 の低下を防ぐことは可能であるが，呼吸同調歩行を行うことによって歩行中の呼吸のリズムを一定にし，1 回換気量を保つことでさらに息切れや SpO_2 の低下を防ぐことができる．息切れや低酸素血症の状態に合わせて，患者の歩きやすいリズムを獲得していく．患者が歩行中に自覚する息切れを Borg CR-10 スケールにて評価し，このときの SpO_2 の値を確認し，休憩のタイミングを決定する．

4）実施記録

筆者らの呼吸リハビリテーション専門外来では，患者に必ず療養日誌を配布し，実施した運動内容や歩数，その日の息切れの状態などを記録するように指導している．歩数計によるリアルタイムのフィードバックの有用性が報告されているが[11]，記録は紙ベースの日誌だけでなく，タブレット端末，携帯電話に直接メモリーされるものなど，多くの種類と方法があるが，これも患者が扱いやすく，簡便なものが望ましい．症状や歩行状況，運動内容の記載は，実施状況や達成度の評価が可能なだけでなく，医療連携において情報を共有する資料としても有効である．また記録によって，患者自身は自分を知ることができ，セルフモニタリングとしても重要であり，モチベーションの向上やプログラム継続に有効である．

周術期における呼吸理学療法においては，術前から呼吸器合併症をつくらないように予防的に介入する．急性呼吸不全患者においても早期介入し，早期離床を実施するなど，急性期，安定期それぞれの時期における予防的な理学療法の介入が必要である．

（佐野裕子）

文献

1) Global Initiative for Chronic Obstructive Lung Disease：Global strategy for the diagnosis, management, and prevention of chronic obstructive pulmonary disease, updated 2014：http://www.goldcopd.org/

2) 日本呼吸器学会 COPD ガイドライン第 4 版作成委員会：COPD（慢性閉塞性肺疾患）診断と治療のためのガイドライン，第 4 版，メディカルレビュー社，2013，pp64-65,71-75.

3) Pitta F et al：Characteristics of Physical Activities in Daily Life in Chronic Obstructive Pulmonary Disease. *Am J Respir Crit Care Med* **171**(9)：972-977，2005.

4) Handschin C, Spiegelman BM：The role of exercise and PGC1alpha in inflammation and chronic disease. *Nature* **454**(7203)：463-469，2008.

5) Waschki B et al：Physical Activity Is the Strongest Predictor of All-Cause Mortality in Patients With COPD. A Prospective Cohort Study. *Chest* **140**(2)：331-342，2011.

6) Watz H et al：An official European Respiratory Society statement on physical activity in COPD. *Eur Respir J* **44**(6)：1521-1537，2014.

7) 日本呼吸ケア・リハビリテーション学会呼吸リハビリテーション委員会ワーキンググループ・他編：呼吸リハビリテーションマニュアル―運動療法，第 2 版，照林社，2012，pp1-11, 25, 35-41, 60-64, 80-97.

8) Spruit MA et al：An official American Thoracic Society/European Respiratory Society statement: key concepts and advances in pulmonary rehabilitation. *Am J Respir Crit Care Med* **188**(8)：e13-64，2013.

9) Borg GA：Psychophysical bases of perceived exertion. *Med Sci Sports Exerc* **14**(5)：377-381，1982.

10) Soler-Cataluña JJ et al：Severe acute exacerbations and mortality in patients with chronic obstructive pulmonary disease. *Thorax* **60**(11)：925-931，2005.

11) Bravata DM et al：Using pedometers to increase physical activity and improve health: a systematic review. *JAMA* **298**(19)：2296-2304, 2007.

7 ④ 整形外科疾患

本項のかなめ

❶ 整形外科疾患の再発予防としては，脆弱性骨折の再発予防が重要である.
❷ 脆弱性骨折とは，脊椎圧迫骨折，大腿骨頸部骨折，橈骨遠位端骨折，上腕骨近位部骨折など高齢者の転倒を起因とした骨折である.
❸ 脆弱性骨折の再発予防には，骨を強くすることと，転倒を予防することである.
❹ 骨を強くするには，骨粗鬆症を予防し，治療を継続することが重要である.
❺ 脆弱性骨折は，運動器不安定症となる変形性膝関節症，変形性脊椎症を既往に，転倒を起因として受傷することが多いため，運動器不安定症の疼痛，歩行障害に対しアプローチすることが，脆弱性骨折の再発予防につながる.

　整形外科疾患の再発予防には，理学療法士による運動指導と日常生活指導が重要である．整形外科疾患の再発には変形性関節症の再発や骨折の再発などがあるが，本項では，いわゆる脆弱性骨折の再発予防について記述する．

1．脆弱性骨折の再発予防に重要な骨粗鬆症の治療

　脆弱性骨折は再発することが多く，この再発骨折はいわゆるドミノ骨折である．ドミノ骨折の予防にはまず，骨を強くすることと転ばないことである．そのためには，骨粗鬆症のチェックを行い，骨強度を高めておくことが重要である．脆弱性骨折の繰り返し，つまり再発を予防するには，骨粗鬆症の治療を継続することである．脆弱性骨折の患者のほとんどが，骨粗鬆症と診断されていながら，内服など骨粗鬆症の治療継続率が極めて低いことが問題となっている．2015（平成27）年現在，わが国には1,280万人の骨粗鬆症患者（男性300万人，女性980万人）が存在するといわれている[1]．その加療率は25％程度であり，残り75％が未治療である．

2．骨粗鬆症の治療継続率の低下

　脆弱性骨折の原因となる骨粗鬆症の治療継続率の低下の原因としては，高齢者の服薬コンプライアンスの低下や，高齢のため通院継続が困難になってしまうことが挙げられる．また，骨粗鬆症自体は疼痛などの自覚症状がなく，服薬などの治療の実感，効果がはっきりしないため治療への積極性が乏しくなってしまうことが一因と考えられる．さらには骨粗鬆症の指標となる骨密度も，半年，1年ごとに継続的に通院し，内服など治療を行って

いても著しく改善する症例はまれで，加齢に伴う低下，進行を防止していくことが重要となるが，そのことを患者になかなか理解してもらえないことも治療中断の一因となる．また，脆弱性骨折を起こした後の骨粗鬆症の治療に対し，現状の医療保険では，大学病院や総合病院，回復期リハなどの包括医療により，骨粗鬆症の薬物療法はコストが高いため省かれてしまう現状がある．

3．骨粗鬆症を理解する

　骨代謝は，破骨細胞による骨吸収と骨芽細胞による骨形成のバランスがとれていると，正常な骨代謝が行われ骨強度が維持される．しかし破骨細胞（骨吸収）が増加し，骨芽細胞（骨形成）が不十分だと骨粗鬆症が発症する（**図1**）．その原因には一次性（primary osteoporosis）と二次性（secondary osteoporosis）がある（**表1**）．
　骨粗鬆症の診断には骨密度計測数値が参考になり，現在，2015年版ガイドライン[1]に従い診断，治療が行われている．

4．骨粗鬆症の治療

　骨粗鬆症の治療には[1]，食事療法，薬物療法，運動療法の三本柱が重要である．理学療法士が知っておくべき食事療法と薬物療法の知識について述べる．

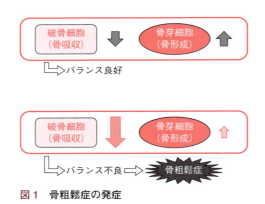

図1　骨粗鬆症の発症

表1　骨粗鬆症の原因

A．原発性，一次性（primary osteoporosis）
・閉経後骨粗鬆症
・男性骨粗鬆症
B．続発性，二次性（secondary osteoporosis）
・ステロイド薬（骨吸収促進）長期投与
・内分泌疾患：クッシング症候群，甲状腺機能亢進症
・腎不全：ビタミンD代謝不能
・肝・胆道疾患：胆汁排泄障害で腸管からのビタミンD吸収不能
・日光浴不足：栄養失調　など

1）食事療法

　加齢による骨密度の低下はある程度仕方がないが，食事などの生活習慣に注意し，栄養バランスを配慮することで，骨粗鬆症の治療になる．第一にカルシウム（Ca）摂取が重要である．カルシウムは骨の原料となり，乳製品，大豆製品，野菜，魚介，海藻から摂取できる．第二にカルシウムの吸収に役立つビタミンＤが重要である．ビタミンＤは，魚介類，きのこ，卵から摂取でき，さらに適度な日光浴が効果的といわれている．第三に骨形成促進のためにビタミンＫが役立つ．ビタミンＫは納豆，小松菜などの緑黄色野菜から摂取できる（**表2**）．

2）薬物療法

　現在，骨粗鬆症の治療薬には，骨吸収を抑制する薬，骨形成を促進する薬，骨形成を助ける薬と3種類あり，患者の状況により適切に処方されている．最近では内服薬も，毎日飲むものから，週1回，月1回のものがあり，さらにはゼリー薬も出てきている．内服薬のみでなく注射もあり，注射薬も点滴や半年に1度の注射薬もある．

　骨粗鬆症の薬物療法は近年目覚ましく進歩しており，今後もさらに種類が増えると考えられる．しかしながら，投薬や食事に対し，適切に血液検査や尿検査を行いモニタリングしないと，血液中のカルシウムバランスを崩し心疾患を発症する場合もあるので，注意が必要である．他にも顎骨壊死などの副作用や腎障害，逆流性食道炎の既往など，処方に注意を要する患者もいる．高齢だから骨が弱い，即内服といったように検査などのモニタリングせずに漫然と長期間服用させるべきではない．

5．骨粗鬆症患者の愁訴

　骨粗鬆症患者の愁訴には腰痛，膝痛が多く，また運動器不安定症の代表疾患である，変形性膝関節症，変形性脊椎症，変性側弯症の患者が多い．そのような患者の愁訴は疼痛ばかりでなく，歩行時のふらつきや歩くのが遅くなった，つまずきやすくなった，背中が丸くなった，身長が縮んだなどである．このような愁訴の高齢者が来院すれば，その後の骨粗鬆症の治療や脆弱性骨折の予防が勧められるが，実際にはどこでその症状，訴えを聞き取ることができるか，そのシステムがまだ確立していないのが現状で，愁訴に対して受け皿が不十分である．

表2　骨粗鬆症の予防・治療のための食事

骨の主成分：カルシウムの多い食品	ヨーグルト，めざし，シシャモ，干しエビ，チーズ，牛乳，豆腐など
カルシウム吸収促進：ビタミンＤの多い食品	しいたけ，きくらげ，サンマ，サケなど
骨形成促進：ビタミンＫの多い食品	ほうれん草，小松菜，わかめ，納豆など

6. 脆弱性骨折の予防のための転倒対策

前述したように，骨折の予防には骨を強くすることと，転ばないことである．転倒自体をしないことは困難とされているが，転倒しにくい環境設定，身体能力の改善は必要である．

1) 理学療法士が行う問診（表3）

脆弱性骨折予防のための理学療法士による問診は，運動器疾患で来院したおおよそ60歳以上の患者，特に女性には重要である．
転倒リスクの内的因子と外的因子は**表4，5**に示す通りである[2]．

2) 脆弱性骨折の受傷場所

脆弱性骨折の受傷場所としては，大腿骨頸部骨折は屋内が最も多い．自宅内での転倒やデイサービスなどの施設内での転倒が多い．受傷前のADLも屋内レベルで転倒に注意が必要だった例が多い．また，既往歴に中枢疾患や神経内科，内部疾患などがあり，受傷により余計に活動性が低下し，いわゆる寝たきりにつながってしまう重篤化例が多い．逆に橈骨遠位端骨折は屋外に多く，受傷前は通常のADLが自立していた人が多い[3]．椎体圧迫骨折は，屋内外の差はあまりないとされているが，受傷機転が転倒や尻もちなどの外傷ばかりではなく，いわゆる「いつの間にか骨折」*のように，受傷がなく単に腰痛かと思い受診したところ，椎体圧迫骨折が見つかるなどの例もある．また椎体圧迫骨折は，当初のX線写真では見つからない場合もあり，1枚の画像で判断するのではなく，骨密度検査や疼痛感の評価からMRI画像などの必要性を判断して診断することが重要である．

転倒リスクの内的因子・外的因子を評価し，受傷場所も理解しておく必要がある．

表3　理学療法士による問診

- 骨密度の計測はしたことがあるか．
- 骨折の既往：外傷，転倒歴．
- 食生活はどうか：偏食，嗜好品．
- いつの間にか骨折（前屈，起居動作時の疼痛，寝返り，起き上がりの時の疼痛感）．
- ステロイド薬服用歴，婦人科病歴，内分泌疾患など続発性骨粗鬆症の確認．
- 逆流性食道炎の既往．
- 服薬コンプライアンスはあるか．

表4　転倒リスクの内的因子

- 関節可動域の低下．
- 関節の変形と疼痛．
- 筋力の低下．
- 筋の協調運動障害．
- 視覚障害．
- バランス機能低下．
- 認知・判断力低下．

表5　転倒リスクの外的因子

- 家屋環境：段差，障害物，照明．
- 屋外環境：路面の状態，履物．
- 家族構成：子どもやペットの不意な動き．

---

*いつの間にか骨折
　骨粗鬆症を起因として，まれに無症候で背が縮んできた，背中が丸くなってきた，背を伸ばせない，仰向けに寝られないなどの訴えで，X線を撮って確認すると背骨が潰れ，椎体圧迫骨折を起こしていることがある．

7．運動器不安定症と脆弱性骨折の合併例

　整形外科疾患患者には，いわゆる運動器不安定症に含まれる疾患と転倒による脆弱性骨折の合併症例が多い．変形性膝関節症による歩行不安定や，疼痛による支持性の低下から転倒を惹起し脆弱性を発症している症例も多い（図2）．また，ドミノ骨折といわれるように，椎体圧迫骨折と大腿骨頸部骨折の合併例や橈骨遠位端骨折と上腕骨近位部骨折の合併例など転倒により脆弱性骨折を繰り返し同時に発症してしまっている症例もいる．これは前述した転倒リスクの内的因子，外的因子に加え，歩行不安定となる荷重位での関節痛や関節変形が影響している．
　症例（図3）は，椎体圧迫骨折と変形性膝関節症の合併症例である．変形性膝関節症に

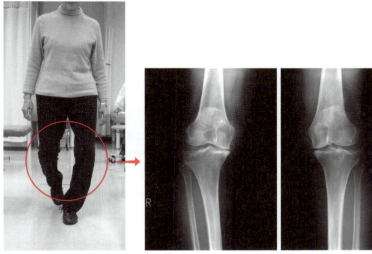

図2　変形性膝関節症（症例）
内側型．内側の関節裂隙の狭小．歩行時の外側スラスト現象．

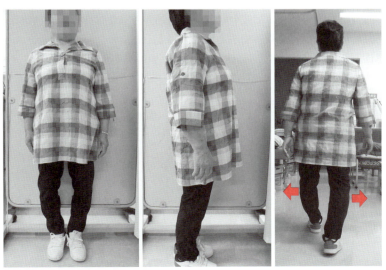

図3　変形性膝関節症と椎体圧迫骨折（症例）

よる両膝痛により歩行も不安定であるが，さらに後方荷重から後方への転倒，尻もちにより椎体圧迫骨折の合併を起こした症例である．体幹の筋力強化や姿勢改善のため腸腰筋強化，膝周囲の可動域改善から，転倒予防，再発予防に努めていかなければならない症例である．

8．運動器不安定症患者の転倒予防

運動器不安定症患者の転倒予防には，運動器疾患そのものの運動療法が直接転倒予防につながる．つまり，運動療法で筋力を強化したり関節可動域を改善させたりし，疼痛を軽減させることは，歩行の安定につながり転倒予防となる[4]．杖の使用や ADL 指導も重要である．また，再発予防には単関節の病態評価だけでなく隣接関節障害の視点からの予防が必要である．たとえば，変形性膝関節症の症例に対し足部からのアプローチや，股関節からのアプローチ，体幹筋強化などで膝関節痛が軽減することは臨床ではしばしば経験することである．変形性膝関節症や変形性脊椎症の症状を改善させ，再発させないことが転倒を予防し，脆弱性骨折を防ぐことに直結する．

1）従来から提唱されている転倒予防の運動（図4）

従来から推奨されている転倒予防の運動としては，骨粗鬆症の改善とバランス能力のための片脚立位（いわゆるフラミンゴ体操）がある．これは，片脚荷重による大腿骨の骨梁構造の強化に役立つとされている．また片脚によるバランス訓練にもなる．

また，適度な散歩は筋力強化と骨粗鬆症予防のための日光浴もよいとされている．背中が曲がってきたと感じている人には壁を利用した背伸び体操，椅子座位での体幹伸展練習が勧められている．太極拳はゆっくりとした動きで，バランス能力の改善や筋力強化，呼吸法から全身の筋力強化維持に役立つとされている．

2）体幹トレーニングなどでの転倒予防[5]

歩行不安定となる，変形性膝関節症や変形性股関節症，変形性脊椎症などに対し，体幹や股関節の筋力強化は，関節痛の軽減，下肢筋力の強化につながり，歩行を安定させ転倒予防，再発予防に重要な運動療法となる（図5，6）．

変形性関節症は，徐々に関節病変が進行し歩行を不安定にするので，転倒が懸念され

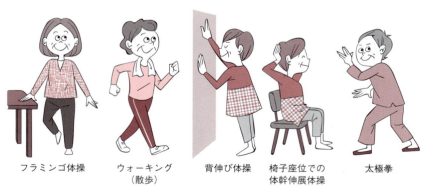

フラミンゴ体操　ウォーキング（散歩）　背伸び体操　椅子座位での体幹伸展体操　太極拳

図4　従来から提唱されている転倒予防の運動

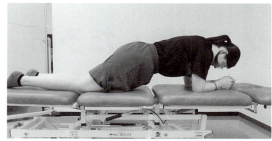

腹臥位から，肘・膝で腹部浮上さ
せ腹部周囲の筋収縮を意識.

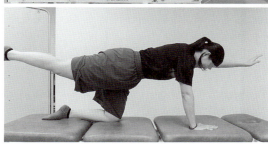

四つ這い位から上下肢相反挙上で
体幹筋強化.

図5　体幹筋強化

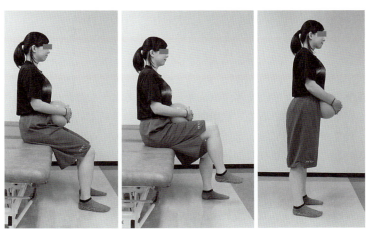

図6　ボール潰しでの腹圧向上
ボールを腹部に挟む形で体幹を起こし筋収縮を促す.
その姿勢から股関節屈曲.
立位でも同様に腹部収縮を促し，前方荷重立位姿勢を保持.

る．そのため体幹筋強化は重要な転倒予防運動でもあり，変形性関節症の進行防止に役立つ．また，歩行を不安定にさせている要因としてはやはり関節痛が大きいので，疼痛改善が歩行不安定性を改善させる．疼痛軽減のために内服や装具療法も筋力強化とともに重要である．

（永井　聡）

文献
1）骨粗鬆症の予防と治療ガイドライン作成委員会編：骨粗鬆症の予防と治療ガイドライン 2015 年版，ライフサイエンス出版，2015.
2）嶋田智明・他編：実践 MOOK 理学療法プラクティス 大腿骨頸部骨折―何を考え，どう対処するか，文光堂，2009，pp195-200.
3）中村利孝監：わかる！できる！骨粗鬆症リエゾンサービス，医薬ジャーナル，2013，pp117-127.
4）森山英樹・他：健康寿命の延伸と骨・関節にたいする理学療法，理学療法 **27**（4）：527-555,2010.
5）小関博久編：外来整形外科のための退行性変化疾患の理学療法，医歯薬出版，2010，pp169-188.

8 スポーツを利用した予防

❶ 健康増進や予防理学療法に適したスポーツの基本的条件として，効果を感じられること，効率的であること，安全であることの 3 つが挙げられる．

❷ 健康増進のためのスポーツのうち，ウォーキングは運動負荷が比較的低く，長時間継続することが可能であり，安全性が高く最も推奨される．

❸ ウォーキングを行う際には，歩数のみでなく姿勢を意識すること，適切なシューズを履くことなどがポイントとなる．

❹ 身体運動に支障のある人に対しても，ウォーキングをはじめとしたスポーツや筋力増強運動（ウエイトトレーニング）は安全に配慮したうえで推奨される．

1. 健康増進に適したスポーツ

　予防理学療法の主な手段は運動療法であり，どのような運動療法を選択して，対象者に提供していくかが重要である．健康運動の備えるべき基本的条件として，効果を感じられること，効率的であること，安全であることの 3 つが挙げられる．また，運動は楽しくないと継続して長続きさせることが困難になる．健康運動にスポーツの要素が加わることで，運動習慣を続けられる可能性が高くなる．効果については呼吸循環器系（持久力）の賦活，体重維持，骨量の維持，筋力の向上，柔軟性の向上，静的および動的なバランス能力や瞬発力の向上，日常生活活動（ADL）の向上といったことが期待される[1]．

　スポーツにはさまざまな分類がある．オリンピックやパラリンピックにみられるように，勝利を目標にしたいわゆる「競技スポーツ」があり，その例として現在，各種マラソン大会が未曾有のブームである．以前はフルマラソンはかなりトレーニングをした人たちが出場するものという認識があったが，最近は敷居が低くなり，多数の市民ランナーがエントリーしている．一方で，「レクリエーションスポーツ」とは「楽しみ」のためにスポーツを行うことだが，単純に楽しみのためとは言い切れないような激しいトレーニングをしている人も多く，競技スポーツとの境界が薄れてきている．いずれにしても，無理をするとスポーツ外傷や障害が生じてしまう．健康増進や予防理学療法としてスポーツを提供するには，運動の質と量を正しく保つことが必要であり，そこで適正な運動処方を行うのが理学療法士の役割である．

　表1に予防理学療法で取り入れるスポーツに必要な条件を示した．楽しくない運動は，継続性が保証できない．逆に，楽しすぎるとどうしても量が過剰になりがちである．われわれが運動指導する際には，まず楽しいスポーツを推奨するが，少なからず危険が伴うことにも注意が必要である．また，道具や用具を使わないスポーツは意外と少ない．ウォーキングは最も推奨したいスポーツであるが，これもシューズ，季節に応じた服装や帽子，

表1　健康増進のためのスポーツに必要な条件

1．参加して楽しいもの 　　・継続のための必須条件 　　・誰でもできるものは楽しいか 2．安全なもの 　　・楽しいものには危険が伴うことも 3．道具を必要とするか 　　・道具を選ぶのも楽しみの 1 つ 4．効果を感じられること 　　・メタボ対策か，痛みをとるか，筋力をつけるか， 　　　柔軟性をつけるか，転倒予防か

表2　健康増進のために推奨できるスポーツ

・ウォーキング 　　安全性が高く最も推奨できる ・ジョギング，ランニング 　　マラソンブーム 　　スポーツ外傷，障害の危険性がある ・水泳 ・テニス ・ゴルフ ・サイクリング	・ハイキング ・卓球 ・バドミントン ・バレーボール ・野球，ソフトボール ・ゲートボール，グランドゴルフ ・スキューバダイビング ・ウエイトトレーニング ・体操，ヨガ，ストレッチング

タオルや水筒・ホルダー，夜間なら反射材や懐中電灯などの装備が必要である．道具が必要ないスポーツは費用がかからずに好ましそうだが，逆にある程度道具や用具，装備に投資することで，熱心に取り組むきっかけになり，「継続」につながることも多い．お気に入りのシューズを得ることも，スポーツの楽しみの 1 つである．

　健康増進で取り入れられるスポーツの種目を**表2**に示す．生涯スポーツとしてさまざまな種目があるが，一般的に強い衝撃が伴うハイインパクトスポーツ以外は可能と考えてよいだろう．人工関節の手術後にスポーツを行いたいという希望も多い．手術後の健康増進は重要な課題で，関節に対する負荷が過剰にならないように医師と相談して進めることはもちろん，リスクとなる動作を分析し安全性を確認していく．

2．ウォーキング

　ウォーキングは有酸素運動であり，1 年 365 日を通じて楽しむことが可能なスポーツである．ジョギングやランニングと比較されることが多いが，ウォーキングはランニングよりも単位時間あたりの運動負荷が低い分，より長時間継続することが可能である．比較的ローインパクトで，安全な運動ということができる[2]．

　オーバーウエイトや肥満（obesity）を気にしている人は多いが，適正体重を維持するためにどの程度運動すればよいかを認識している人は少ない[3]．**表3**にメタボリックシンドローム対策としてのウォーキングについて記載した．減量の計画を立てるときには，次のように考える．体重を 1 kg 減少させるには約 7,000 kcal のエネルギー消費が必要で，10,000 歩のウォーキングで約 300 kcal のエネルギー消費となる．すなわち，毎日 10,000 歩で約 23 日間ウォーキングすれば 1 kg 減量できる．体重 1 kg は腹囲 1 cm に相当するので，減量効果を感じる具体的な目安となる．ランニングなど，移動速度が上がれ

表3　ウォーキングによる減量の目安

・腹囲は男性 85 cm 以上，女性 90 cm 以上でメタボリックシンドロームとされる.
・体重 1 kg は約 7,000 kcal に相当し，腹囲 1 cm に相当する.
・1 日 10,000 歩（約 300 kcal）歩くと，3 カ月で 3 〜 4 kg 減量できる.
・安静時の基礎代謝が 1 METs，ウォーキングは 2.5 〜 3 METs，速歩は 4 METs，ジョギングは 6 METs，ランニングや水泳は 8 METs で健康づくりは 3 METs 以上.
・消費カロリー（kcal）=1.05×METs× 時間（h）× 体重（kg）

例：体重 60 kg の人が 1 時間歩くと，1.05×3×1.0×60 = 189（Kcal）.
安静状態は，1.05×1.0×1.0×60 = 63（Kcal）.
消費カロリーは，189 − 63 = 126（Kcal）.

ばエネルギー消費も増加するが，一方でスポーツ外傷や障害発生のリスクも高まるため，ランニングよりもウォーキングを主体とした健康スポーツが勧められる.

　ウォーキングを健康運動として定着させるためには，毎日の歩数を測定することから始める．歩数計は「万歩計」もあるが，現在は 3 軸の加速度計を内蔵した歩数計が主流である．歩数計はスマートフォンや携帯電話にも組み込まれ，手首に巻く軽量なウェアラブルタイプでパソコンやタブレットで確認できるものもある．ウォーキングを定着させるために，毎日の歩数を記録するとよい．通常の歩数計は 1 〜 2 週間分の歩数，歩行距離，エネルギー消費量などが表示できる．それを応用して，例えば江戸から五街道を歩いたり，日本 1 周や地球 1 周を目標にしたプログラムを内蔵したアプリもあり，モチベーションの向上に一役を買っている.

　図1は東日本大震災の被害にあった福島県南相馬市での高齢住民を対象に，2015（平成 27）年に実施した歩数の調査の結果である[4]．仮設住宅での生活を余儀なくされている高齢者が，自宅で生活している高齢者より身体活動量（歩数）が少ないという仮説で研究を進めた．すると，南相馬市の仮設住宅居住高齢者の歩数が 1 日平均 4,200 歩で，市内に在住する高齢者の 6,300 歩の 67% にしか達していないということが示された．「健康日本 21（第 2 次）」[5] が目標としている 65 歳以上の 1 日の歩数 7,000 歩（男性），6,000 歩（女性）に，仮設住宅の住民は達していない．仮設住宅の住民が生活習慣病を発症したり悪化させたりすることを予防するために，毎日の歩数を向上させる介入が必要なことがわかる.

　また，表4に，筆者が勤務する広島大学教養教育課程の「健康スポーツ科学」受講者の講義前後の歩数の変化を示したが，大学 1 年生が 3,000 〜 4,000 歩しか歩行していないことに驚いた[7]．講義の受講者全員に歩数計を配布して毎日の歩数を記録させると，徐々に歩数が増加し，3 〜 6 カ月でほぼ倍増することがわかった．学生がウォーキングを通じて行動変容ができることがわかり，行動変容による生活習慣病の予防がこの年代から可能ではないかと実感している.

> ⚠ ワンポイント
>
> **理学療法士によるウォーキングアプリ**
>
> 　筆者は SALKO 宮崎県ウォーキングスマートフォンアプリ[6] のプログラム（無償）に加入している．宮崎県の理学療法士のアイディアがいかされており，スマートフォンを使用して日々の歩数をカウントする．最近の月間目標歩数はおよそ 100 万歩で，日々画面上の見知らぬライバル（友人）たちの歩数を意識しながら，ウォーキングを楽しんでいる.

- 南相馬市在住高齢者
  6,300 歩／日（n=64）
- 南相馬市仮設住宅居住高齢者
  4,200 歩／日（n=64）

仮設住宅居住高齢者は市内在住高齢者の 67％しか歩行していない.

図 1 高齢者の歩数 （Moriyama et al）[4]
2015 年 10 月に調査.

表 4 歩数の変化

	男子学生	女子学生
講義開始前	3,970 歩	3,210 歩
3～6 カ月後	7,810 歩	6,390 歩
増加率	197％	199％

n=293

〈気づき（行動変容）〉
　義務感のあるウォーキング → 楽しみのあるウォーキング → ウォーキングは生き甲斐.
　よい姿勢, 快眠, 栄養の意識.

（Urabe et al, 2016）[7]

1）ウォーキングのポイント

（1）姿勢を意識する

　歩行時に姿勢（posture）を意識する意義は大きい. 最近は座業をはじめ, 体幹を屈曲・前傾させる時間が長く, 伸展する機会や時間は短い人のほうが多い. 普段の生活パターンで最も多い姿勢に身体は適応していく.「姿勢が悪い」と感じられる人の多くが, 胸椎が屈曲したいわゆる「猫背」である. 胸椎は回旋には有利だが, 屈曲・伸展の運動はあまりできない.

　ウォーキング時に歩数のみでなく, 姿勢を意識することは大変重要である. 胸を張って, 普段より大股で歩行することで, 体幹の前傾姿勢の修正を意識する. また, そのような意識の変化が定着すると, 身体のいろいろな部位の動きに興味が出てくる. **表 5** にウォーキング時に意識するポイントを示した. 多くの人は自分の歩行時の姿勢をあまり意識していないが, 理学療法士は歩容についての適切な指導に最も適した職業である. 鏡に映すと身体の前面が見え, また歩行中に身体の側面がガラスに映ることもあるが, 背面についての意識はほとんどない. 夜間のウォーキングでは路面に映し出された影で, 思いもしない自分の動作に驚くことがある. 画像タブレットを使用し, 歩容を改善していくなど, 理学療法士ならではの工夫ができる分野である.

（2）環境面の設定

　ウォーキングについては環境面の設定も重要であり, 本項ではシューズについて解説する. ウォーキングシューズとして多くの商品が販売されている. また, ジョギングシューズも優れたものが多い. いずれもアウトソールのヒール材は衝撃吸収性のよいものを使用している. 足幅は EEE など全体的にゆったりした設計が多い. 踵 → 母趾球という体重移動のために, ソールのシャンクが重要となり, 踵から中足部へは強固に安定させ, 踵部での接地からスムーズな体重移動が誘導できるような重要な軸となる. 前足部は足趾の機能をいかすべく, 柔軟性の高いものがよいだろう. ベアフット（裸足）感覚を意識したジョギングシューズもあり, 足底の感覚の意識を向上させることに適するが, 前方に誘導する軸がないと足部の負担が増加し足底筋膜炎などの障害を起こすことがある.

　路面の傾斜に対応できるように, カウンターはしっかりしたものを選ぶ. インソールはシューズ内での空間を埋め, 足部機能を高めることを期待して作成されている. **図 2** は筆者が製作しているウォーキングシューズの一例である. 2 枚歯の履物を意識し, 踵部の接地を意識しやすくし, 前方への推進力を, 前方の歯で受け止め, さらにシャンクを使って踵部を浮き上がりやすくし, 踏み切り（フットクリアランス）のしやすさを狙っている. すぐれたショック吸収の踵部とは異なり, 少し「ゴツゴツ」した感覚になるが,「歩

表5　ウォーキングで意識するポイント

1. 胸椎（腰椎）の伸展＝背部を伸ばす
2. 腕振り
3. 足尖（つま先）の向き
4. 股関節の伸展を意識し大股で歩く
5. 頭部の動き
6. 肩の高さの変動
7. 骨盤の位置（回旋，挙上）
8. 足底を意識（踵 → 足尖への体重移動の感覚）
9. 路面（段差，傾斜地，不整地，水たまり，階段）への適応
10. 足音

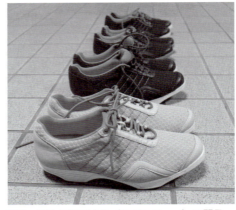

図2　新たな靴づくり（GETA Shoes）の開発
衝撃とバランス能力を考慮した靴の例．

行していることを意識しやすくする」という目的で，衝撃による骨量の増加とバランス能力の改善が期待できる．

2）身体運動に支障がある人たちのウォーキング

　症状の予防や悪化の防止（二次予防，三次予防）にウォーキングを使用することは多い．変形性膝関節症（osteoarthritis of the knee joint；膝 OA）の運動療法として，プールなどでの水中運動は最も適している．水泳はもちろんであるが，水中歩行は浮力による荷重のコントロール，抵抗を利用した筋力増強運動，静水圧に対応する呼吸・循環機能の改善，水温を利用したリラクセーション効果など，多くの利点がある．

　膝 OA に対して人工膝関節置換術等の手術後にスポーツを希望する人が増えている．人工関節の破損などへの配慮から，どのようなスポーツが可能なのかは対象者ごとによく検討する必要がある．ウォーキングはもちろん推奨されるが，ゴルフ，テニス，ジョギング，卓球，バドミントン，ハイキング（登山）などの実施に際しては，医師ともよく相談するべきである．スポーツに要求される動作を確認しながら進めていくことができるのが理学療法士の強みであろう．

　脳血管障害については，二次予防，三次予防のために，体力を維持，向上させていくことが必要である．障害を有した人たちの高齢化による体力低下は大きな問題であるため，発症初期の運動麻痺の回復への理学療法に加え，10 年後，20 年後という将来の体力低下の予防を念頭に置いておく．特に，運動麻痺は呼吸・循環機能の低下の原因にもなり，予防理学療法による対応が必要である．筆者は，ミニゴルフやグランドゴルフなどの屋外でのスポーツ実施を推奨してきた．屋外では内反尖足などの問題が顕著となり，一見問題とならないような少しの段差や芝生などの不整地が，大きな制約と転倒リスクをもたらす．スポーツが再発の予防になるのか，リスクになるのか，判断が必要である．筆者らは転倒予防にストラップ付きの靴下を工夫し対応している[8]．

3．筋力増強運動―ウエイトトレーニング

　積極的な筋力増強はよいスポーツ活動である．重量物の挙上はフォームに注意して行

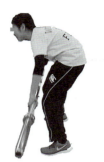 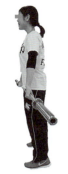 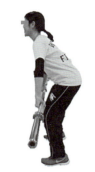

A. 指導前のリフティング　　　　B. 安定姿勢　　　　C. 指導後のリフティング
　　腰椎後弯が強い.　　　　　　　　　　　　　　　　　　顎を前に出すと
　　　　　　　　　　　　　　　　　　　　　　　　　　　背筋が働きやすい.

図3　挙上動作で腰椎前弯を保つことを指導

う. 理学療法士は適切なフォームを指導しなければならない. 特にリフティング技術については重要である. 図3に理学療法学を専攻する女子大学生のハイクリーン（ウエイトトレーニングの一種）と元の動作へのリセットの様子を示す[9].「適正な腰椎前弯」を保つことができず, 腰椎が後弯した状態でシャフトを引いている. どの程度の腰椎前弯が適正なのかは議論があるが, 比較的軽いウエイトの挙上では, 腰椎を後弯させた状態での運動習慣を持つ人は大変多い. 理学療法士はADLで習慣化している動作の中で, 将来において身体によい影響をもたらすものを説明し,「よい習慣」を促していくことが重要である.

　理学療法士が「身体運動の専門家」の強みを示すのは, 医療機関での保険診療での治療

!ワンポイント

理学療法士の強みをいかしたスポーツ道具の提案

　ポールを使用したノルディックウォーキング（図A）は, 関節への過剰な負荷を低減させ, 歩行時のバランスを改善させる. 筆者は衝撃吸収を前方推進力に変換しようと考え, 図Bのような板バネを使用したストックを考案し試用している.

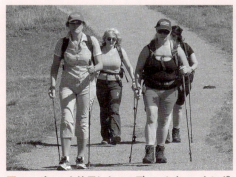

図A　ポールを使用したノルディックウォーキング
オーストリアでのハイキングの様子. ポールの使用により関節を保護しながらバランスよく歩行できる.

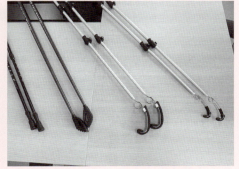

図B　新しいウォーキングポールの開発
左2組が従来製品. 右2組が試作品. ショック吸収に加え, 前方推進力を高める狙いがある.

のみならず，国民の生活習慣の変容を通じて，疾患の予防や高齢化に対応することにある．

　ウォーキングを主体にしたスポーツを用いた予防理学療法を紹介したが，今後さらに大きく発展していく分野である．

（浦辺幸夫）

文献

1）浦辺幸夫：健康増進への理学療法士の役割．理学療法 MOOK11 健康増進と介後予防（増補版）（鶴見隆正，大渕修一責任編集），三輪書店，2009，pp17-22.
2）浦辺幸夫：散歩・ウォーキング．中高年のスポーツ医学（田島直也・他編），南江堂，1997，pp191-194.
3）浦辺幸夫：有酸素運動．スポーツ傷害のリハビリテーション―Science and Practice（山下敏彦，武藤芳照編），金原出版，2008，pp53-59.
4）Moriyama N et al：Effect of residence in temporary housing after the Great East Japan Earthquake on the physical activity and quality of life among older survivors. *Disaster Med Public Health preparedeness*（in press）.
5）厚生科学審議会地域保健健康増進栄養部会，次期国民健康づくり運動プラン策定専門委員会：健康日本21（第2次）の推進に関する参考資料，2012.
6）SALKO 宮崎県ウォーキングスマートフォンアプリ：www.miyazaki-sports-shido-center.jp
7）Urabe Y et al：Education and research at Hiroshima university from health science point of view. IAEA and FMU joint technical meeting on radiation, health and healing. IAEA technical notebook 2016, 2016.
8）平山真由子・他：改良版ストラップ付き外反・背屈補助靴下の使用効果．理療の臨研 **20**(1)：51-55，2011.
9）浦辺幸夫・他：筋力トレーニングのバイオメカニクス．臨スポーツ医 **33**(1)：2-6，2016.

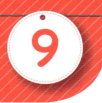

⑨ メンタルヘルス

本項のかなめ

❶ メンタルヘルスのキー概念として，自分および他者への「ヘルスプロモーション」と「良好な状態（a state of well-being）」の2つが重要である．

❷ メンタルヘルスの自記式質問紙スクリーニング法で，一般健康調査票（GHQ），BASIS-32，SCL-90 R などがある．

❸ 身体疾患の中で，その発症や経過に心理社会的因子が密接に関与し，器質的ないし機能的障害が認められる病態を心身症という．

❹ 世界理学療法連盟（WCPT）のサブグループ「メンタルヘルス」（IOPTMH），日本理学療法士学会精神心理領域理学療法部門が置かれている．

1. メンタルヘルスとは

　メンタルヘルス（mental health）は，心の健康，精神保健，精神衛生などと訳されている．メンタルヘルスとは，精神的な疲労，ストレス，悩みなどの軽減や緩和とサポート，うつ病などの精神疾患・障害の予防，早期治療による改善を目的に，メンタルヘルス対策，精神保健医療に至る内容が含まれている．

　現代はストレス社会とよばれ，メンタルヘルスが重要な課題になっている．2006（平成18）年3月，厚生労働省は「職場における心の健康づくり」の指針（メンタルヘルス指針）を定め，職場におけるメンタルヘルス対策を推進している．その中で，メンタルヘルスケアは，セルフケア，ラインによるケア*，事業場内産業保健スタッフなどによるケア，および事業場外資源によるケアの4つのケアが継続的かつ計画的に行われることが重要としている．そのうえで，労働者がストレスやメンタルヘルスに対する正しい理解，ストレスへの気づき，ストレスへの対処などのストレスケアができるように，職場が心の健康計画の策定，関係者への事業場の方針の明示，労働者の相談に応ずるなど支援体制を整えることとしている．

　健康とは，単に疾病や病弱という状態ではないだけではなく，身体的，精神的ならびに社会的に完全に良好な状態（健康）であり，それを導くさまざまな直接的および間接的諸活動を含む広い概念である．メンタルヘルスには，精神障害者の治療とリハ，精神疾患の予防，さらにはヘルスプロモーション（健康増進）が含まれる[1]．ヘルスプロモーションは，自らの健康をコントロールし，改善する能力を高めていくプロセスとされる．

　また，メンタルヘルスは，自分自身の潜在能力を認識し，日常生活で遭遇するさまざまなストレスにうまく対処する能力（コーピング，coping）を高め，質の高い充実した生

---

*ラインによるケア
管理監督者による配慮．

表1 メンタルヘルス10の現実（10 FACTS ON MENTAL HEALTH）

1. 世界の児童・青年のうち，約20%が精神障害・問題を抱えている．
2. 精神障害・物質乱用は，世界中で能力障害を導く．
3. 世界では，毎年約80万人が自殺で死亡している．
4. 戦争と災害は，メンタルヘルスと精神的健康に大きな影響を与える．
5. 精神障害は，自覚する症状の有無に関わらず，HIV，心血管疾患，糖尿病など重大な疾患を発症させるリスクファクターである．
6. 患者や患者家族へのスティグマや差別は，メンタルヘルスケアを妨げる．
7. 多くの国々では，精神障害・社会的行動障害をもつ人々への人権侵害が繰り返されている．
8. メンタルヘルスの熟練した人的資源は，世界的に大きく偏在している．
9. 精神保健サービスの普及を妨げる障壁は主に5つあり，公衆衛生政策の欠如と財源不足，現状のメンタルヘルスの提供団体，プライマリケアとの連携欠如，従事者の人材不足，パブリックメンタルヘルスにおけるリーダーシップの欠如がある．
10. 増加するメンタルヘルスのサービスに対する財源は，相対的に少ない．

※ 筆者訳．　　　　　　　　　　　　　　　　　　　　　　　（世界保健機関）[3]

活を送り（QOL），住み慣れた地域社会で他者との良好な状態（a state of well-being）へ働きかけることも含まれる[2]．

　したがって，メンタルヘルスのキー概念として，自分および他者への「ヘルスプロモーション」と「良好な状態（a state of well-being）」の2つが重要であり，レジリアンス，リカバリーも内包する概念と筆者は考えている．

　レジリアンス（resilience）とは，発病の誘因となる出来事，環境，ストレス，病気そのものに抗し，はね返る，はね返す，克服する復元力，あるいは回復力を示す．病気の発症は多元的に決定され，現在，未来の個人の対応，環境でアウトカムが変化するという柔軟な立場をとる．Lazarusによって提唱されたコーピング（対処行動）は類似の概念である．

　リカバリー（recovery）は，病気の回復（治癒）から病気をもった人間の回復への視点である．すなわち，病気や精神症状を治す，消滅させるのではなく，たとえ疾患や症状が残存していても，人間として生きがいのある生活，価値観を高めることが目的であり，社会の一員として，住みたい地域で生活をして，仕事をして，意味のある社会貢献を成就することをいう．

　このようにメンタルヘルスは，多彩な概念が含まれる言葉であり，「リハビリテーション」と同様に外来語のままで使用するのがよいと思われる．また，世界保健機関（WHO）は世界を取り巻くメンタルヘルスの現状を紹介している（表1）[3]．

2．メンタルヘルスのスクリーニング評価

　メンタルヘルスのスクリーニング評価として，心の健康が保たれているか，不健康な状態か，精神疾患/障害の疑いがあるかを，本人が自ら記入する自記式質問紙法で，全般的精神状態，精神健康度の評価として，簡潔に短時間で判断できる評価表である．一般健康調査票（General Health Questionnaire；GHQ），Behavior and Symptom Identification Scale（BASIS-32），症状チェックリスト（SCL-90 R）などがある．

　GHQはGoldbergによって開発され，60項目版の他，30項目版，20項目版，28項

図1　General Health Questionnaire　12項目版（GHQ 12）

この数週間におけるあなたの心身の状態についてお伺いします.
最も適当と思われる番号に○をつけてください.

1. 何かをする時いつもより集中して
①できた　　　　　　　②いつもと変わらなかった
③いつもよりできなかった　④全くできなかった

2. 心配事があって,よく眠れないようなことは
①全くなかった　　　　②あまりなかった
③あった　　　　　　　④たびたびあった

3. いつもより自分のしていることに生きがいを感じる
　　ことが
①あった　　　　　　　②いつもと変わらなかった
③なかった　　　　　　④全くなかった

4. いつもより容易に物事を決めることが
①できた　　　　　　　②いつもと変わらなかった
③できなかった　　　　④全くできなかった

5. いつもストレスを感じたことが
①全くなかった　　　　②あまりなかった
③あった　　　　　　　④たびたびあった

6. 問題を解決できなくて困ったことが
①全くなかった　　　　②あまりなかった
③あった　　　　　　　④たびたびあった

7. いつもより日常生活を楽しく送ることが
①できた　　　　　　　②いつもと変わらなかった
③できなかった　　　　④全くできなかった

8. いつもより問題があった時に積極的に解決しようと
　　することが
①できた　　　　　　　②いつもと変わらなかった
③できなかった　　　　④全くできなかった

9. いつもより気が重くて憂うつになることは
①全くなかった　　　　②いつもと変わらなかった
③あった　　　　　　　④たびたびあった

10. 自信を失ったことは
①全くなかった　　　　②あまりなかった
③あった　　　　　　　④たびたびあった

11. 自分は役に立たない人間だと考えたことは
①全くなかった　　　　②あまりなかった
③あった　　　　　　　④たびたびあった

12. 一般的にみて幸せといつもより感じたことは
①たびたびあった　　　②あった
③なかった　　　　　　④全くなかった

（島，2010）[4]

目版，12項目版がある．現在，12項目版（GHQ 12）は妥当性が確立され，広く普及している（**図1**）[4]．なお，2015（平成27）年12月より厚生労働省のストレスチェックが実施されている．「5分でできる職場のストレスチェック」については厚生労働省のHPを参考にされたい（https://kokoro.mhlw.go.jp/check/）.

3. ストレスと心身症

　人間は，家庭，学校，職場などで，常にさまざまなストレスにさらされている．メンタルヘルスを良好に保つためには，心の健康を阻害するストレスを予防，克服して，充実した日常生活を健やかに生き，心の安寧を保つことに尽きる．

　外的刺激による心身の緊張状態をストレスといい，ストレスを引き起こす刺激はストレッサーという．ストレッサーは，非日常的な事件的出来事であるライフイベント（life event）と日常生活上のさまざまな不快な体験といった日常の苛立ち事（life hassles）に大別される．激越なライフイベント（心的外傷体験）に遭遇したために生じた，激しい恐怖感を中心とするストレスのことを，心的外傷（トラウマ），または外傷性ストレスという.

　心身症とは，「身体疾患の中で，その発症や経過に心理社会的因子が密接に関与し，器質的ないし機能的障害が認められる病態をいう．ただし，神経症やうつ病など，他の精神障害に伴う身体症状は除外する」と日本心身医学会が定義している．①ストレスにより身

表2　心療内科でよくみられる心身症

1. 呼吸器系	気管支喘息，過換気症候群，神経性咳嗽，喉頭痙攣など
2. 循環器系	本態性高血圧症，本態性低血圧症，起立性低血圧症，一部の不整脈など
3. 消化器系	胃・十二指腸潰瘍，急性胃粘膜病変，慢性胃炎，機能性ディスペプシア，過敏性腸症候群，潰瘍性大腸炎，胆道ジスキネジー，慢性膵炎，心因性嘔吐，びまん性食道痙攣，食道アカラシア，呑気症など
4. 内分泌・代謝系	神経性食欲不振症，過食症，Pseudo-Bartter 症候群，愛情遮断性小人症，甲状腺機能亢進症，心因性多飲症，単純性肥満症，糖尿病など
5. 神経・筋肉系	緊張型頭痛，片頭痛，慢性疼痛，書痙，痙性斜頸，自律神経失調症など
6. その他	関節リウマチ，線維筋痛症，腰痛症，外傷性頸部症候群，更年期障害，慢性蕁麻疹，アトピー性皮膚炎，円形脱毛症，メニエール症候群，顎関節症など

（久保，2009）[5]

体疾患が発症，再燃，悪化，持続する群，②身体疾患に起因する不適応を引き起こしている群があり，いずれも心身相関のはっきりした身体疾患であり，主に心療内科において治療が行われている．主な心身症を表2[5]に示す．

　人はストレスに曝露されたときに，生体内部の恒常性を一定に保つように反応するとともに，環境に適応するように変化する．このストレス反応は，自律神経系，内分泌系および免疫系が密接に関連している．

　視床下部 – 下垂体 – 副腎系（hypothalamic-pituitary-adrenal axis；HPA axis）は，急性ストレス時における生体恒常性の維持に重要である．視床下部室傍核で産出された副腎皮質刺激ホルモン放出因子が下垂体に放出され，下垂体前葉より副腎皮質刺激ホルモンの分泌を促す．さらに副腎皮質よりコルチゾールの分泌をもたらす．

　自律神経の中枢は視床下部にあり，強いストレッサー時には交感神経系が優位になり副腎髄質からアドレナリン，交感神経末端からノルアドレナリンが血中に放出される．副交感神経は，睡眠，休憩，食事などエネルギー補給の際に優位になる．胸腺，骨髄，脾臓，リンパ節などの免疫系組織もストレス時には強く影響される．急性ストレス時には，NK細胞活性の亢進，リンパ球 CD4/CD8 細胞比の低下，唾液中 IgA 増加がみられる．慢性ストレス時には，NK 細胞活性の低下，リンパ球幼若化反応の低下，唾液中 IgA 低下がみられる．

　Rahe らは疾患の因果関係やアウトカムには多くの要因が関係しており，診断や予防，介入に役立つモデルを示した（図2）[6]．

4．精神疾患・障害

　アメリカ精神医学会「精神疾患の診断・統計マニュアル」第5版（Diagnostic and Statistical Manual of Mental Disorder；DSM-5）の分類および代表的な疾患について表3に紹介する．各疾患については成書を参考にしていただきたい．

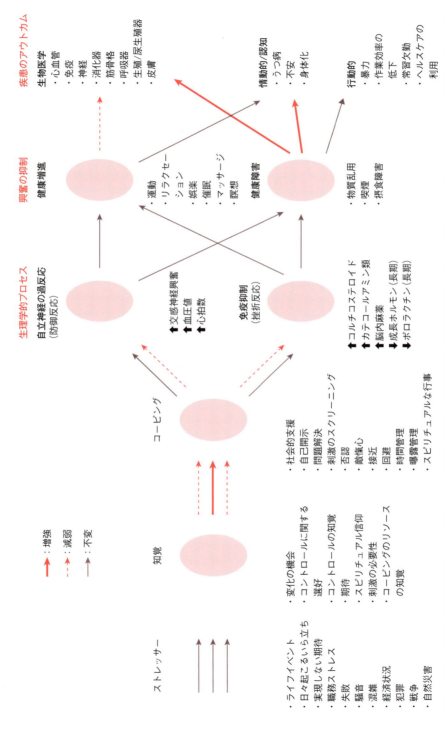

図2 ストレス経路の光学モデル (Rahe et al, 1978, 文献 6, 林野泰明監訳：実践行動医学，メディカルサイエンスインターナショナル，2010, p399 より)

表3　DSM-5 病名分類（抜粋）

Ⅰ. 神経発達症群 / 神経発達障害群	Ⅷ. 解離症群 / 解離性障害群
知的能力障害（知的発達症 / 知的発達障害）	Ⅸ. 身体症状症および関連症群
自閉スペクトラム症 / 自閉症スペクトラム障害	身体症状症
注意欠如・多動症 / 注意欠如・多動性障害	病気不安症
限局性学習症 / 限局性学習障害	Ⅹ. 食行動障害および摂食障害群
チック症群 / チック障害群	神経性やせ症 / 神経性無食欲症
Ⅱ. 統合失調症スペクトラム障害および他の精神病性障害群	神経性過食症 / 神経性大食症
統合失調症	Ⅺ. 排泄症群
Ⅲ. 双極性障害および関連障害群	Ⅻ. 睡眠 - 覚醒障害群
双極Ⅰ型障害	不眠障害
双極Ⅱ型障害	過眠障害
気分循環性障害	呼吸関連睡眠障害群
Ⅳ. 抑うつ障害群	概日リズム睡眠 - 覚醒障害群
うつ病 / 大うつ病性障害	睡眠時随伴症群
月経前不快気分障害	レム睡眠行動障害
Ⅴ. 不安症群 / 不安障害群	レストレスレッグス症候群（むずむず脚症候群）
分離不安症 / 分離不安障害	ⅩⅢ. 性機能不全群
限局性恐怖症	ⅩⅣ. 性別違和
社交不安症 / 社交不安障害（社交恐怖）	ⅩⅤ. 秩序破壊的・衝動制御・素行症群
パニック症 / パニック障害	ⅩⅥ. 物質関連障害および嗜癖性障害群
広場恐怖症	アルコール関連障害群
全般不安症 / 全般性不安障害	鎮静薬，睡眠薬，または抗不安薬関連障害群
Ⅵ. 強迫症および関連症群 / 強迫性障害および関連障害群	ⅩⅦ. 神経認知障害群
強迫症 / 強迫性障害	せん妄
醜形恐怖症 / 身体醜形障害	認知症
ためこみ症	軽度認知障害
Ⅶ. 心的外傷およびストレス因関連障害群	ⅩⅧ. パーソナリティ障害群
心的外傷後ストレス障害（6歳以下を含む）	ⅩⅨ. パラフィリア障害群
急性ストレス障害	ⅩⅩ. 他の精神疾患群
適応障害	ⅩⅩⅠ. 医薬品誘発性運動症候群および他の医薬品有害作用
	ⅩⅩⅡ. 臨床的関与の対象となることのある他の状態

（アメリカ精神医学会，2014，文献7を参考に作成）

5．メンタルヘルスにおける理学療法士の役割

　世界理学療法連盟（World Confederation for Physical Therapy；WCPT）にはサブグループ「メンタルヘルス」（The International Organization of Physical Therapy in Mental Health；IOPTMH）が置かれているが，その役割を**表4**に示す[9]．また，日本理学療法士学会には精神心理領域理学療法部門が置かれ活動している．

　この領域における理学療法士の役割を以下に示す（**表5**）[8]．

1）精神科領域においても質の高い理学療法を実践できること

（1）理学療法一連のプロセスを円滑に実施できること

　理学療法の目的は，①対象者の全体像や身体機能障害を客観的に把握，②理学療法の目標設定，③理学療法の実施計画，④治療効果判定である．精神科理学療法では，さらに，⑤理学療法実施に影響する問題行動ないし精神症状の把握，⑥自傷他害行為など有害事象の予測と防止がある．

　精神・心理的側面は，治療帰結（アウトカム），治療実施のプロセス，治療経過に大きな影響を与える．精神症状・障害を理解し，常に配慮しながら理学療法を実践することが

不可欠である. 精神医学の知見をもとにして，理学療法の視点から，適切な評価測定，情報収集，目標設定，プログラム立案，実施の一連のプロセスを効率的に実現・実践できなければならない.

（2）理学療法実施時における精神症状・障害の対応がきちんととれること

理学療法実施の際には，患者に身体的精神的ストレスがかかり，さまざまな精神症状や行動障害が出現する. 理学療法士は，患者の症状や行動を評価・観察し，臨床経験や精神医学の知見から対応策を講じていく. 精神面の配慮をしなければ，パフォーマンスの低下や停滞をもたらし，精神症状の悪化をもたらすかもしれない. 逆に，認知療法，認知行動療法などの各種精神療法の手法を取り入れながらの適切な理学療法は，身体障害とともに精神障害を改善させることが可能である.

2）精神科領域におけるメンタルヘルスを展開できること

精神障害者においても，ヘルスプロモーション，生活習慣に関連する疾病の予防，メタボリックシンドローム，精神活動低下や閉じこもりによる廃用症候群，加齢による身体諸機能の低下予防などの取り組みが喫緊の課題となっている. 理学療法士も身体障害が生じる以前の，問題が潜在している時点から積極的に関わる必要がある.

3）精神科理学療法に関するネットワークを築き，理学療法ガイドラインを確立すること

残念ながら精神科理学療法を実施する社会環境，学術的蓄積が脆弱な段階である. 各地域から全国のさまざまなレベルで理学療法士が一致団結して，精神科理学療法の臨床能力の向上，研究成果を共用できるようにする体制が必要である. そのためには，日本理学療法士学会，さまざまな開催主体の研修会に参加し，理学療法士のネットワークを形成していかなければならない. さらに，職場内研修や各地域の関連職種が集まる場，精神心理関連研究会で情報発信，情報共有をしたり，研究に取り組むことが重要である. 臨床に直結する知見や地道な研究をこつこつと積み重ね，精神科臨床ならではの EBM ないし EBPT を築き，さらに多施設共同研究にも取り組み，集大成として理学療法ガイドラインを作成

し，この分野を発展させていかなければならない．

4）精神科領域の理学療法士としての役割を果たすこと

チーム医療を展開する一員として，ジェネラリストとしての理学療法士の役割も求められており，その役割を果たすことがスペシャリストという自覚と責任をもたなければならない．

6. ストレスへの対応

1）ストレスを感じたとき

ストレスを感じたときの対応についてさまざまな団体が対応策を打ち出している．中には金銭目的や効果に疑問があるものも少なくないので注意が必要である．厚生労働省や日本うつ病学会のうつ病ガイドラインなど信頼のおけるものを参考にしたい[10-13]．

ストレスを感じたときは，「適切な休養」，「物事の受け止め方（認知）を変える」，「1人で抱え込まない」の3点が肝要である．

休養では，「3つのR」すなわち，①レスト（Rest）：休息，休養，睡眠，②レクリエーション（Recreation）：運動，旅行のような趣味娯楽や気晴らし，③リラックス（Relax）：ストレッチ，音楽などのリラクセーションが大切である．

「物事の受け止め方を変える」は，物事をネガティブに考える傾向がある人は，柔軟で合理的，慎重であるが少しポジティブに考えられるように日頃から心掛け，自分の考え方の傾向を認識し，ストレスとうまく付き合っていくことである．うまく付き合うことを「ストレスコーピング」といい，ストレス軽減にはとても重要である．

2）心の悩みの支援・相談

保健，医療，メンタルヘルス，心の悩みに関する身近な相談機関として保健所および市町村保健センターがある．また各都道府県，政令指定都市ごとに1カ所（東京都は3カ所）には，心の問題，精神科医療の専門的な相談ができる精神保健福祉センターがある．各センターの規模により医師，保健師，看護師，精神保健福祉士，作業療法士などの専門職が対応している．

3）就労支援・相談

労働に対する支援としてハローワーク（公共職業安定所）があり，障害者専門の相談窓口（専門援助部門）で障害の特性に応じた就職支援，福祉・教育と連携したチーム支援が行われる．さらに，就業，生活の両面から，きめ細かく就業をサポートする「障害者就業・生活支援センター」が各都道府県に少なくとも数カ所ある．

4）医療機関

いろいろな診療科目があるが，精神科，精神神経科，心療内科が主に対応する．医院の看板には「○○メンタルクリニック」と掲げている診療所が増えてきている．

（仙波浩幸）

文献
1）世界保健機関：http://www.who.int/topics/mental_health/en/（2016 年 8 月 10 日閲覧）
2）世界保健機関：http://www.who.int/features/factfiles/mental_health/en/（2016 年 8 月 10 日閲覧）
3）世界保健機関：http://www.who.int/features/factfiles/mental_health/mental_health_facts/en/（2016 年 8 月 10 日閲覧）
4）島 悟：1.全般的精神状態・精神健康度の評価．臨精医 **39** 増刊：29-37，2010.
5）久保千春：心身医学標準テキスト，第 3 版，医学書院，2009.
6）Rahe RH, Arthur RJ: Life change and illness studies: past history and future directions. *J Hum Stress* **4**： 3-15，1978.
7）アメリカ精神医学会：DSM-5 精神疾患の診断・統計マニュアル〔日本精神神経学会（日本語版用語監）〕，医学書院，2014.
8）仙波浩幸：精神科領域における理学療法の課題と展望 心理精神領域の理学療法（奈良 勲・他編），医歯薬出版，2013.
9）世界理学療法連盟：http://www.wcpt.org/ioptmh（2016 年 8 月 10 日閲覧）
10）厚生労働省：心の健康サポートガイド：http://www.mhlw.go.jp/kokoro/common/pdf/1-01-1 supportguide.pdf（2016 年 8 月 10 日閲覧）
11）厚生労働省：健康づくりのための休養指針：www.yp-kenpo.or.jp/UploadedFiles/kyuuyou.doc（2016 年 11 月 20 日閲覧）
12）厚生労働省：うさぎ商事の休憩室？ みんなで知りたいメンタルヘルス：https://kokoro.mhlw.go.jp/usagi/（2016 年 11 月 20 日閲覧）
13）日本うつ病学会：うつ病治療ガイドラインⅡ．うつ病（DSM-5）/ 大うつ病性障害 2016：http://www.secretariat.ne.jp/jsmd/mood_disorder/img/160731.pdf（2016 年 11 月 20 日閲覧）

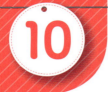

ウィメンズヘルス・メンズヘルス

本項のかなめ

❶ 人間の性の規定「セックスとジェンダーの理解」について基礎知識を持ち，男女特有の健康問題の発生を予防する必要がある．

❷ 各ライフステージ（ライフサイクル各期）の健康増進および疾病予防に対し，適切な運動指導を行うことが勧められる．

❸ ウィメンズヘルス・メンズヘルスに関する疾病や障害の予防のために必要な，心身機能の評価と運動および生活指導を行うことが勧められる．

❹ 予防教育では，自らの健康寿命の延伸にはワークライフバランス（仕事と生活の調和）を考慮した自己管理が，対象者に習慣づけられることを目標とする．

　近年，理学療法士は，国民の健康増進，疾病予防，機能回復・維持，介護予防，地域保健，生活の質（QOL）の拡大，地域包括ケアなど，多岐にわたる分野に寄与することが求められている．2012（平成 24）年の健康日本 21（第二次）では，国民の健康増進の総合的な推進を図るための基本的な方針が打ち出され，ライフステージに応じて健やかで心豊かに生活できる，活力ある社会の実現が挙げられている[1]．また健康寿命とは，健康上の問題で日常生活が制限されることなく生活できる期間を延伸することを意味する．国民医療費の 3 分の 1 を生活習慣病が占める現在では，今後の健康・予防サービスの成長が期待され，医療・介護費用の適正化効果も相まって，理学療法士への期待が高まる重要な領域といえる[2]．本項では男性・女性の生物学的性差と社会的性差について述べ，身体的特徴，社会的特徴，ライフステージ各期の健康問題と代表的な理学療法の実際，疾病・障害予防とライフワークバランスを意識した課題についてまとめる．

1. 性差について

　ヒトの性には，オス，メスといった先天的，身体的，生物学的に個体が有する性別のあり方を意味する“セックス（sex）”と，社会的，文化的，心理的に形成された性別のあり方を指す“ジェンダー（gender）”がある．セックスは生殖器，ホルモン，染色体といった要素から生物学的特徴として把握されている．ジェンダーとはある社会において，男性ないし女性にとってふさわしいと考えられている役割，思考，行動，表象全般を指す[3]．男性にとっての男らしさ，女性にとっての女らしさであり，生物学的特徴が社会的にいかにあるべきかという価値観のことである．さらにこの生物学的特徴の男女と，性についての自己認識（ジェンダー・アイデンティティ，性自認），性的指向性が必ずしも一致しているとは限らず，いわゆる「性同一性障害」などの問題が世界的に認識されている[3]．

　1986（昭和 61）年，世界保健機関（WHO）がオタワ憲章において，新しい健康観に

基づく 21 世紀の健康戦略で「人々が自らの健康とその決定要因をコントロールし，改善することができるプロセス」とヘルスプロモーションを定義した．わが国では 1999（平成 11）年に男女共同参画社会基本法が公布され，男女が互いに人権を尊重しつつ，能力を十分に発揮できる社会の実現に力が注がれた．現在では共働き世帯が増えており，ジェンダーによってつくられた社会環境が女性の健康問題にも影響している．生物学的特徴の性と社会的特徴の性は同一視すべきではないものの，相互に深い関わりを持つことを理解することは重要である [4]．以降，性差の理解と抱える問題を社会的視点より研究する「男性学・女性学」といった学問が広がり，発達に伴い誰もが健康な身体を維持しつつ，寿命まで快適な社会生活と参加を成し遂げるための，生物学的，社会的，文化的に男女の性差が考慮された環境の構築が保健，医療，福祉分野においても展開されている．

2．各ライフステージにおける心身の特徴と疾患

ライフステージ（図1）とは，主に生殖機能の成長的変化を思春期，成熟期，更年期，老年期の 4 つの期に分けたものとしてとらえている．

1）思春期

思春期は第二次性徴期を迎え，身体的，精神的にも成長や発達が著しい．さらに学校生活におけるスポーツの実施は，身体的な成長と時期が重なっているため，整形外科的な疾患（運動器疾患）が生理的変化に伴う疾患とともに問題となる．特に女性では初経が発来してから，女性ホルモン分泌が安定するまでの成熟期の準備期において，月経異常と月経困難症，自律神経障害などの身体的問題がある．また，体型（外見）認知による摂食障害がみられ，発症後 10 年近くの治療と経過観察が必要なケースも少なくはない．

2）成熟期

成熟期は男女共に子孫を残す生殖活動期である．骨格や生殖器の構造は男女で大きく異なり，一般的に男性の骨盤は細くて深く，骨盤上口は横幅が狭くハート形，女性は妊娠や出産に適応するために浅い形，骨盤上口・下口とも広く円形をしており，この空間の中に腸や泌尿器，生殖器などが収められている（図2）．このため，男性・女性それぞれに特

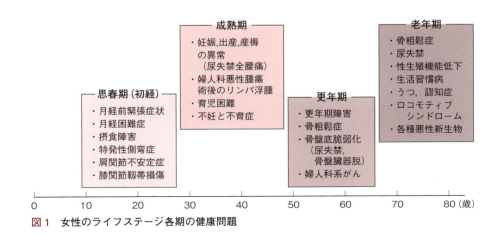

図1　女性のライフステージ各期の健康問題

有の泌尿器，生殖器，骨格の疾患がある．男性ではジェンダーの違いにより，筋パワーを必要とするスポーツをする，あるいは力仕事に従事する割合が多く，腰痛や膝関節疾患を有することが女性に比べてやや高い傾向にある．

　また，女性は結婚，妊娠，出産，子育てと心身の両面に大きな変化を迎える時期である．妊娠期は胎児の成長に伴い，お腹が大きくなるにつれ腰部にかかる負担が高くなる（図3）．出産時の骨盤底の外傷や育児に伴う乳児の抱っこは，腰痛や骨盤痛，股関節痛などの運動器障害の原因となる．さらに産後のホルモン分泌の変化，身体生理機能の変化に加え，育児への不安や育てにくさなどは精神的な負荷が高く，マタニティブルーや産後うつ病となることもあり，早期発見，早期介入が大切である．

3）更年期

　更年期は女性ホルモンの分泌低下に伴い閉経を迎える前後の10年間を指す．日本産科婦人科学会では「更年期の期間に現れる多種多様な症状の中で，器質的変化に起因しない症状を更年期症状とよび，これらの症状の中で日常生活に支障をきたす病態を更年期障害とする」と定義している[5]．更年期症状にはエストロゲンの低下，加齢に伴う身体的変化，心理的要因，生活環境などが起因しており，自律神経症状，精神症状，腰痛などが代表的である．また閉経後の骨粗鬆症は，変形性関節症や骨折といった骨関節疾患の原因ともなる．

　また，男性も更年期障害がみられ，加齢に伴う男性ホルモンの緩やかな低下による精神・心理症状，自律神経症状，睡眠障害，性機能症状（性欲低下，勃起障害など），前立腺肥大，メタボリックシンドロームなどが挙げられる．

　男女に共通して加齢に伴う骨盤底脆弱化により，泌尿生殖器症状，下部尿路症状などで医療機関を受診するケースが多くみられる．これは腹圧性尿失禁や骨盤臓器脱など，著しくQOLの低下を招くといわれている．

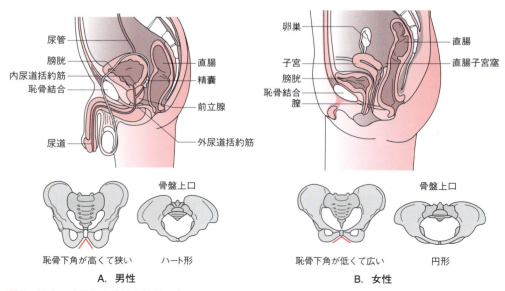

図2　男女の成熟した骨盤と性器の違い

4）老年期

　老年期は更年期終了から死に至るまでの人生のラストステージである．厚生労働省の統計によると，2015（平成27）年簡易生命表では男性の平均寿命は80.79歳，女性の平均寿命は87.05歳，総人口に占める65歳以上人口の割合（高齢化率）は26.0％を超える[6]．老年期では，定年退職による生活環境の劇的な変化，子育ての終了，性ホルモンの減少，生殖器機能低下，サルコペニア，運動器不安定症，メタボリックシンドローム，ロコモティブシンドロームなど老年期特有の身体的・精神的変化がみられる．老化現象は悪性新生物や生活習慣病，うつ病や認知症につながる可能性があり，社会的・心理的問題が大きい時期であり，老年期のQOLを保つためには男女ともに生活習慣を見直すことが重要である．

3．ウィメンズヘルスの歴史

1）ウィメンズヘルスとは

　わが国において「ウィメンズヘルス：生涯を通じた女性の健康」の考えが発展したきっかけは，1994（平成6）年の国際人口開発会議（カイロ会議）で採択された「リプロダクティブ・ヘルス／ライツ（性と生殖に関する健康と権利）」により，生涯を通じた健康の重要性が着目されたことに端を発する．ウィメンズヘルスとは，「女性の健康とは身体的，精神的，社会的に安寧な状態（well-being）にある」ことをいい，1996（平成8）年以降，女性の健康に特化した施策の整備が進んだ．ウィメンズヘルス分野のリハは，女

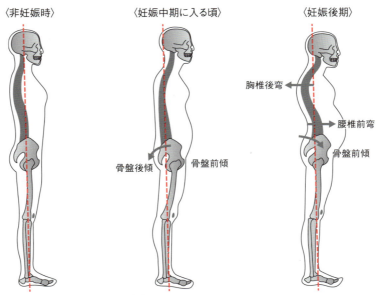

〈非妊娠時〉　　〈妊娠中期に入る頃〉　　〈妊娠後期〉

胸椎後弯
腰椎前弯
骨盤前傾

骨盤後傾　　骨盤前傾

図3　妊娠時の立位姿勢の変化
妊娠による下腹部の膨らみに伴い，重心は前方に変位し，胸椎の後弯と腰椎の前弯が増加する．このような代償的な姿勢は腰背部に負担がかかり，腰痛の原因にもなる．
（新藤，2011）[5]

性の身体機能と構造を基礎にライフステージ（思春期，成熟期，更年期，老年期）に沿い変化する心身の特徴と健康問題を，生物学的，心理社会的側面よりとらえ，理学療法士の立場から考えられる関連性や対応策を展開する新しい分野である．具体的には妊娠・出産に関連した理学療法の実践，女性に特化した運動機能障害，婦人科系がんの術後のリンパ浮腫の理学療法，各種地域での健康づくりへの取り組みなど広がりをみせている[7]．

2）メンズヘルスとは

一方，「メンズヘルス：生涯を通じた男性の健康」の歴史はウィメンズヘルスと比べると浅いが，男女の性差を論じる性差医学が登場して20年経ち，近年では男性の健康サポートへの関心「メンズヘルスケア」も重要な分野として位置付けられ，男性の健康問題が注目されている．メンズヘルスの広義の概念は，前立腺疾患，テストステロンの減少によるLOH（late-onset hypogonadism）症候群，心血管障害のリスクファクターとして勃起障害（erectile dysfunction；ED），および生活習慣病，精神疾患，事故などの外傷などを示す．また，2011（平成23）年にEC（European Commission）が発行したレポートでは，男性の健康状態に関するデータの比較検討が報告されるなど，健康政策の中でメンズヘルスを推進している．男性にも女性と同様に骨盤機能障害，尿路障害，更年期障害はみられ，前立腺がんの発症率も増加傾向にある[8]．長寿国日本では男性も女性も健康寿命の延伸が課題となっており，今後は男性の健康問題に対する疾患の診断と治療に加え，理学療法士の介入が期待される．

4．ウィメンズヘルス・メンズヘルスの予防理学療法

各ライフステージにみられる諸問題の中で，整形外科領域では学齢期にみられる成長に伴う運動器疾患，スポーツ外傷，交通事故後遺症などが主たる対象であり，近年では内科領域において学齢期の肥満や生活習慣病の予防のための運動指導も理学療法の対象となっている．成人では産科・婦人科領域，泌尿器科領域において医師と連携をする理学療法士がおり，ウィメンズヘルスに関する理学療法の報告によって，妊娠中や産後，更年期の女性に対するアプローチとしての予防も含めた「骨盤底筋群トレーニング」は，すでに多くの理学療法士に認知されている（p135〜参照）．

日本理学療法士協会は2013（平成25）年に12の分科学会と5つの部門を設立し，2015（平成27）年に5つの部門を増設した際に，ウィメンズヘルス・メンズヘルス理学療法部門がつくられ，予防理学療法の視点からも理学療法に必要な領域ととらえられ，健康管理への理学療法士の貢献を支持している．

1）理学療法の実際

（1）妊娠・出産と理学療法評価

女性の骨盤は妊娠・出産により姿勢の変化，ホルモン分泌の変化，筋肉や靱帯の緩みなどの身体の変化を経験する．特に妊娠中期以降は下腹部の膨らみによる重心の前方移動や腰椎の前弯増強により，腰痛や尿失禁を経験する率が高くなる．また，出産や加齢に伴う骨盤底筋群の筋力低下，支持構造の脆弱化は排尿トラブルの原因にもなっている[9]（図4）．理学療法評価はカルテ，問診による情報収集から始まり，身体機能評価として姿勢評価，

動作評価，運動器（骨盤帯，股関節）の評価，インナーユニットである横隔膜・多裂筋・骨盤底筋群の機能評価，痛みの評価，生活動作の評価などの基本的な理学療法評価をはじめ，排泄や生殖機能においても年齢や発達の特徴を踏まえたうえで行うことが重要となる．

理学療法の介入の留意点は，妊婦であれば妊娠期の妊婦としての自覚症状，産後であればマイナートラブル（排泄障害や腰痛，自律神経症状など）や精神症状などのホルモンバランスによって生じるさまざまな症状に注意を払うことである．そして対象者に個別のエクササイズ指導，生活動作の指導を提供することが重要である[10]．

（2）骨盤と股関節へのアプローチ

骨盤の傾斜は姿勢や歩行に影響を与え，思春期の身体の成長，妊娠，出産，加齢に伴う身体の変化は，脊柱，骨盤，股関節にじわじわと長期にわたり負担をかけることになる．骨盤運動の低下はヒト特有の二足歩行能力の低下を招き不活発状態となり，老年期ではこの不活発状態がさらなる全身機能の低下や精神機能の低下にまで影響を招くことになる．予防の観点からみると，思春期から老年期に至るまで正常な骨盤運動の維持が必要である．腰部，骨盤，股関節周囲のリラクセーションや骨盤の前後傾の動きを胸腰椎や股関節に負担をかけずに行える運動には，①四足動物が行う背伸びをするような四つ這いの運動（キャット＆ドッグ），②妊娠期や腰痛時にも行える運動などがある（図5，6）．

（3）骨盤底筋群の強化

骨盤底のすべての筋群は膀胱や尿道，子宮，直腸などの骨盤内臓器を下からしっかりと支えている．骨盤底筋群の機能低下（骨盤底障害）は腹圧による尿失禁や過活動膀胱，排便困難といったQOLの低下を引き起こし，腰痛の原因にも挙げられている．このため，日頃から下部体幹筋群，骨盤底筋群および下肢筋力の強化を意識して表，図7，8に挙げた運動を習慣化し，無理なく骨盤底筋群の強化，骨盤・股関節周囲筋の柔軟性を維持することが大切である．これらは早期の骨盤底機能障害に有効であり，成熟期から老年期に発生するさまざまな疾病を予防することが期待できる．

（4）メタボリックシンドロームの予防

メタボリックシンドロームは内臓肥満，インスリン抵抗性を原因として高血圧，脂質代謝異常，耐糖能異常が合併した病態であり，動脈硬化性疾患や心筋梗塞，糖尿病の発症の危険性があるとされ，最近の研究では性ホルモン低下に伴いメタボリックシンドロームの構成要素が出現することが指摘されている．このため，老年期に向けてのメタボリックシンドロームの予防は，性ホルモンの低下が引き起こす更年期障害が関連するさまざまな疾患

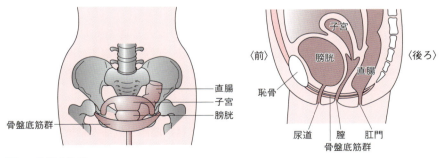

図4　骨盤底筋群
骨盤底筋群とは，骨盤の底でハンモック状に，膀胱，子宮，直腸などが下がらないように支えている筋群のことで排尿機能に深く関与している．

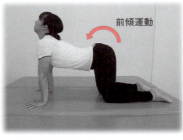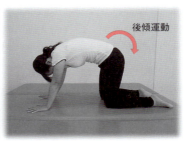

前傾運動　　　　　　　　　　　後傾運動

A．キャット＆ドッグ
四つ這い位での骨盤の前傾・後傾運動.

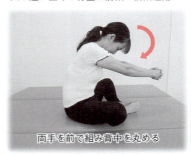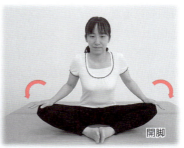

両手を前で組み背中を丸める　　　　　　　開脚

B．座位での骨盤・股関節周囲のストレッチ

図5　骨盤，股関節周囲の柔軟性を保つ運動

（新藤，2011，文献5を参考に作成）

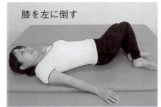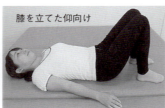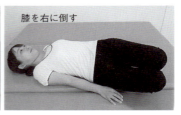

膝を左に倒す　　　　　膝を立てた仰向け　　　　　膝を右に倒す

図6　妊娠中，腰痛のある人でもできる腰部，骨盤，股関節周囲のリラクセーション
仰向けになり深呼吸をしてリラックスする.
両膝を曲げた状態でゆっくりと息を吐きながら，左右に倒す.
この運動により，腰部から股関節までの筋のストレッチができる.

（新藤，2011，文献5を参考に作成）

やロコモティブシンドロームを予防することにもつながる．近年では地域の運動指導に理学療法士が関わることも全国的に広がり，予防理学療法学として重要な領域となっている．

（5）その他の理学療法

その他，理学療法士が介入する分野として，リンパ浮腫を併発するリスクが高い乳がん・婦人科系がん，前立腺がんに対する理学療法，就労者の職業に関連する健康増進と労働災害，職業病（主に腰痛）などの予防を目的とする産業理学療法やアスリートの健康管理やトレーナーなどがある．

ジェンダーや発達に伴う疾患を理解することは，健康な生活の維持と就労により経済的安定を築いていくワークライフバランス（work life balance；WLB，仕事と生活の調和）という人生設計においても重要である．内閣府ではワークライフバランスは「国民一人ひとりがやりがいや充実感を感じながら働き，仕事上の責任を果たすとともに，家庭や地域

表　日常で簡単にできる下部体幹筋群，骨盤底筋群，下肢筋力の
強化運動

1. 立位や座位
   　お尻をきゅっと締める運動．
2. 就寝時・起床時
   　ボールポジションでの寝返り運動（図7）．
3. ちょっとした空き時間やトイレ使用時など
   　しゃがみ込み運動（蹲踞の姿勢）（図8）．

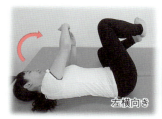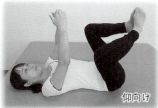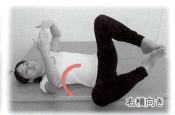

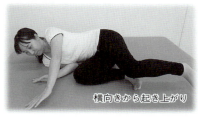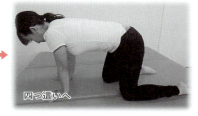

図7　ボールポジションでの寝返りと起き上がり運動
お腹にボールを抱えるようにして仰向けから左右横向きにゆっくりと姿勢を変換する．
次に横向きから起き上がって四つ這いになり，再び横向き，仰向けまで戻る．この運動により，骨盤底筋群を含む体幹筋，肩甲骨周囲筋の強化が無理なくできる．この運動は乳児のときに行っていた姿勢変換の運動である．

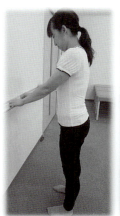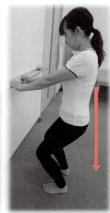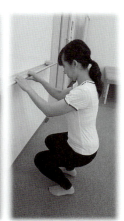

図8　しゃがみ込み（蹲踞）の動作
脚を肩幅に開き，床に踵を付けたまましゃがむ．
股関節の屈曲に伴う，骨盤の後傾と，腰椎の後弯の運動連鎖の学習と，股関節周囲筋，骨盤底筋群，下肢の柔軟性の維持と筋力強化を目的とする．

生活などにおいても，子育て期，中高年期といった人生の各段階に応じて多様な生き方が選択・実現できる社会」と定義している[11]．こうした社会の実現には健康で豊かな生活が保持され，充実した時間，地域活動への参加の機会が保たれることが必要である．そして性や年齢に関わらず，誰もが自らの意欲と能力をもって多様な生き方を確保されなけれ

ばならない．理学療法士はワークライフバランスを確保した働き方を自らが実現し，そして医学的な知識を基盤として地域社会の中で他職種と連携しながら，疾病予防や介護予防につながる活動ができる医療専門職種でなければならない．今後は卒後の理学療法士の職域の広がりに伴い，養成校の卒前教育の段階から積極的なウィメンズヘルス・メンズヘルスの学問が導入されることを期待する．

（三宅わか子）

文献
1）厚生労働省：健康日本 21（第二次）の推進に関する参考資料．2012.
2）厚生労働省：特定健診・保健指導の医療費適正化効果等の検証のためのワーキンググループ報告書．2012.
3）伊藤公雄・他：女性学・男性学　ジェンダー入門，第 4 版，有斐閣アルマ，2014，pp7-11.
4）新道幸惠編：母性看護学概論　ウィメンズヘルスと看護，第 5 版，メヂカルフレンド社，2013，pp106-107，202-204.
5）新道幸惠編：母性看護学概論・母性保健 女性のライフサイクルと母性看護，第 3 版，メヂカルフレンド社，2011，pp255-261.
6）厚生労働省：平成 27 年簡易生命表：http://www.mhlw.go.jp/toukei/saikin/hw/life/life15/
7）ウィメンズヘルス理学療法研究会編：ウィメンズヘルスリハビリテーション，メジカルビュー社，2014，pp5-8.
8）堀江重郎：内科診療に役立つメンズヘルス．medicina **48**（12）：1870-1875，1876-1881，1990-2001，2011.
9）國津秀治：股関節・骨盤の動きとしくみ，秀和システム，2013，pp202-203，208-215.
10）石井美和子・他編：ウィメンズヘルスと理学療法，三輪書店，2016，pp55-59.
11）内閣府：仕事と生活の調和とは（定義）：http://wwwa.cao.go.jp/wlb/towa/definition.html

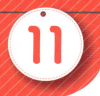

11 ヘルスコミュニケーション

本項のかなめ

❶ ヘルスコミュニケーションを成功させるために，メッセージや情報を適切な対象者に届けるにはどのような伝達手段を利用したらよいかを判断する必要がある．

❷ 「現状の課題は何か」，「今後どうしたいのか」を明らかにするために既存のデータを集めて活用する．

❸ 対象者が使っている言葉をキーワードとして使うことで共感を得やすいプレゼンテーションになる．

❹ 対象者が「やる気」になるようなストーリー展開や共感を得られるエピソードを盛り込む．

1. ヘルスコミュニケーションとは

　ヘルスコミュニケーションにはいくつかの定義があるが，米国立がん研究所および米国疾病予防管理センター（Centers for Disease Control and Prevention；CDC）では，「個人およびコミュニティが健康増進に役立つ意思決定を下すために必要な情報を提供し，意思決定を支援する，コミュニケーション戦略の研究と活用」[1]と定義している．

　そして，ヘルスコミュニケーションを成功させるには，「メッセージや資料を作成するだけでは不十分で，メッセージや情報を適切な対象者に届けるにはどのような伝達手段を利用したらよいか判断する必要がある」[1]とされている．

　理学療法士も，市区町村で行われる地域リハビリテーション活動支援事業などで，地域における介護予防の取り組みに関わる機会が多くなることが予測されるが，その際には，住民や事業所職員，行政職員などとのコミュニケーションが重要となる．

　しかし，医療機関の理学療法士はリスクのある患者を対象者としており，リハプログラムから院内生活まで細かに管理，指導することが多いため，「管理的」なコミュニケーションになってしまうことが多い印象がある．たとえば，「～をしてはダメです」，「～をしてください」といった言葉はその象徴ではないだろうか．

　しかし，住民を対象とした「介護予防」に関わる場合，在宅で自立した生活をしている住民を対象にする場合も多く，医療機関で効果的であったエビデンスに基づいた「管理的」なコミュニケーションで住民の行動変容を促そうとするとうまくいかない．

　今まで通りの生活の中で「まだ困っていない」，「今困っていない」住民に，正しい情報を提供して「～をしてはダメなので，～をしましょう」と力説しても，「やろう，やってみよう」というモチベーションが湧くことはないし，他人事や一般論として受け流されてしまうであろう．

　そこで，住民自身が健康増進に役立つ意思決定を下すように支援するには，コミュニ

ケーションの戦略が必要となり，ヘルスコミュニケーションは住民の行動変容を促す新しいコミュニケーション手段の1つとして期待できる．

2．ヘルスコミュニケーションの実際

　ヘルスコミュニケーションを成功させるには，①計画立案と戦略の開発，②コンセプト，メッセージ，資料作成と事前テスト，③プログラム実行，④効果の評価と改善の実施，といった一連のプロセスがある[1]．
　今回は，兵庫県但馬県民局但馬長寿の郷（以下，長寿の郷）で理学療法士，作業療法士（以下，リハ職）が行っている住民対象の健康教育をヘルスコミュニケーションの一連のプロセスに当てはめて解説する．ただ，本項では特に，理学療法士が関わるであろう「①計画立案と戦略の開発」と「②コンセプト，メッセージ，資料作成」に絞って解説し，実際の現場レベルでの展開について具体的に示したい．

1）計画立案と戦略の開発

　長寿の郷は，兵庫県の出先機関で7名のリハ職が配属されており，兵庫県北部にある但馬地域の自治体への介護予防事業の支援を行っている．但馬地域の自治体では，地域包括支援センターが中心となって，地域の老人クラブを対象にした巡回型の健康教育が盛んであり，中には毎年テーマを決めてすべての地域を巡回して年間100カ所以上の健康教育をしているところもある．長寿の郷のリハ職は，その巡回型健康教育の企画，運営に関わっており，実際に地域包括支援センター職員と同行して，高齢者に健康教育を行い，介護予防についての情報提供を行っている．
　地域巡回型の健康教育を実施する際には市町担当者と事前の打ち合わせをし，「現状の課題は何か」，「今後どうしたいのか」を明らかにすることから始める．
　対象が高齢者の集団であれば，そこにおける高齢者の健康問題について既存のデータを集めて活用する．たとえば，介護予防をテーマにするのであれば要介護の原因を生活県域など，あるいは年齢別に調べれば，何を予防すべきかが「地域ごと」，「年代ごと」に明らかになる．住民も現状の具体的なデータには興味を持つ．
　「計画立案と戦略の開発」には**表**のとおり，6つのステップがある[1]．上記の一連の流

表　計画立案と戦略の開発6つのステップ

ステップ1	健康問題・課題を評価し，見込みのある解決策の全要素を明らかにする．
ステップ2	コミュニケーション目標を定める．
ステップ3	対象者を特定し，理解する．
ステップ4	対象者にリーチするために最も適した環境，チャンネル，活動について検討する．
ステップ5	提携可能なパートナーを探し，提携構想を作成する．
ステップ6	対象者に向けたコミュニケーションを開発し，コミュニケーション計画の原案を作成する．

（米国立がん研究所，2008）[1]

れを6つのステップに当てはまると，「①健康問題や課題の理解．②コミュニケーション目標を定める．③対象者を特定し理解する」に当たると考えられる．「④対象者にリーチするために最も適した環境，チャンネル，活動について検討する．⑤提携可能なパートナーを探し，提携構想を作成する」については，「地域の老人クラブの会員に対して働きかけるために，地域の町内会長，老人クラブ会長に毎年，健康教育の依頼をする」に当てはめることができる．

「⑥対象者に向けたコミュニケーション計画の原案を作成する」については，次項と重複するので後述する．

2）コンセプト・メッセージ・資料作成

前述したようにデータを用いて地域の課題を明確にした後は，複数の課題のうちどれに焦点を当てるかを話し合って決める．

たとえば，A自治体では要支援者の増加が他自治体に比べて著しいので，健康教育のコンセプトを「要支援者を減らすための介護予防」とする．そのうえで要支援の原因を調べると，転倒・骨折が多かったとする．

転倒予防をテーマにすると「転倒して骨折すると寝たきりの要因にもなるので，転倒の予防をしましょう」というストーリーが思い浮かぶ．ここで考えなければならないのは，住民に対してどのようなメッセージを送りたいのか「メインメッセージ」を決めることである．前述したストーリーであればメインメッセージは「転倒を予防して寝たきりにならないようにしましょう」ということになる．

しかし，コンセプトは要支援者を減らすことである．要支援者を減らすために転倒予防を促すのであれば，筆者はメインメッセージを「今までと同じ生活を続けるために転倒を予防しましょう」とする．「今までと同じ生活を続ける」という言葉を加えたのは，日頃から多くの高齢者と関わり「今までと同じ暮らしができればよい」という希望の高いことからである．普段から対象者が使っている言葉をキーワードに入れることで，共感を得やすくなると考えている．

地域住民の共感を得るには，対象者が「何を考え」，「どのような暮らしをしているのか」を「知ること」が重要である．

メインメッセージが決まれば，その結論につながるストーリーを組み立てて，資料を作る作業となる．最も大切なのは，ストーリーの組み立てである．「言いたいこと」を優先して，対象者が共感するかどうかが欠如したストーリーにならないように注意する．

たとえば，「高齢者が転倒すると骨折する部位は大体決まっており，代表的なものに大腿骨頸部骨折があります．そうなると人工関節に置き換えるなどの手術が必要となり，手術後も活動性が少なくなり，寝たきりの原因にもなります．ですから転倒しないようにしましょう．そのためには筋力をつける体操をしましょう」というストーリーはどうだろうか．この内容に間違いはないが，このような「怖がらせ戦略」では，対象者が心を閉ざしたり，本音を言わなくなったり，継続的な支援を拒否するという反応が返ってくることがある[2]．筆者は「怖がらせ戦略」では本当に体操をしようという気持ちが起きないと考える．

なぜ「やる気」が起きないかというと，このストーリーには主役である高齢者の心情や生活ぶりが盛り込まれておらず，共感する部分が少ない．

一方，「今までと同じ生活を続けるために転倒を予防しましょう」というメインメッ

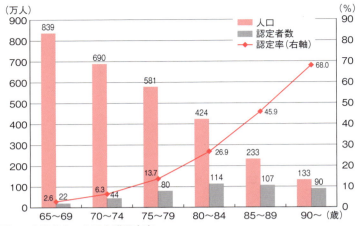

図1　高齢者人口と要介護認定率
年齢階層別に認定率をみると，80 歳以上から認定率約 3 割と急上昇する．
（厚生労働省：介護給付費等実態調査，2009 より）

セージでストーリーを次のように組み立ててみる．

　「皆さん，これからどんな風に暮らしたいですか？　『人に迷惑をかけたくない』とか『このままの暮らしを続けたい』と考えている方は多いのではないでしょうか．図（**図1**）をご覧ください．これを見ると，80 〜 84 歳でも 7 割の方は自立した生活を送っています．つまり高齢になったからといって，みんなが調子を崩すわけではなさそうです．では，なぜ今までと同じ生活ができなくなる方がいるのでしょうか？　その原因となるのが病気と怪我です．若い世代は病気（脳卒中）が原因となる場合が多く，75 歳くらいから転倒・骨折が原因となる場合が増えてきます．この町の要介護の原因を調べると，転倒・骨折をきっかけに困りごとが増えていく方が他の地域よりが多いことがわかりました．つまり，今までと同じ生活をできるだけ続けるには，転倒を予防することが大切なのです」

　これがいわゆる「導入」となり，この後具体的な「本論」へと進む．

　実際にわれわれが上記の導入も含めて 1 時間のプレゼンテーションを行うとすれば，この後は，①なぜ高齢になると転倒が増えるかの説明，②転倒を予防する対策の紹介，③自分でできる運動の紹介，④体操を続けて元気で暮らしている方の紹介，⑤実際に参加者と一緒に体操をして効果を実感してもらうといった構成になる．

　最近は，このような内容に「住民主体の体操の教室（サロン）」の紹介と行政の支援策を付け加え，体操の継続を促すことが多い．

3．住民の行動変容を促す「ヘルスコミュニケーション」で大切にしていること─伝え方の工夫

　健康につながる予防活動を「するか」，「しないか」を決定するのは住民自身であり，行政や専門職がお願いすることではない．

　「ヘルスコミュニケーション」とは「健康増進に役立つ意思決定を下すために必要な情報を提供し，意思決定を支援する」ことである．ヘルスコミュニケーションを成功させるためには 4 つのプロセスを戦略的に遂行することが基本となるが，筆者らは「戦略を立

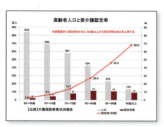 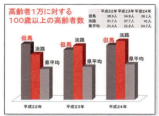
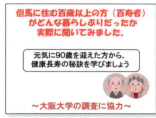 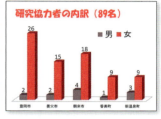 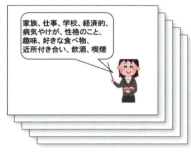

図2　パワーポイントによる資料の例

てる」ことと同じように「伝え方」を大切にしている．

　住民が「やる気になる」ためには，どのようなストーリー展開が有効なのか，共感を得るにはどのようなエピソードを盛り込むのか，メインメッセージが「押し付け」になっていないかなどを考慮し，プレゼンテーション教材の内容を検討する．

　具体的には，まず1人の担当者がプレゼンテーション教材として，パワーポイント資料を印刷し，解説ノートを添付する（**図2**）．それを紙面上で全リハ職がチェックする．その後，資料作成者が実際にプレゼンテーションを行い，それを全リハ職でチェックする．

　このときのチェック内容は次のとおりである．
①文字の大きさや言葉の選択が適切か（専門用語やいわゆる横文字は避ける）．
②挿絵の大きさや配置など見栄えがよいか．
③パワーポイント画面と配布資料の整合性があるか．
④各ページの伝えたいことが明確か．
⑤ページごとのストーリーに連続性はあるか．
⑥メインメッセージにつながるストーリーになっているか．
⑦時間内に終わるか．

　実際にプレゼンテーションの練習を行うと，紙面では気付かないことに気付くことが多い．

　次に，プレゼンテーション技術についてチェックする．特に，新人など人前で話をする経験が乏しい場合は，全リハ職の前で繰り返しプレゼンテーションのデモンストレーションを行う．プレゼンテーションのチェック項目は次のとおりである．
　①姿勢（話しながらふらふらしない，手を無意味に動かさない）．
　②アイコンタクトを意識する（必ず一度は全員の目を見る，利き手の反応を観察する）．
　③言葉のスピードや間をコントロールする．
　④高齢者が使い慣れた言葉を使う（専門用語は使わない）．
　⑤できれば「つかみのネタ」を1つは持つ．

最初はうまくいかないし，同僚リハ職の前でのプレゼンテーションはかなりストレスがある．しかし，この過程を踏まずに地域に出向いて，いきなり住民（高齢者）にプレゼンテーションをしてもメインメッセージが伝わらないことを筆者らは経験している．ストレスがあってもこの過程は省くことはできないと実感している．

　本項では筆者らが実際に地域で行っている健康教育を例にして「ヘルスコミュニケーション」の実践を紹介したが，「ヘルスコミュニケーション」を解説するには不十分であることは承知している．しかし，対象者の共感を得られるプレゼンテーションが行動変容に有効であることを著者らは経験している．ぜひ，「ヘルスコミュニケーション」の戦略を参考にして，対象者の共感を得られるコミュニケーションに努めていただきたい．

（小森昌彦）

文献
1）米国立がん研究所編，中山建夫監：ヘルスコミュニケーション実践ガイド，日本評論社，2008，p3,11,17.
2）蛯名玲子：人々を健康にするためのヘルスコミュニケーション，ライフ出版，2013，p17.
3）厚生労働省：介護保険事業状況報告：http://www.mhlw.go.jp/shingi/2010/05/dl/s0531-13 d_03.pdf（2016年8月5日閲覧）

コミュニティ・プロモーション（住民主体の予防）のマネジメント

12①　住民主体の予防とは

本項のかなめ

❶ 予防（健康増進）体制において活躍する理学療法士には，住民同士の支え合いという地域の共有資源が，住民主体で育まれるようなコーディネータ機能を発揮することが求められる．

❷ 地域の仲間と支え合いながら取り組む住民主体の予防体制は，健康増進のみならず，参加する者の課題解決能力を向上させ，ひいては，安心して住みやすい地域をつくる可能性がある．

❸ 理学療法士によるコーディネータ機能では，住民主体の予防体制に加わる新規メンバーを開拓するとともに新規リーダーを養成する．さらには，情報交換会を開催することで住民同士の取り組みの新陳代謝を図る．また，取り組みの中で行政や専門職がなすべき役割が生じた場合には，速やかにこれをしかるべき機関につなぐ．加えて，この取り組みはあくまでも予防（健康増進）を目的とするものであることを常に強調するといったことがポイントとして挙げられる．

❹ 住民が主体的に地域で活躍する際に役立つヒントは，ヘルパーセラピーの原則，成功体験の蓄積，グループ間の連携の 3 つである．

1．予防（健康増進）体制に求められる "地域の支え合い" と "住民主体"

　超高齢社会であるわが国において，地域包括ケアシステムの構築が喫緊の課題となっている．これは，団塊の世代が 75 歳以上となる 2025 年をめどに，重度な要介護状態となっても住み慣れた地域で自分らしい暮らしを人生の最後まで続けることができるよう，住まい，医療，介護，予防，生活支援が一体的に提供されるシステムの構築を目指すというものであるが，このシステムの成立には，地域の支え合いによる予防体制が住民主体で機能していることが大前提となっている（厚生労働省，2014）．なぜ "地域の支え合い" なのだろうか．そしてなぜ，"住民主体" なのだろうか．

1）地域の支え合い

　時代をさかのぼると，古代ギリシアの哲学者アリストテレスは「人間は政治的動物である」として，人は他人や社会との関係の中で生きるものであることを説いている．また，1920 年代に米国の工場で行われた実験（ホーソン実験）では，労働者の作業効率が，照

明などの職場環境よりも，職場における個人の人間関係や目標意識による影響を受けやすいことが示されている．つまり，人の“やる気”には他者からの刺激が必要であることが古くから知られており，活きた予防を実現するためにも，地域で支え合い，仲間同士で互いに刺激を与え合うような体制づくりが求められるのである．

予防の取り組みを継続させるという点においても“地域の支え合い”は重要である．目標が不明確な取り組みは長続きしないので，個人が予防の取り組みを続けるためには，本人自身が立てる目標が必要である．そして目標というものは，好奇心や探究心といったものがあってはじめて立てられるものである．ロートン（1972）は，この好奇心や探究心といったものを“状況対応”とよぶカテゴリーに分類したうえで，“人の活動能力”を単純（低次）なものから複雑（高次）なものに並べた，生命維持，機能的健康度，知覚・認知，身体的自立，手段的自立，状況対応，社会的役割の7段階からなる階層モデルとして示している．ここで大切なことは，人の活動能力は複雑なものから順を追って低下しやすい[1]ということであり，逆に言えば，より複雑な能力を維持している者は単純な能力も維持しやすいということになる．このことはすなわち，予防に対する取り組みの原動力となる好奇心や探究心といった状況対応の機能を低下させないためには，ロートンにより最も高次な能力とされる，仲間との付き合いによって育まれる“社会的役割”を維持することが大切で，つまり，地域の仲間と支え合いながら予防に取り組むことが重要である．

2）住民主体

ノーベル経済学賞のエリノア・オストロム博士は，コモンズとよばれる地域の共有資源を，地域コミュニティが中心となって管理することの効率性を研究し，地域の資源を最も適切に管理できるのは，その地域の住民であると結論付けた．前項で述べた“地域の支え合い”はコモンズ，すなわち地域の共有資源に他ならず，それゆえに“住民主体”によって初めてこれが効率よく機能する．

2．住民主体の予防体制と地域住民のつながり

ここでさらに，地域の仲間と支え合いながら取り組む住民主体の予防体制が健康増進のみならず，参加する者の課題解決能力を向上させ，ひいては，安心して住みやすい地域をつくる可能性について考えてみる．

1）結束型のつながりと橋渡し型のつながり

仲間と取り組むということは，仲間とつながりながら取り組むということだが，ある者のもつ“つながり”が広がると，その者の課題解決能力が高まることが知られている[2]．つながりには，“結束型”とよばれる家族や親友などの自分と同質の者との間に結ばれるものと，“橋渡し型”とよばれる，ちょっとした顔見知りなどを含む広範囲の他者の間に結ばれるものがある．強いつながりである“結束型”は，それによって自分の原点のようなものが保証されるなどで安心感を得ることに役立ち，弱いつながりである“橋渡し型”は，人生の歩みとともに出てくるさまざまな課題の解決に役立つ[3]．たとえば，職探しのような新しい役割の獲得には，この橋渡し型のつながりが活躍する[4]．新しい局面を乗り越えるために必要な新しい情報は，自分と異質な者との間に結ぶこの“緩やかなつなが

り"からもたらされることが多い.

2) 緩やかなつながりの例

　たとえば，筆者が住民主体の予防体制の取り組みを支援するA市では，介護予防の推進を目的に，市民（高齢者）が市役所と協働する企画会議が，2カ月に1回程度開催されており，地域で介護予防を進めるためのさまざまな作戦が立てられ実践されている．これまでは主に，介護予防のための新しい体操を市民の手で効果を検証しながら作成し，市内各所の公園を主な舞台（近所の人々が自由に参加できる）として，この体操の自主グループ活動が展開されている．その結果，「この取り組みをするようになってから，ずいぶんと知り合いが増えた」，「40年以上もここに住んでいるが，初めて知り合いになれた人が多くできてよかった」という声が参加者から異口同音に聞こえてくるようになった．これは取りも直さず，この方々のもつネットワークすなわち，つながりが広がっているということに他ならない．

　この事例にみられるような"40年以上住んでいて初めてできる知り合い"は，それまでの自分の生活の中には登場しなかった異質の者との間に結ばれる橋渡し型の関係である．すなわち，A市で活躍する市民（高齢者）に緩やかなつながりが広がっており，この方々の課題解決能力が健康と並行して増進しているものと考えられる．

3) 住民主体の予防体制により地域をつくる

　地域の緩やかなつながりが予防体制の基盤になることは前述のとおりであるが，ここで結ばれる緩やかなつながりは，健康増進といった目的をもつつながりなので，"社会ネットワーク活動"とよばれる，地域で共に汗をかくつながりである．この共に汗をかく関係が，近年減少が指摘されている町内会や住民自治会による祭りや運動会といった，これまで地域住民間のつながりづくりを担ってきた活動の不足分を補い，"住民同士の信頼"や，"互酬性（お互い様）の規範"といったものを醸成させる[5]ことが期待されている．"社会ネットワーク活動"，"住民同士の信頼"，"互酬性の規範"といった特徴が揃った地域は，健康度が高く，安心して住みやすい地域である[6]ことも知られている．住民主体の予防体制は地域をつくる体制そのものであるというわけである（図）．安心して住みやすい地域づくり（セーフティプロモーション）についてはp227～，地域づくりによる介護予防についてはp222～で詳細が述べられる．

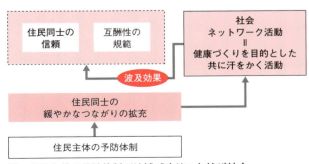

図　住民主体の予防体制が地域づくりへと結び付く

3．住民主体の取り組みの負の側面と対処法

　ところで，ここまでは住民同士のつながりのよい面ばかりをみてきたが，住民同士で進める取り組みには負の側面もある．住民主体の予防体制に関与する理学療法士は，住民の間あるいは住民と行政といった公的サービスの間を取り持つ役割（コーディネータ機能）を果たすことも期待されるので，この負の側面に対処することが求められる．

1）負の側面

　住民主体による取り組みの中で生じる負の側面について，ポルテス（1998）の指摘[3, 7]に則って整理すると，取り組みに参加しない者を疎外すること（部外者の排除）や，限られた者同士で閉鎖的に取り組むうちに，取り組みに対する困難感や不安が仲間内で増幅され取り組みの意欲や質が低下すること（下方への標準化），さらには，取り組みに参加する者への過度な要求，個人の自由の制限といったことが挙げられる．

2）対処法

　コーディネータ役は負の側面が生じたとき，新規メンバーの開拓や新規リーダーの養成および情報交換会の開催といった支援をすることで，取り組みの新陳代謝を図り，部外者の排除や下方への標準化を回避させる．また，取り組みの中で行政や専門職がなすべき役割が生じた場合については，これをしかるべき機関へ適切に橋渡しすることで，地域で活躍するメンバーへの過度な欲求を回避させる．そして，この取り組みはあくまでも予防（健康増進）を鍵としたものであり，これに対する興味関心でつながる"緩やかなつながり"に特化した取り組みであることを強調することで，個人の自由を無用に制限させないように働きかけるなどといった対応をする．

4．住民が主体的に地域で活躍する際の3つのヒント

　A市では，取り組みを始めてから半年間で参加者が倍増するなど，住民主体の予防体制が確実に広がっている．最後に，A市の事例から経験的に得られている，住民が主体的に地域で活躍する際の3つのヒントを参考として述べる．

1）ヘルパーセラピーの原則（リースマン，1977年）

　援助をする人が最も援助を受けるという原則である．さまざまな困難や悩みを抱えた方々がこれを解決する手段の1つとしてピア・カウンセリングという手法がとられ，当事者同士で語り認め合うことで互いに支援をするが，これがまさにこの原則によっている．地域の仲間と，ましてやその先頭に立って取り組むということは，さまざまな厄介事に出合う可能性が増えるということでもあるが，自身のもつ"緩やかなつながり"が着実に拡充するなど，それに勝るとも劣らないほどの利益がもたらされることを念頭に置いて活動する．

2）成功体験の蓄積

効果の実感が取り組みの継続に結び付く．たとえば体操会による予防であれば，定期的な体力測定会などを開催し，自分たちの取り組みの成果を可視化してお互いに確認しながら進めることなどで，取り組みの成果を一歩一歩"形"にしながら進める．

3）連携と情報交換

自分たちの取り組みを孤立させてはいけない．孤立させるとその活動は徐々に縮小してしまう．広く，できれば市区町村や都道府県をまたいで情報交換をすると，これが刺激になって，住民主体の健康増進の取り組みはますます盛んになる．

5．住民主体による予防体制のさらなる可能性

前述のコモンズに関する最近の研究では，都市の住宅街にある小さな公園（いわゆる児童公園の大半は町内会が管理している）の多くについて，地域力の低下によって町内会を中心とした地域住民による共同管理が難しくなっているのだが，それでも管理がうまくいっている事例をみると，とにかくその公園を住民が頻繁に使用しているということが大きな要因であるとされている．そしてこうした知見に基づいて，人々のつながりに基づく積極的な共同利用や賑わいこそが資源の価値を上昇させるので，このようなつながりと賑わいを各地域が取り戻すことこそが都市再生に他ならない[8]との認識が示されている．くしくも本項では，公園を主な舞台とした取り組みを紹介した．住民主体の予防の取り組みで，地域の支え合いという"目に見えない"資源のみならず，公園など"目に見える"地域の共有資源をも育み守る可能性があると考えられる．

2015（平成27）年度の介護報酬改定によって，画期的にもリハ職による周辺関係の調整も報酬が付くようになっている[9]ことからも，住民主体の予防体制における理学療法士のコーディネータ機能に対する社会の期待は今後ますます高まるものと考えられる．予防が理学療法士の重要な使命の1つである限り，われわれは真摯にこれに応えていかなくてはならない．

（小島基永）

文献
1) Fujiwara Y et al: Longitudinal changes in higher-level functional capacity of an older population living in a Japanese urban community. *Arch Gerontol Geriatr* 36（2）：141-153，2003.
2) ナン・リン：ソーシャル・キャピタル―社会構造の行為と理論（筒井淳也・他訳），ミネルヴァ書房，2008，pp55-58.
3) イチロー・カワチ・他：ソーシャル・キャピタルと健康（藤澤由和・他訳），日本評論社，2008，pp15-19，155，156.
4) マーク・グラノヴェッター：弱い紐帯の強さ．リーディングス ネットワーク論―家族・コミュニティ・社会関係資本（野村慎司訳），勁草書房，1973.
5) 今村晴彦・他：コミュニティのちから―"遠慮がちな"ソーシャル・キャピタルの発見，慶應義塾大学出版会，2010，pp290-294.
6) ロバート・D・パットナム：哲学する民主主義（河田潤一訳），NTT出版，1993，pp206-220.
7) Portes A：social capital: its origins and applications in modern sociology. *Annual Review of Sociology* 24：15-18，1998.（文献3のp16-17，p155-156も参照のこと）
8) 高村学人：オストロム・コモンズ理論の応用による都市内地域共有資源の分析方法と法概念論．新世代法政策学研究 12：347-372，2011.
9) 半田一登：平成27年度介護報酬改定と理学療法士．地域リハ 11（3）：168-171，2016.

12-2 地域づくりによる介護予防

本項のかなめ

❶ 介護予防推進支援モデル事業が全国各地で展開されている.

❷ 介護予防事業におけるリハ専門職の役割は，対象者が運動を実施し継続できるようサポートすることである.

❸ 介護予防の効果を継続していくためには，対象者に応じたサポートが重要となる.

1. 事業の目的

　地域包括ケアシステムの構築を目指して，厚生労働省は，2014（平成26）年度に地域づくりによる介護予防推進支援モデル事業[1]（以下，本事業）を開始した．本事業のコンセプトは，前期高齢者のみならず，後期高齢者や閉じこもりなど何らかの支援を要する者も含め，参加者が容易に通える範囲内に通いの場を立ち上げ，住民主体で後期高齢者，要支援者でも行えるレベルの体操などを週1回以上実施するというものである．本事業の目的は「地域づくり」である．本事業に参加することで介護予防の効果が得られるとともに，住民主体の通いの場という新しいコミュニティが地域に創出され，いざというときでも互いに助け合えるような住民同士のつながりができることが期待される.

2. 介護予防事業におけるリハビリテーション専門職の役割

　2014（平成26）年度から本事業を実施している埼玉県毛呂山町を例に挙げ，本事業の実際について解説する．本事業でのリハ専門職の役割は，主に，住民とともに通いの場で活動する介護予防サポーターの養成と，住民主体の通いの場の立ち上げを含む活動支援である．本項では，住民主体の通いの場の立ち上げ支援についてのみ述べる.

　「通いの場」立ち上げから実施までの流れを**図1**に示す.

　町の中でも高齢化が進んでいる地区やニーズが高い地区を対象に，町職員が，地区の集会場などで新しく始まる事業についての説明会を行う．説明会の開催にあたり，自治会長など地区の世話役が中心となり参加者を回覧板や口コミで募集する．説明会では，事業の中で行う運動の内容や効果，いままでの事業との違いなどを説明する．ポイントは，町の事業として住民に実施を依頼するのではなく，実施するか否かを地区の住民が選択する形とし，住民の「やりたい」を引き出し，住民主体の運営を促すことにある.

　住民が事業の実施を表明した地区には，初回と2回目に町職員とリハ専門職が出向き，町職員が本事業の目的と内容についてあらためて説明を行い，リハ専門職が介護予防サ

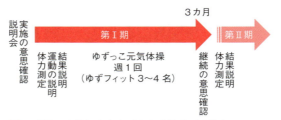

図1 「通いの場」立ち上げから実施までの流れ

・毛呂山町が説明会と実施の意思確認.
・リハ専門職が体力測定と結果説明, 運動の説明.
・運営は住民. 介護予防サポーター（ゆずフィット）が運動指導.

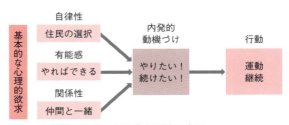

図2 本事業における自己決定理論の応用

ポーターとともに運動の内容と方法, 注意点などを実技を交えて説明する. 併せて, 初回には体力測定を, 2回目には体力測定の結果説明を行い, それ以降は介護予防サポーターを含む住民主体での運営を促し, なるべく町職員やリハ専門職は関わらないようにする.

体力測定と結果説明はリハ専門職が中心となり3カ月ごとに実施し, その際に町職員は事業を実施してよかったことを聴取し, 困りごとなどの相談に乗る. リハ専門職は運動方法と併せて姿勢や動作なども確認し, よくなったところについて称賛し, 修正したらもっとよくなりそうな点があればそれについてアドバイスする.

住民主体の通いの場の立ち上げと継続を促すために, 自己決定理論[2]を応用する. 自己決定理論は, 基本的な心理的欲求である「自律性」,「有能感」,「関係性」が満たされれば「内発的動機づけ」となり「行動」につながるというものである（図2）. 本事業では, 町職員が最初の説明会で実施するか否か住民の選択を求めることで「自分たちで選択した」という自律性を促す. リハ専門職は体力測定の結果について称賛やアドバイスをすることで「やればできる」という有能感を高める. さらに, 地区の集会場に集まって実施することで仲間との関係性が高まり,「やりたい, 続けたい」という内発的動機づけとなり, 運動を実施し継続するという行動につながると考えられる.

本事業のコンセプトは, 後期高齢者, 要支援者でも行えるレベルの体操などを週1回以上実施することである. 毛呂山町では, ①準備運動（ストレッチ6種類）, ②ゆずっこ元気体操（重りを用いた筋力トレーニング6種類[3]）, ③とぅもろー体操[4]（全身運動ができるご当地体操）の3種類を採用した（図3〜5）. いずれの運動も要支援者などが無理なく実施できるよう椅子に座ってもできるよう工夫されている. ゆずっこ元気体操は, 重りの本数も調節できるようになっており, 参加者それぞれの筋力に応じて実施でき, 筋力が向上すれば重りの数を増やすことができるので, ステップアップを実感できるのも特徴の1つである.

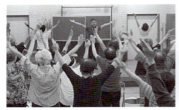

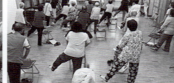

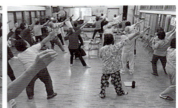

図3　準備運動（ストレッチ）　　図4　ゆずっこ元気体操（重りを用　図5　とぅもろー体操（ご当地体操）
　　　　　　　　　　　　　　　　　　　いた筋力トレーニング）

3. 期待される成果

　住民主体の通いの場における主役は住民であり，リハ専門職は，立ち上げや継続をサポートすることに徹する．時折リハ専門職がアドバイスや称賛することが，住民の内発的動機づけやセルフエフィカシー[5]の向上につながると考えられる．毛呂山町をモデルとして，埼玉県内で2016（平成28）年度までに26市町村が同様の事業を実施している．毛呂山町では，立ち上がったグループはすべて活動を継続しており，2016（平成28）年10月現在，23地区25グループにまで拡大し，高齢者人口の約5%（約500名）が参加している．通いの場が立ち上がれば，地域の実情に合わせて，また，参加者が意見を出し合うことで，変化しながらグループは継続していくと思われる．

4. 国際生活機能分類からとらえた介護予防

　地域づくりの中で期待される効果を得ていくためには，リハ専門職が効果的に国際生活機能分類（International Classification of Functioning, Disability and Health；ICF）を利用し，活用できるようなアドバイスを提供できたほうがよい．
　ICFは個別に利用するツールであるが，その地域の状況（図6の活動，参加，環境因子*）を把握するツールにもなるため，地域全体を把握したうえでサポート方法を模索し

---

*活動：その地域における介護予防事業実施頻度など．
　参加：介護予防事業に参加している住民の特性や人数など．
　環境因子：介護予防事業の実施場所やその実施場所までの公共交通手段など．

> ### ⚠ ワンポイント
>
> **事例：ICFを活用した情報収集・整理とアドバイス**
> -
> 　「活動」：休憩なしで独歩30分程度可能，自転車を利用し5km圏内移動可能．
> 　「参加」：自転車を利用し生活圏内3km離れた場所への買い物．
> 　「環境因子」：アパート2階で妻70歳と2人暮らし，100m周辺にスーパーやコンビニあり，最寄り駅まで徒歩20分，バスなし，駅周辺にコミュニティ広場あり．
> 　「個人因子」：75歳，男性，60歳まで高校教師，趣味は読書．
> 　これらの情報をもとにできるだけ運動する機会を提案していく．最寄り駅まで自転車での移動を徒歩の移動に変更，駅周辺のコミュニティ広場に徒歩で移動し，読書のため図書館を利用など．

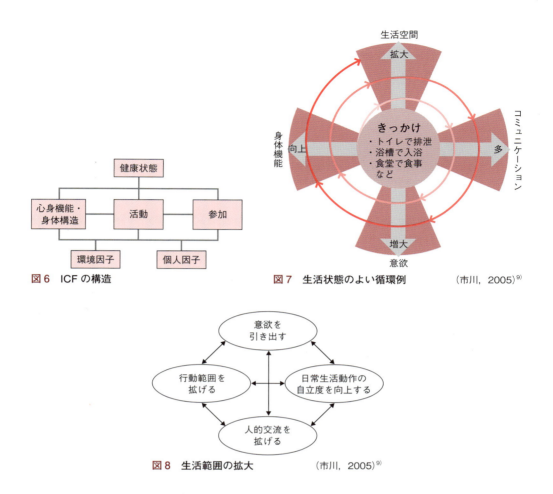

図6　ICFの構造

図7　生活状態のよい循環例　　　（市川，2005）[9]

（図7内）
生活空間
拡大
コミュニケーション
多
身体機能
向上
増大
意欲
きっかけ
・トイレで排泄
・浴槽で入浴
・食堂で食事
など

（図8）
意欲を
引き出す
行動範囲を
拡げる
日常生活動作の
自立度を向上する
人的交流を
拡げる

図8　生活範囲の拡大　　　（市川，2005）[9]

ていくことが重要となる．また，対象となる住民が介護予防における生活資源などを有効に活用でき，さまざまな情報源をもとに生活，環境に取り入れ継続していくことが介護予防として効果を期待できる．

　効果を得ていく方策の第一段階として，**図2**の「内発的動機づけ」，「行動」の箇所で積極的にリハ専門職がICFを活用していく．具体的な活用例として，ICFの構造（**図6**）をもとに対象者となる住民個別に「活動」，「参加」，「環境因子」，「個人因子」に該当する情報を収集・整理し，その対象者に応じた提案を実施する．

　詳細に情報を収集する際，事前にICFの第1・2レベルまでの分類*についてあらかじめ訳本[6]を参考に情報収集を行う．その後，情報収集を行った内容から具体的な生活環境整備[7]や居住環境整備[8]についてリハ専門職の知識を活かした提案を行うことが地域での介護予防につながっていく．

　第二段階として，提案した内容やサービスにより対象者の生活状態がよい循環（**図7**）[9]になっているかの確認や生活範囲が拡大しているか，またそれらが本当に望んでいる生活に反映されているか，確認作業が必要となる．もし，反映されていない内容があれば，再度ICFの構造をもとにどのような提案，サービスがよいのか再検討していく．さらに，

*第1レベル，活動と参加：①学習と知識の応用，②一般的な課題と要求，③コミュニケーション，④運動・移動，⑤セルフケア，⑥家庭生活，⑦対人関係，⑧主要な生活領域，⑨コミュニティライフ・社会生活・市民生活．
環境因子：①生産品と用具，②自然環境と人間がもたらした環境変化，③支援と関係，④態度，⑤サービス・制度・政策．

対象者本人の行動変容（内発的動機づけ）を促すため，「意欲を引き出す」，「行動範囲を拡げる」，「日常生活活動（動作）の自立度を向上する」，「人的交流を拡げる」（図8）についても提案，確認し，生活範囲を広げられるようなサイクル[9]を継続していくことが重要となる.

（細井俊希，井上和久）

文献
1) 厚生労働省：地域づくりによる介護予防推進支援事業：http://www.mhlw.go.jp/stf/seisakunitsuite/bunya/hukushi_kaigo/kaigo_koureisha/yobou/index.html（2016 年 7 月 31 日閲覧）
2) Deci EL, Ryan RM: Handbook of Self-Determination Research. The University of Rochester Press, 2002, p300.
3) 米国国立保険研究所，老化医学研究所（高野利也訳）：50 歳からの健康エクササイズ，岩波書店，2001, pp68-91.
4) 毛呂山町：毛呂山町オリジナル健康体操「Tomorrow（とぅもろー）体操」：http://www.town.moroyama.saitama.jp/www/contents/1292204946422/（2016 年 7 月 31 日閲覧）
5) Bandura A: Self-efficacy toward a unifying theory of behavioral change. *Psychological review* **84**：191-215, 1977.
6) 世界保健機関（WHO），障害者福祉研究会編：ICF 国際生活機能分類―国際障害分類改訂版，中央法規出版，2008, pp25-53.
7) 黒川幸雄・他：地域における生活環境整備. 生活環境論―生活支援の視点と方法（木村哲彦監），第 6 版，医歯薬出版，2010, pp125-168.
8) 黒川幸雄・他：居住環境の整備. 生活環境論―生活支援の視点と方法（木村哲彦監），第 6 版，医歯薬出版，2010, pp169-264.
9) 市川 洌編：生活を支援する. ケアマネジメントのための福祉用具アセスメント・マニュアル，中央法規出版，2005, pp12-21.

12 ③ セーフティプロモーション

❶ セーフティプロモーションとは地域ぐるみの傷害予防活動であり，人権を核とした科学的根拠に基づく実践である．

❷ 傷害発生の機序を十分理解できる理学療法士は，具体的に発生予防を推進することができる職種である．

❸ わが身を守る防衛反応が低下している子どもや高齢者に対し，防衛反応を高めるプログラムを実践できるのは理学療法士であり，セーフティプロモーションの担い手になれる．

❹ 安全な地域づくりのために，地域住民の参画による活動展開を行政ならびに専門職と連携して推進し，継続的に効果を上げていくことが大切である．

1．セーフティプロモーションとは─これぞ理学療法士の役割

　"セーフティプロモーション"とは安全への脅威となる"傷害"を地域が一体となって予防していく実践活動のことで，健康への脅威となる疾病を予防していくヘルスプロモーションとともに，健康と安全への積極的な取り組みである．傷害とは，交通事故，転倒・転落，溺れ，窒息，自殺，暴力，虐待などによる結果であり，理学療法士が関わっている分野である．現在の理学療法士は主に傷害発生後の重症度を最小限にする役割を果たしており，ときに障害が残り，元の生活に戻れないケースが少なくない現実を知っている．したがって，傷害を発生させない予防が重要であると認識できる職種である．また傷害発生後の治療経験が豊富な理学療法士は，傷害は思いがけず発生するのではなく，原因があり，どうすれば防げたかの解を知っている．つまり，傷害を予防可能な非偶発的出来事と認識し，発生予防の具体的方策を提示できる理学療法士は，地域を基盤とした傷害予防活動であるセーフティプロモーションの担い手になれるといえる．

2．セーフティプロモーションの歴史と戦略
─人権を核とした科学的根拠に基づく実践

　セーフティプロモーションの源流は1940年後半，スウェーデンでの子どもの事故予防のための疫学的研究に基づく取り組みであった[1, 2]．1970年後半にセーフティプロモーションのモデルとして傷害サーベイランスをつくったところ，家庭内事故が多発していることが判明し，地域ぐるみの予防活動を3年間展開した結果，介入地域でのみ3割弱の傷害発生数（率）の減少を果たした．この成功を他の地域に広げて同じく成果を上げたこ

表1　セーフコミュニティへの戦略

1. 地方自治体のリーダーシップ
2. 作業グループ
   自治体の地方政治家／健康部門／自治体の職員.
   部門代表者（警察，企業，工場，宗教リーダー，スポーツ団体，退職者団体，NGO）.
3. 傷害サーベイランス
   病院／保健所／学校ヘルスケア／歯科ケア（危険情報を提供する地域住民を含む）.
4. 地域診断（地域の傷害問題を分析するために地図を作成）
   原因・頻度・いつ・どこで・何が・どのように発生したか.
5. 実践方法（地域診断に基づく予防対策）
   推進者：プロジェクトリーダー.
   対　象：家庭内事故，交通事故，労働災害，スポーツ，レジャー，暴力，自殺
   年齢群：子ども（0歳～14歳）／青年（15歳～24歳）／成人（25歳～64歳）／高齢者（65歳以上）.
   条　件：危険情報を報告する地域住民が入っている．マスメディアを関与させる.

※The key to Success を筆者が翻訳.

表2　セーフコミュニティへの認証指標

1. 分野の垣根を越えた協働によるパートナーシップと推進組織がある.
2. すべての年齢，性別，環境，状況をカバーする長期的，継続的なプログラムがある.
3. ハイリスクグループと環境に着目した弱者グループの安全性を高めるプログラムがある.
4. 入手可能な「根拠」に基づいたプログラムがある.
5. 傷害の頻度と原因を記録するプログラムがある.
6. プログラム，プロセス，実践の効果をアセスメントする科学的評価手段がある.
7. 国内および国際的なセーフコミュニティネットワークへ継続的に参加している.

※Indicators for International Safe Communities を筆者が翻訳.

とから，地域住民と地域社会が協力して推進・維持するプロセスの重要性が認識された.

1989（平成元）年，世界保健機関（WHO）とスウェーデンのカロリンスカ研究所が協働する「WHO Collaborating Centre on Community Safety Promotion」主催の第1回世界事故・傷害予防学会において「何人も等しく健康と安全に暮らす権利を有する．そのためには，社会的格差に左右されない形での事故や傷害を減少する必要があり，セーフコミュニティプログラムがその鍵」との人権宣言を含むマニフェストが採択され，その活動は世界に広がっている．まさにこの活動がセーフティプロモーションであり，その狙いはWHO Collaborating Centre on Community Safety Promotion が推奨する具体的戦略（**表1**）と基本的な認証指標（**表2**）に読み取れる．すなわち，その地域のすべての人々の抱える課題に向けて効果的なアプローチで科学的に検証し，継続して効果を上げていくことになる．認証指標を満たす実践が認められると認証セーフティとなり，国際ネットワークの一員として毎年検証報告書を提出することになっている.

前述のマニフェストを作った Svanström 教授は来日講演[3]で，地元から始めるパートナーシップと権威や縦割りではない連携を強調した．また，傷害サーベイランスの重要性を説き，意識啓発として地域の当事者が予防プログラムに関わって議論を高める方法を伝授した.

わが国で初めて傷害サーベイランスを構築した京都府亀岡市[4]はわが国初の認証セーフコミュニティであり，2番目の認証セーフコミュニティの青森県十和田市は，市民による「セーフコミュニティとわだを実現する会」が発足し，この住民参画が成果をもたらした．なお，今やわが国の認証セーフコミュニティは13都市となって継続的に効果を出しており，また3都市が準備に入っている.

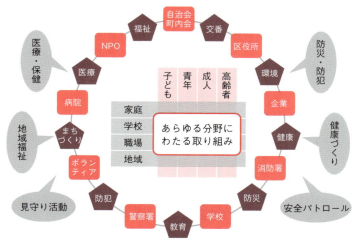

図1　セーフティプロモーションの関係図

3. 理学療法士が関わったセーフコミュニティの概要
─地域診断による活動

　Y市S区は理学療法士の事業提案で認証セーフコミュニティへの取り組みを開始し，2013（平成25）年に認証された．当初は地域診断として人口動態統計[6]から，家庭内事故といわれる転倒，浴槽内での溺れ，食べ物の窒息ならびに自殺が多いとわかり，認知度の高い交通事故以外の傷害への関心を高めることに重点を置いた．特に自殺については住民の関心が非常に低かったが，啓発活動の中で追い込まれた死であることを周知して理解を深め，どのような傷害でも命を落とすことは人権に関わるという基本理念を地域に広めていった．すなわち，リハと同じく，傷害を受ける個人の立場になって考えるということになる．

　初めに従来のまちづくりを体系化（図1）して住民の理解を広げ，地域診断で明らかになった課題から，災害安全対策，防犯対策，交通安全，子どもの安全，高齢者の安全，スポーツ・余暇安全，児童虐待予防，自殺予防という8つのテーマを選び，要となる傷害サーベイランスに重点を置いた連携する組織（図2）をつくった．住民参加を伴う部門横断的協働で活動がスタートし，今も継続して取り組んでいる．

4. 傷害の発生機序の解明─理学療法士としての解釈

　傷害予防では死亡や重篤な傷害事例の発生機序を明らかにし，再発防止につなげなければならない．なぜ発生したかについては人，物，環境，社会要因などから総合的に分析[7]して原因究明することになる．この中で理学療法士としての関心事の多くは"人"の身体機能といえる．その視点から外因死が多い，平面での転倒，浴槽内の溺れ，食べ物による窒息の発生機序を考えていくと，平面での転倒は防衛反応では対応できない転び方，浴槽内の溺れは意識消失につながる血圧変動，食べ物による窒息は嚥下反射では対応できない急激な吸気と考えられる．

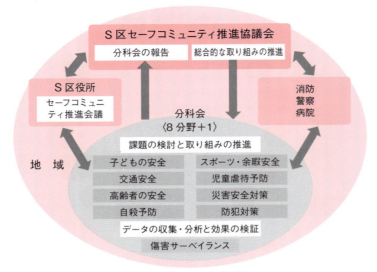

図2　認証セーフコミュニティに向けての組織体制

　転倒では手を出してわが身を守るパラシュート反応があるが，手が出ても防御できない後方転倒は最も危険性が高く，後頭部を強打すると致命的事態にもなり得る．浴槽内での溺れでは，血圧の急上昇（脱衣所の寒さと入浴の熱さ）後の急下降（体が温まる）で脳虚血となった結果で，起立性低血圧も加わると意識消失になり得る．

　食べ物による窒息はわが国独特の吸い込む食べ方が関わり，嚥下反射の機能が悪いと咳で排出できずに気道入口に詰まってしまう．また，小さい子どもの「ダメ！」と叱られた途端の窒息は，ハッと驚く急激な吸気によって気道の入り口に詰まってしまう状況と考えることができる[9]．このように毎年多くの命を奪っている致命的な事態の発生機序を理学療法士は理解できるので，それらが発生しないように啓発し，発生予防プログラムをつくって予防活動することが可能である．

　一方，最近の子どもは転倒や衝突で口，歯，目の傷害が多くなっており[10]，手を出してわが身を守れない事態となっている．乳児の座位獲得期に身に付けたパラシュート反応を必要としない生活が続けば，この防衛反応がうまく働かない機能不全状態に陥るのは当然である．しかし教育界ではそういった指摘はなく，危機予測，回避の学習とマウスガード着用という安全対策案[10]が出されている．理学療法士としては防御反応の機能不全で顔のケガが多くなっている子どもの実態を社会に伝え，その解決策を提示して，子どもたちの身体機能を改善していく役割があると考える．

5．理学療法士が関与したセーフコミュニティへの取り組み　—住民への啓発と専門職連携

　最初に外因死の実情から図2で示した8つの分科会をつくり，傷害サーベイランス委員会がまとめ役として活動する仕組を始動させたが，何よりもセーフティプロモーションの基本的な考え方を住民に理解してもらうことが重要であった．そのために自助，共助，公助の文脈によりわかりやすく住民に説明し（図3），住民の理解度を高め，それぞ

自助：自分自身を守る
● 安全に関する知識を身に付ける
● 危険を予知する能力を高める
● 危険を回避できる身体能力と
  判断能力を身に付ける

共助：地域で助け合う
● 助けを求めやすい地域づくり
● 思いやりが行き交う地域づくり
● 命をみんなで大切にする
  地域づくり

みんなで一緒に

公助：公的機関による支援
● 安全性の向上を先導する
● 事故や自殺の情報を集める
● 原因を分析し予防対策を策定
● 取り組み結果を検証する

図3　セーフティプロモーションの連携イメージ図

れが機能して連携していくことを再構築した．すなわち住民と行政と地域のつながりである．

　住民へは自分自身を守る方法として，傷害の発生を予防できる安全知識と危険予知能力について情報提供し，さらにたとえ傷害が発生しても重症度を最少にできる身体能力と判断能力の実習指導を実施した．特に致命的な後方転倒，浴槽内の溺れ，食べ物による窒息が誰にでも起こり得る傷害であり，他人事ではなく住民各自の問題と認識できることを優先課題とした．従来の交通安全対策としてシートベルト，チャイルドシート，ヘルメット，乗り物のメンテナンス，水難事故予防としてライフジャケットなどの着用率アップも重要課題とした．また，事故後の対応として転倒後の立ち上がり方や食べ物の窒息後の異物排出法を学ぶ機会をつくり，後者は救急蘇生術法に追加して実施するようになっている．さらに大人が子どもを守りきれない事態が発生することを想定した海外の安全教育を取り入れた．たとえば5歳以上の子どもに「いつも大人が側にいて助けてくれるわけではない」と伝えたうえで，自分で判断して生き延びる行動をクイズ形式で考えるプログラムを実施した．小学校低学年では習ったことを大人に説明でき，チャイルドシートがないと車に乗らないと言えるように，高学年では調査で危険箇所をチェックし，地域の安全を請け負える人材になることを目指した．子どもが変われば大人も変われるという狙いも含まれている．

　行政はサーベイランスで傷害の発生実態をまとめて周知する役割があるが，残念ながら医療機関の受診データはなく，現状把握と活動成果をチェックできない現状は全国的な問題でもあった．しかし，地元警察の協力で孤独死（転倒，浴槽内の溺れ，食べ物による窒息），虐待，自殺などの情報を入手でき，結果をまとめて住民に周知できた．特に深刻な若者の自殺では，引きこもり者も散見されたことから，彼らの居場所づくりとして既存の図書館が積極的な受け皿となった．また，乳児の虐待死が発生した過去があったことと，全国的に望まぬ妊娠での0歳児の虐待が多い実態[11]から，保健師による乳児健診への誘いを強化し，チェックリストで悩みを早期にキャッチして相談業務につなげる仕組みをつくった．自治体職員と地域の保育関係者に警察が加わって定期的に会合を持ち，対応策の検討を現在も継続的に実施している．また，スポーツ団体に傷害の実態調査をしてもらい，スポーツ種目ごとの傷害特性を明確化でき，ウォーミングアップに加え種目別の安全なプログラムを導入していった．

　地域での助け合いはさまざまな面で実践され，たとえば前述の引きこもり者に対しては住民によるフリースクール施設が開設されている．また，追い込まれている人々に気付い

て寄り添う自殺予防のサポーター制度を発足した結果，自殺の多さを知った住民が参加しサポーターが増えていった．このような住民同士のつながりにとどまらず，たとえば自転車のメンテナンスを請け負う自転車店，より安全な環境を整備していった公共施設，安全なスポーツの実践に主眼を置くようになったスポーツ団体，安全情報を届ける各種企業などが活動に協力，参画していった．

ここで，特に理学療法士として積極的に実践したプログラムを紹介する．顔のケガが多い子どもたちに対し「転び方教室」を実施した．体育指導員が室内で柔道の受け身を教え，屋外では衝突を回避する身体能力向上に役立つしりとりゲームに興じるという内容であった．また，子どもたちに火災時の煙からの脱出法として四つ這い動作で逃げる実習を行ったが，上肢に体重をかけられず，肘が曲がったり，指先を後方に向けてロックしたりする異常姿勢が散見され，子どもに対する身体防衛能力向上を狙ったプログラムの必要性を実感した．また，高齢者では死亡例も多い着衣着火での対処法として，床に寝そべって転がって消火する実習を消防職員と一緒に実施した．理学療法士の出番は，手をついて床に安全に寝そべる方法，転がり方，手をついて起き上がる方法を参加者各自の身体機能に合わせて伝授したことである．

セーフティプロモーションを推進する原動力は，認証セーフコミュニティを地域一体となって目指すことであった．表1に示したセーフコミュニティへの戦略を参考に，認証指標に沿って，従来から地域にある組織と連携し，各リーダーたちが地域の課題と活動の必要性を住民に浸透させていった．当初牽引したトップダウン方式の活動が成熟し，その後住民主体となったボトムアップ方式が追い付き認証に至っている．

6. セーフティプロモーションは理学療法士の業務

理学療法士の地域活動の歴史はまだ浅いが，地域ぐるみの傷害予防であるセーフティプロモーションは人権を核としており，失われた人権の復権である rehabilitation 臨床業務と重なる面が多い．個別（地域）の目標に向かってケース（住民）が主体的に取り組むのを援助するアプローチだからだ．身体機能を熟知している理学療法士は地域の人々が安全に暮らすために，セーフティプロモーションの担い手にふさわしい職種なのである．

（稲坂 惠）

文献
1) Svanstörm L: It all started in Falköping, Sweden: Safe Communities-global thinking and local action for safety. *Int J Inj Contr Saf Promot* **19**：202-208，2012.
2) 反町吉秀：WHO 推奨セーフコミュニティ活動の国際的展開，評価と今後─効果的かつ持続可能な発展のために．日本セーフティプロモーション学会誌 **7**：11-19，2014.
3) Svanström L：セーフティプロモーションとは─世界に広がるセーフコミュニティ．日本セーフティプロモーション学会誌 **1**：5-15，2008.
4) 横田昇平・他：亀岡市における外傷発生 WHO セーフコミュニティ認証を終えて．日本セーフティプロモーション学会誌 **2**：49-54，2009.
5) 新井山洋子・他：保健活動からセーフコミュニティを作る．保健師ジャーナル **63**：1074-1079，2007.
6) 横浜市人口動態統計：http://www.city.yokohama.lg.jp/kenko/eiken/health-inf/doutai/
7) 今井博之：傷害制御の分野におけるヒューマンエラー．日本セーフティプロモーション学会誌 **7**：3-9，2014.
8) 高橋龍太郎：高齢者の入浴事故はどうして起こるのか？─特徴と対策：http://www.tmig.or.jp/J_TMIG/j_topics/topics_184_1.html
9) 稲坂 惠：なぜ起こる乳幼児の致命的な事故，学健書院，2013.
10) 日本スポーツ振興センター：学校管理下における歯・口のケガ防止必携，2008.
11) 厚生労働省：子ども虐待による死亡事例等の検証結果について（第7次報告），2011.

あとがき ─健康と予防理学療法

健康の概念の変化

　健康を英語表記にすると"health"が一般的である．類語には"fitness"や"wellness"（いずれも「健康な状態であること」という意味で用いられる）が知られている．世界保健機関（WHO）憲章では1951（昭和26）年に"Health is a state of complete physical, mental and social well–being and not merely the absence of disease or infirmity."「健康とは，病気ではないとか虚弱でないということではなく，肉体的にも精神的にも社会的にも，すべてが満たされた状態にあること」と定義している．われわれ理学療法士は，学生時代の理学療法概論などで繰り返し学習し，この定義をよく認識している．さらに，1998（平成10）年に新しい提案が加えられている．"Health is a dynamic state of complete physical, mental, spiritual and social well–being and not merely the absence of disease or infirmity."「健康と疾病は個別のものではなく連続している」，「健康は人間の尊厳の確保や生活の質を考えるときに本質的で必要なものである」というものである[1]．

　これをみて，わが国の理学療法の歴史と照合し，納得することが多い．理学療法の内容は，疾病構造の変化に大きく影響を受ける．保健衛生が良好でない時代には感染症の予防，その後，保健衛生が改善するとさまざまな外傷や障害の治療に力が注がれ，現在は生活習慣病の増加と高齢者の疾患への対応という具合である．

　予防を意識した「健康増進」が日本理学療法士協会で取り上げられたのは，約30年前である．筆者は同会の健康増進部部長として活動を開始したが，当時は疾病の治療でいかに効果を出すかということに理学療法士の関心が向いていた．日本人の死亡原因となる三大疾患として「脳血管疾患」，「心疾患」，「悪性腫瘍」があり，特に脳血管障害の後遺症対策が臨床業務では大きなウエイトを占めていた．その後，自動車をはじめとしたモータリゼーションの発達，生活を便利にする電気製品の普及，身体活動を伴わない労働形態へと社会が大きく変化した．それらの影響により，国民の運動不足が顕在化し，結果として生活習慣病が増加したことは承知のとおりである．健康でもないが疾病状態でもないといういわゆるグレイゾーンの国民が増え，高齢者人口がますます増加しているのが現代の特徴である．

理学療法士への期待

　2013（平成25）年11月27日に理学療法士の名称使用に関する厚生労働省医政局の通知が公表された[2]．理学療法の歴史的な変化がとらえられ，かつ予防理学療法の分野でも診療の補助に該当しない範囲の業務を行うときであっても「理学療法士」の名称を使用することが認められるという画期的な内容である．わが国ではクライエントから理学療法士にオープンアクセスすることは認められていないが，「保険診療以外では理学療法士を名乗って業務をしても差し支えない」ということで，一気に理学療法士の活動内容が拡大する機会が巡ってきた．転倒予防教室をはじめ，多くの業務が法に抵触することなく，かつ理学療法士の独自の裁量で実施できるということは，1965（昭和40）年の理学療法士

及び作業療法士法制定以来の大きな変化であろう．同時に，責任の範囲も拡大するが，理学療法士がさらに社会に認知される好機となったことには間違いない．

この変化は，これまでの疾病状態を治癒する医療という考えから，疾病状態でない人に対して，健康状態を維持・増進することで，疾病状態に陥らないようにするという「予防」に視点が大きくシフトしたことに関係する．現在の医療は死亡原因となる「がん」，「心疾患」，「肺炎」，「脳血管疾患」にさらに多くの疾病が加わり，障害を有する者の増加に加え，医療費の負担が国民にのしかかってきている．疾病構造と社会構造が変化していることに対応し，理学療法士の組織的で迅速な対応が迫られる．

健康増進のための理学療法

予防理学療法に対する最も大きな期待は，生活習慣病への対策である．生活習慣病の正確な定義はやや難しいが，日本人の主要な死因としてがん，心疾患，脳血管疾患，そしてこれらの疾患の危険因子となる動脈硬化症，糖尿病，高血圧症，脂質代謝異常症などが含まれる[3]．WHOの2012（平成24）年世界保健統計によると，2008（平成20）年の世界総死亡数は5,700万人で，その63%の死因が生活習慣病である．さらに，近年は高齢者のメタボリックシンドローム，ロコモティブシンドローム，その他の廃用症候群が大きな健康問題となっている．これに対して，運動と栄養の両面から対応が進められているが，効果を得るためには，国民の健康意識の高まりと健康増進の実践が不可欠になる．国民に対し理学療法士が運動療法（therapeutic exercise ＝適切な身体活動の確保）や健康教育ならびに指導を行う意義は大きい．

生活習慣病は生涯を通じてわれわれの健康に影響する．予防のポイントは「重大な疾患に陥らないこと」であり，そのために健診による疾病の発見も当然重要だが，生活習慣病を回避することで十分に可能である．国民の大多数は健康に対する相当に高い知識があるにもかかわらず，生活習慣病は容易に発生し，これに対する忌避感は高くない．理由の1つに，薬剤への期待と依存がある．「高血圧になったら降圧剤を服用する」ことが常識になっており，直接死亡に至るような血管の破綻を減少させている．しかし，降圧剤は高血圧を治療する薬剤ではないことには注意が向けられていない．こうした場面で予防を講じ，理学療法士のアイデンティティでもある運動療法を行えば，高血圧自体が治療・改善できる可能性が高い．

運動療法によって国民一人ひとりが能動的に健康を獲得することを，理学療法士が推進していかねばならない．実際に社会の流れをみると，モータリゼーションへの依存は解決しないばかりか，今後，自動車の自動運転やロボット技術の革新などによりますます身体活動の低下を招く可能性がある．健康リスクが明白である喫煙も，今日禁止されているわけではない．"快適な生活＝身体活動の低下＝生活習慣病の発生"，という悪循環に理学療法士が嚆矢を放たねばならない．

（浦辺幸夫）

文献
1）日本WHO協会：健康の定義について：http://www.japan-who.or.jp/commodity/kenko.html
2）厚生労働省：厚生労働省医政局通知（平成25年11月27日），2013.
3）厚生労働省：e-ヘルスネット：https://www.e-healthnet.mhlw.go.jp/
4）WHO：World Health Statistics 2012：http://www.who.int/gho/publications/world_health_statistics/2012/en/

索 引

予防理学療法学要論　　　　　　　　　　　　ISBN978-4-263-21740-5

2017 年 1 月 25 日　　第 1 版第 1 刷発行
2018 年 2 月 20 日　　第 1 版第 2 刷発行

監修者　大　渕　修　一
　　　　浦　辺　幸　夫
編　者　吉　田　　　剛
　　　　井　上　和　久
発行者　白　石　泰　夫

発行所　医歯薬出版株式会社

〒113-8612　東京都文京区本駒込 1-7-10
TEL.　(03) 5395-7628 (編集)・7616 (販売)
FAX.　(03) 5395-7609 (編集)・8563 (販売)
https://www.ishiyaku.co.jp/
郵便振替番号 00190-5-13816

乱丁，落丁の際はお取り替えいたします　　　　印刷・あづま堂印刷／製本・愛千製本所

© Ishiyaku Publishers, Inc., 2017. Printed in Japan